全国名老中医
王晖学术经验撷英

主　编　王　晖

副主编　陈霞波　王建康

编　委　周　开　龚文波　张　业
唐可伟　陈　靓　顾颖杰
范佳莹　苏　琼　杨立波

中国中医药出版社

·北　京·

图书在版编目（CIP）数据

全国名老中医王晖学术经验撷英/王晖主编．—北京：中国中医药出版社，2014.12

ISBN 978-7-5132-2140-5

Ⅰ.①全…　Ⅱ.①王…　Ⅲ.①中医学-临床医学-经验-中国-现代
Ⅳ.①R249.7

中国版本图书馆 CIP 数据核字（2014）第 281111 号

中国中医药出版社出版
北京市朝阳区北三环东路 28 号易亨大厦 16 层
邮政编码　100013
传真　010 64405750
廊坊市三友印刷装订有限公司印刷
各地新华书店经销
*
开本 787×1092　1/16　印张 18.5　彩插 0.5　字数 271 千字
2014 年 12 月第 1 版　2014 年 12 月第 1 次印刷
书　号　ISBN 978-7-5132-2140-5
*
定价　46.00 元
网址　www.cptcm.com

社长热线　010 64405720
购书热线　010 64065415　010 64065413
微信服务号　zgzyycbs
书店网址　csln.net/qksd/
官方微博　http://e.weibo.com/cptcm
淘宝天猫网址　http://zgzyycds.tmall.com

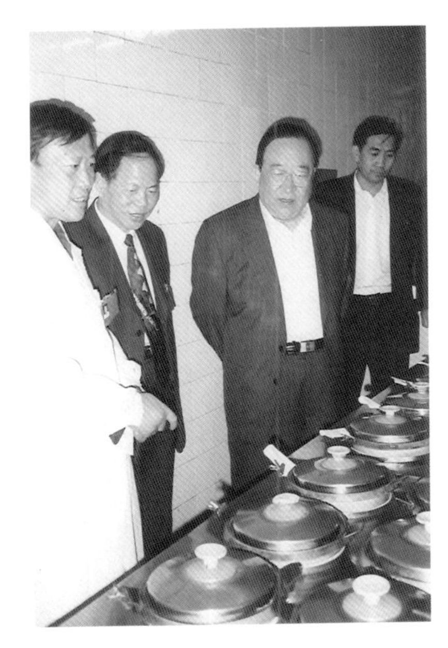

原卫生部副部长朱庆生视察医院中药煎药房

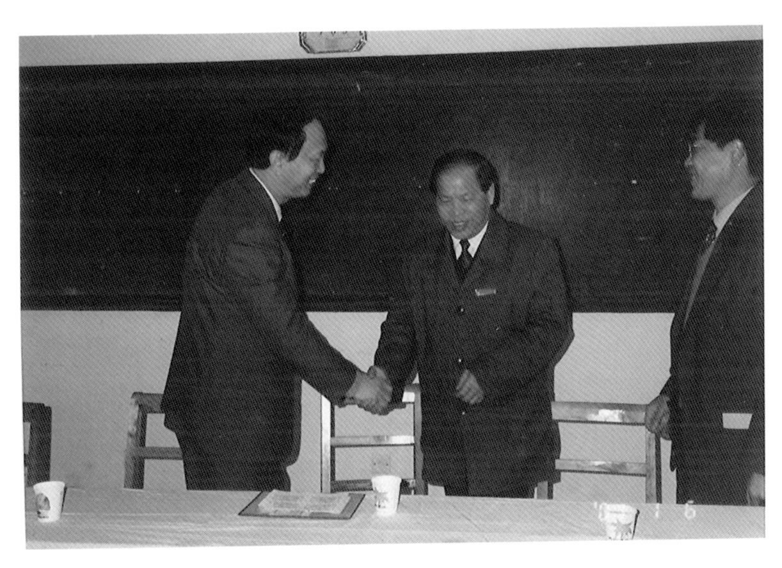

王晖院长荣获国务院政府特殊津贴颁奖仪式

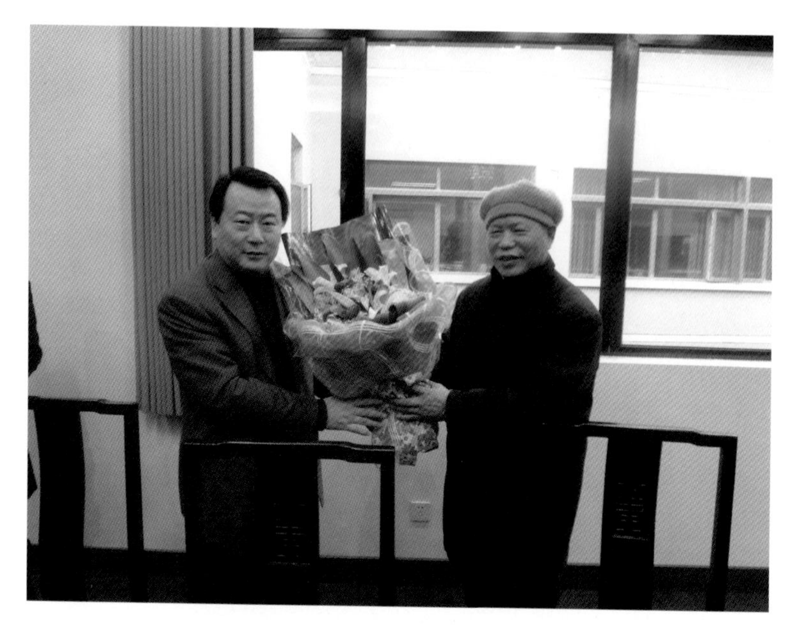

宁波市卫生局王仁元局长看望王晖院长

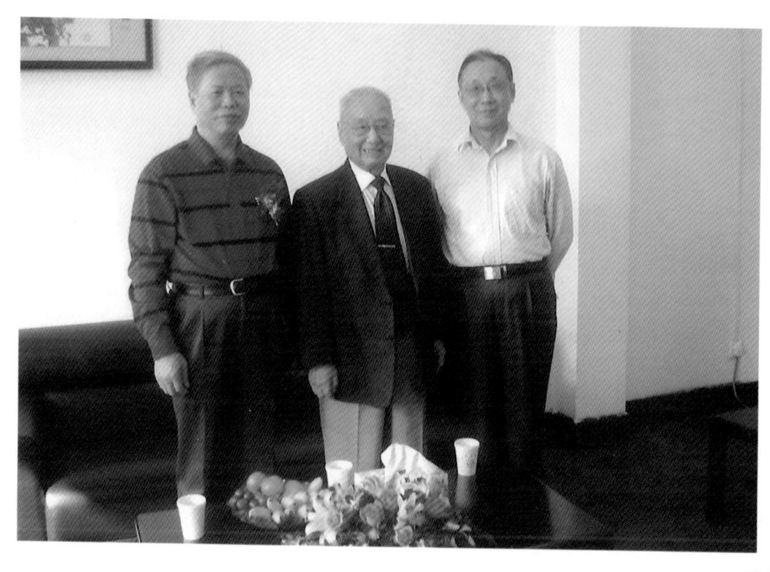

与国医大师何任合影

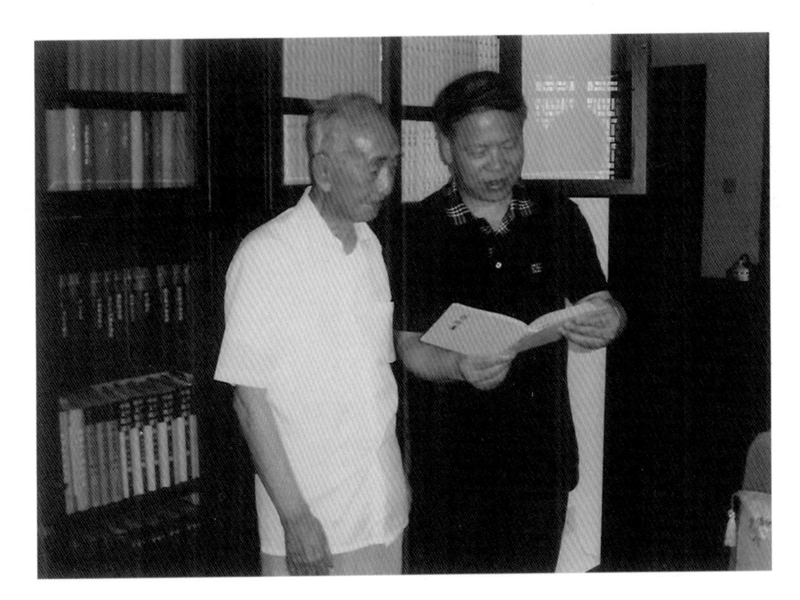

与名老中医钟一棠合影

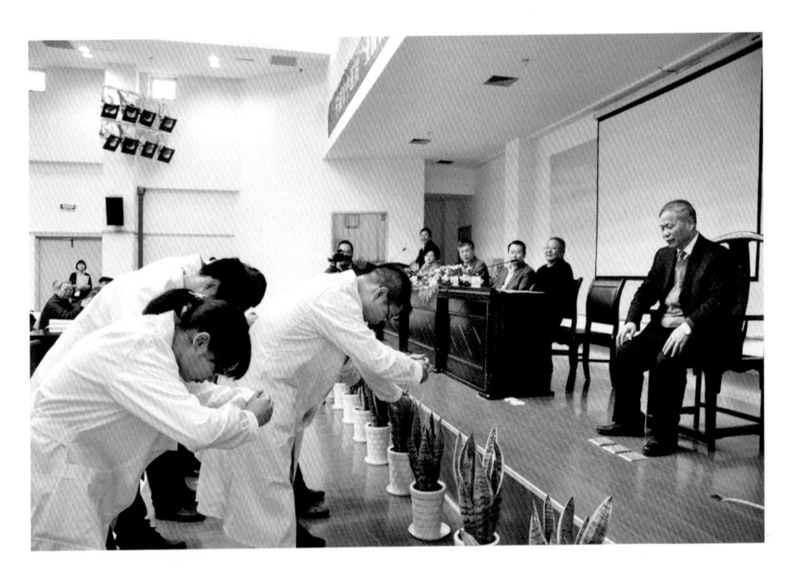

名老中医工作室启动、拜师仪式

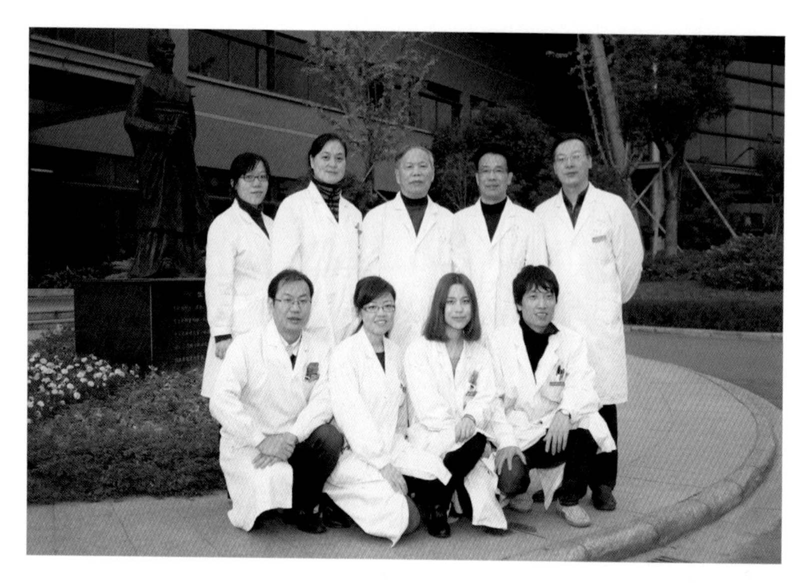

工作室成员合照

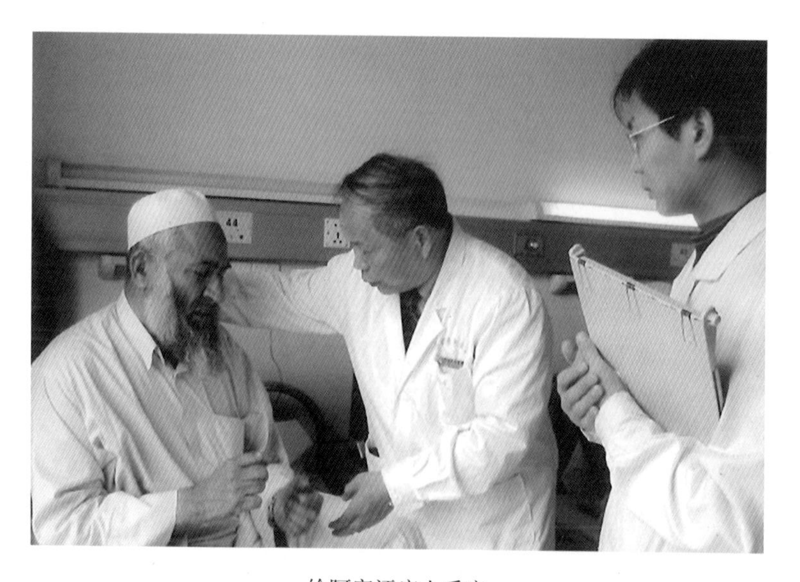

给阿富汗病人看病

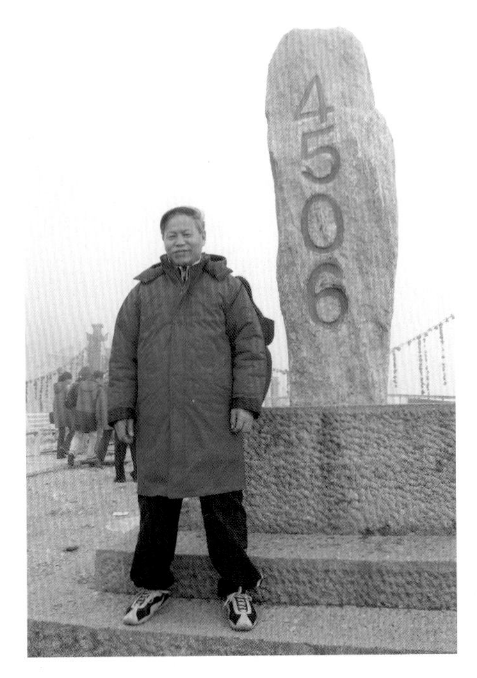

在玉龙雪山

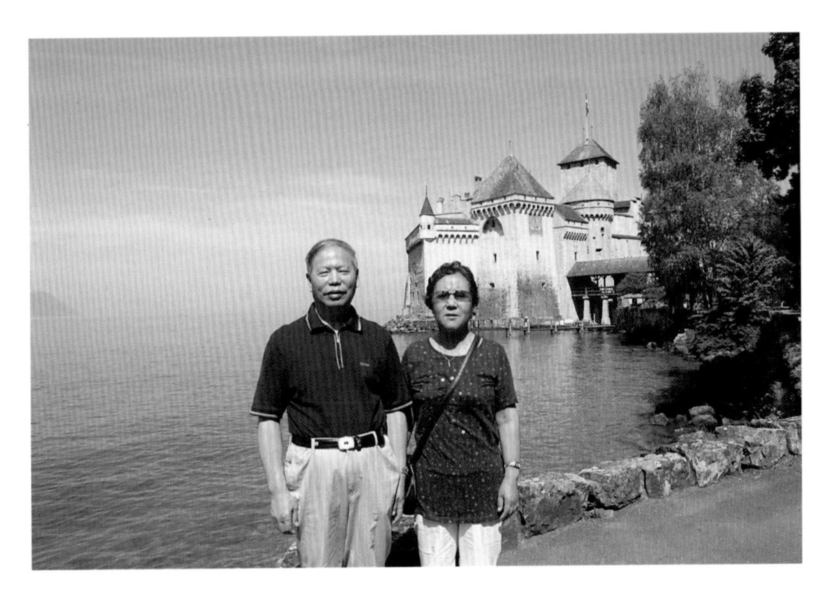

与夫人在瑞士西庸古堡

序　一

欣闻《全国名老中医王晖学术经验撷英》即将出版，十分高兴。

王晖先生1967年毕业于我校六年制中医学本科专业，是我校知名校友。早在20世纪80年代初，我到宁波检查学生实习时就知道王晖先生在当地享有盛名。以后，他担任我校非隶属附属医院——宁波市中医院院长，成为我校的兼职教授，在工作、学术上多有交流与切磋。王晖先生事业心强，德术双馨。他先后担任宁波市政协委员、宁波市中医药学会会长、宁波市医师协会副会长、浙江省中医药学会副会长、浙江名中医研究院研究员兼副院长。他享受国务院政府特殊津贴，1996年被浙江省人民政府评为“浙江省名中医师”，2007年被人事部、卫生部、国家中医药管理局联合确定为第三批全国老中医药专家学术经验继承工作指导老师，以他为学科带头人的宁波市中医院内分泌科是国家中医药管理局“十二五”中医临床重点专科建设单位。

王晖先生中医理论功底深厚，学验俱丰，对《内经》气血理论和辨证施治颇多研究，他提出的“气化失常为人体百病之先机和诸病之根”“调理气机是疾病治疗的根本大法”“病机分层理论”等，深刻而独到。他擅长诊治内科杂病，经验丰富，尤其在应用气学理论治疗糖尿病及其并发症等方面临床疗效显著。先后发表学术论文60余篇，出版《气学与糖尿病》《糖尿病保健新法》等六部专著。2011年被国家中医药管理局确定为全国名老中医药专家传承工作室后，更是以老骥伏枥、志在千里的精神，不知疲倦，毫无保留地培养中医后起之秀，为中医事业的薪火相传殚精竭虑，令人敬佩！

《全国名老中医王晖学术经验撷英》一书从学术思想、临床经验以及疑难病、常见病、专病的翔实病案，系统反映了王晖先生的中医思维、临证的诊疗技巧、方药使用的经验与心得。我相信，这对中青年医者会起到启迪思路、拓宽视野和提高水平的作用。

范永升

2014 年 11 月 10 日

于浙江中医药大学

（作者系浙江中医药大学校长）

序　二

医之为道，非精不能明其理，非博不能至其约。大凡治学有成的医家，皆崇尚经典，重视基本理论，博采众长，勤于实践，勇于创新，我院王晖老师就是这样的一位临床医家。先生系全国老中医药专家学术经验继承工作指导老师、浙江省名中医、浙江省名中医研究院副院长、浙江省中医药学会副会长、宁波市中医药学会会长，享受国务院特殊津贴。先生本济世活人之论，求知中治学严谨，临床中讲求精诚专一，本立道生、德业双修是甬上名中医的代表。

先生勤求古训，博采众方，结合临床实践，创新性地把气化学说加以总结；提出了较完整的病机分层理论、五行体质观；创制了运用真气运变原理、肾气虚衰规律、冲任阴阳消长、肺脾肾气化协调、宣肺通脉、五脏气机调和等诊治疾病的学术观点；开创了以理立法、以法统方的新途径。先生传授医道，发幽阐微，深入浅出，引经据典，其驾驭经方的机变，通故达变的用药，其理之深，其法之精，让人目不暇及。《全国名老中医王晖学术经验撷英》的方药经验，或阐明古意，或发明新用，或调体用药，犹如排兵布阵，方药对的，功专力宏，系先生砾练卓识，心传秘诀，可谓珍贵之论。一卷在手，得益匪浅，如名师之亲炙，沁人心脾，开慧启智，予人以钥，深入堂奥，提高辨治之水平，顿获解难之捷径。有感于此，故为之序。

崔　云　敬题

甲午孟春上浣

（作者系宁波市中医院院长）

自　　序

欲得中医学之道真谛，不可谓不艰深。吾尝道：“中医之学，先道后术，理邃技巧，机圆法活，非心藏恻隐、聪明敏哲、渊博通达、虚怀灵变、勤读善记、精鉴确识、术有擅长者不可为名医也。”余从医四十六载，学道于经典，闻术于百家，实践于临床，发扬于创新，潜心研究思考中医学之道，至今不敢丝毫懈怠。有幸获国家立项资助和市卫生局、市中医院领导关心、支持，成立全国名老中医经验传承工作室，在此平台上通过临诊带教、传授、辨析、梳理，将自己多年来对中医学的心得、感悟，由团队齐心协力整理成册，名为《全国名老中医王晖学术经验撷英》，冀为中医传承工作尽绵薄之力。

全书共分八部分，从医德、治学、学术思想、临床经验、科学研究、传承感悟等方面分别记叙。医事传略部分论及医者必先有德，然后治学得法才可有成。苦疾患之苦，方能自励精进；乐病退之乐，方能乐在其中。学术思想、临床经验、医论医话、医案、用药经验、膏方运用尽可能详细介绍本人创构的中医气化学说、病机分层理论和五行体质观等理论成果，再有分门别类记载了本人对专病、杂病、疑难病的诊治经验和认识，望能对后学者有所裨益。传承与启悟部分阐明了传承工作室是师生同工、教学相长的良好场所，是培育学员灵性、传授老师隐性思维经验、领悟中医学原创思维真谛的有效途径，也是传承工作的落脚点。与此同时，传承工作实践还使我深刻地感受到，老师是主体，学生是客体，扎实的理论功底、丰富的临床经验、科学的领悟带教模式是名医的必备条件。若能在临证中因人制宜地对学员进行开发、捕捉、构建、形成、运用灵性，其培养出来的学生将是具有懂、通、悟、化、达、升，充满聪敏明哲思维的中医学创新型人才，则中医前景大有可望可及也。

现代医学突飞猛进，中医学不能固步自封不前。勤求古训、追源溯典之外，吸纳现代医学的优势资源而化为己用已成为中医发展之趋势。当传统中医与现代西医交融而转型为现代中医之时，依然不能丢弃中医经典之根本。

但中医经典学习需熟读理解，且应长期临证体悟、印证吸纳方能入门。吾辈老则老矣，虽不能妄言窥得一豹之斑，然传承之责必不可怠，务使后来者早入岐黄，并汲取较为全面的现代医学知识和各学科文明成果，定能青出于蓝而胜于蓝，令中医学植根中华，传播国外，惠泽世民，花叶递荣，充满生机，与世长存，此为大善。

王晖

甲午年中

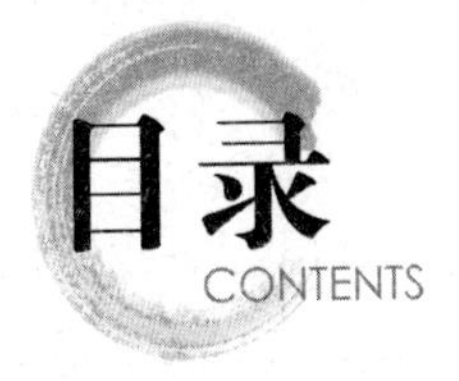
目录
CONTENTS

第一章

医事传略

王晖，男，1941年2月生，浙江宁波慈溪人，中共党员。主任中医师，浙江中医药大学兼职教授，浙江省名中医研究院副院长。1967年毕业于浙江中医学院（现浙江中医药大学）6年制本科。1968年9月至1971年6月，任象山石浦人民医院中医内科医师；1971年6月至1987年6月，任宁波卫校（后改为浙江医科大学宁波分校）讲师、中医教研室主任；1987年6月至1995年5月，任宁波市卫生局中医处处长；1995年5月至2001年，任宁波市中医院院长。现任宁波市政协特邀委员、浙江省中医药学会副会长、宁波市中医药学会会长、宁波市医师协会副会长、宁波市老年医师协会副会长。曾任中国中医药学会理事、浙江省中西医结合研究会内分泌专业委员会副主任委员、宁波市科协委员，历任省、市卫生系统中医药高级技术职称评委，享受国务院政府特殊津贴。

王师出生于贫苦家庭，2岁丧父，16岁失母，少时便体会到了人世艰辛，播下了行医济世的种子。新中国成立后，他被保送读完了3年高中，并以第一志愿考上浙江中医学院（现浙江中医药大学）中医系6年制本科。在校期间，王师如饥似渴地学习专业知识，虚心向老师和专家请教，刻苦钻研中医古籍，打下了扎实的中医理论基础。以优异成绩毕业步入社会后，王师保继续钻研中医理论，并坚持与中医临床密切结合，随时总结提炼行医心得，学术造诣日益精深，尤其擅长“气学”理论研究及应用。在治疗糖尿病、更年期综合征、眩晕综合征、湿温病、情志失调病、高脂血症、胆胃病等多种疾病方面，有丰富的临床经验，疗效显著，在宁波城乡都赢得了口碑。以他为学科带头人的宁波市中医院内分泌科是国家中医药管理局“十二五”中医临床专科建设单位，被浙江省卫生厅评为省中医重点专科。王师发表论文60余篇，著有《气学与糖尿病》《糖尿病保健新法》《企业家常见病中医药防治指南》《体质的中医保健》等专著6部。主持多项省市级课题，3项获浙江省中医药科技进步三等奖。

在漫长的从医生涯里，王师勤求古训，博采众长，手不释卷，身不离临床，善于医学与哲学的融合，中医与西医的配合，理论与临床的结合。即使在教学、行政岗位，他仍坚持每周2~3次的专家门诊，一方面，是为患者解除痛苦；另一方面，又使他对临床有直接的体会，保持了对专业的持续钻研，竭尽天使之责。正是得益于他比一般临床医生更为广泛的岗位锻炼，使他的思维更为广阔，摆脱了传统中医的门户之见，形成了开明包容、开放融合、开拓创新的心境与风格。他善于学习掌握与中医学科相关的现代西医理论的新兴学说，并用于中医理论的推陈出新和指导临床诊疗。他到病房查房，可以用中西医两套理论分析诊断病情，令资深西医大夫也大为叹服。王师认为，人体是非常复杂的，单用中医的宏观观察或西医的微观研究，都有失偏颇；未来生命科学的研究方法，应该以中西医优势互补，扬长避短，让中医由约至博的归纳领悟思维与西医由博返约的切割还原思维交互融汇，这才是医学发展的创新之路。

王师是一位在中医领域敢于创新、善于创新的大师。王师主张“主体发展、开放兼容”的中医发展方略，这也为其自身学术创新奠定了基础。气学理论的创新是王师对中医理论的一大贡献。他认为真气是构成人体的基本物质，而由真气运行产生的“气机”和“气化”的功能状态，是人体自我真气开放流通、自我组织演化调节与自我客体环境因素保持升降出入、阴阳自稳的“生、长、化、收、藏”与“生、长、壮、老、已”的全开放系统，因而是人体生命活动的基本特征。而不同脏器的特异气机和气化状态，决定着个体脏器的生理特征，进而指出“气机失调、气化异常”是疾病发生、转归、预后的基本病机，提出“调畅脏腑特异气机，促进气机的功能有序”是恢复健康、促进疾病痊愈的根本方法。这一理论用于糖尿病、更年期综合征、湿温病、情志病、冠心病、高脂血症、眩晕症、胆胃病等的治疗均获得显著疗效。由他主编的《气学与糖尿病》获浙江省中医药科技进步三等奖。

王师致力于对辨证论治的完善创新，在辨证时主张主症、次症、或然症、兼夹症、并发症、即时症的关系处理及把握，强调病机决定症状的重要性，提出症状是分析病机的出发点，病机是机体对致病因素发生反应的内在依据，具有运变性、时效性、潜伏性及规律性，进而把病机归纳为基本病机、阶段病机、兼夹病机、潜伏病机、即时病机五大病机。对于一体多病患者指出必须始终把握基本病机，动态掌握阶段病机，精心梳理兼夹病机，细心探索潜伏病机，果断处理即时病机。并主张宏微观结合、病证合参的中西医结合辨证方法。坚持中医辨证与西医辨病相结合，尽可能辨人定体、辨病定位、辨证定性、检测定量、科学辨证的微观病治疗，并增加现代医学的学术理论成分。在治疗中，他坚持辨证治疗经验用药与现代药理学相结合，以提高疗效。在遣方用药上，王师创制了许多经验方，如小柴胡汤、桂枝汤、玉屏风散三方相合，定名三和汤，治疗免疫功能低下、内分泌失调、自主神经功能紊乱、体虚感冒等；将四逆散、香连丸、小承气汤三方合用，治疗慢性胆囊炎、慢性胃炎、肠炎；将小柴胡汤与桂枝龙骨牡蛎汤两方相合，治疗更年期综合征、心悸失眠等。他还自拟了不少行之有效的方剂，用于治疗慢性支气管炎、慢性咽喉炎、神经症、耳源性眩晕等。在药对使用上，王师也独具匠心，出神入化，药性相近者使之相辅相成，药性相反者使之相通制相约，运用之妙，存乎一心，往往收到药到病除之功效。

王师身怀仁心，手持仁术，视患者为亲人，不分男女老少，无论贵贱贫富，皆一视同仁。问诊号脉耐心仔细，不急不躁，和蔼可亲，给患者带来春风般的温暖，病未治而心已安，药未到而病减半。王师的患者中，有许多已与他成了知心朋友。

王师甘作人梯，诚心育才，桃李满枝。17 年的教师生涯中，他给 800 余名学员授过课，其中有的成为博士、教授，有的成为专家、名医，更多的是成为宁波市中医学科的中青年骨干。2003 年，王师被国家中医药管理局指定为第三批全国老中医药学术经验继承工作指导老师，2006 年获中华中医药学会“全国首届中医药传承特别贡献奖”，2011 年国家中医药管理局又专门成立了全国名老中医王晖传承工作室，通过师徒传带方式，将行医经验传授给年轻一代中医工作者。他也是国家中医药管理局着力建设的“名院、名科、名医”三名工程的优秀实践者。王师学识深厚，功底扎实，深入浅出，诲人不倦，为培养中医事业接班人倾注了心血。其思想之深邃、思路之独到、思维之活跃，堪称一代大师，令弟子折服有加。在他的带领下，团队建设日见成效，医疗科研全面开展，事业可望后继有人。

第二章

学术思想

王师学医行医五十余载，学验俱丰，勤于思考，善于创新，形成了以气化学说为主，以病机分层理论和五行体质观为辅的三大学术观点，丰富了中医学术理论体系。

一、气化学说

气化学说是王师的主要学术思想。涵盖了气化之道的本源、地位和意义，气化失常与疾病的关系，调理气机在疾病治疗中的作用，以及临床运用等。

（一）气化之道是中医学理论基础和学术特色

“气化”是存在于宇宙时空中的大道，即多维时空自稳调控机制。气化之道形成的基本原理，是整体恒动性、本源性、普遍性、超前性、致中和性。气化之道形成了中医学理论基础和学术特色，它是中医学认知生命健康的原创思维，是中医理论的根和魂。“气化之道”决定着宇宙万物生命的产生、生存和延续，决定着疾病的病因病机、防治法则和养生康复法则。气化理论的整体、功能、运动思维与现代科学还原论的局部、实体、分割思维相结合，是中西医优势互补的发展方向。

气化理论认为天、地、人、万物处于由气化驱动的多维时空动态模型和生命全息运变模型之中，气化具有整体恒动性、本源性、普遍性、超前性和致中和性。《素问·天元纪大论》云：“太虚寥廓，肇基化元，万物资始，五运终天，布气真灵……生生化化，品物咸章。”《素问·六微旨大论》云：“出入废则神机化灭，升降息则气立孤危。”万物由气化而生，禀气化而灭，也即气化具有本源性、普遍性；气化是有规律可循的，具有超前性，所以《素问·四气调神大论》言“上工治未病”；气化无时不行，万物则生生不息，气化是整体恒动的，气化模型同样是运动变化，动静有序的；此外，气化还具有致中和性，气化是天、地、人普遍存在的自调与调他的调控中和机制。在气化模型里，气化不仅决定了万物的生、灭、运变，还具有对模型的整体调控能力，而使气化模型具有自稳功能，这也是中医治疗方法最重要的理论依据——气化具有调和功能，能够自调和调他。调气化则能稳气化，中医通过调整机体气化，激发促进机体的自稳功能，而使疾病向愈。综上可归纳气化之道为：由气而生，由气而灭，因气而化，因化而和，因和而稳，气化自如则万物不息，常态能见。

1. “气化之道”的概念及渊源

中国古代哲学认为，世界上的一切事物都是由“气”所构成的。中医学认为，“气”是构成自然界各种物质的本源，“气”是生命活动的物质基础。中医“气化理论”是研究气的运动产生各种变化的理论。

“气化”一语首出《太始天元玉册》，继之见于《素问·五运行大论》及《素问·灵兰秘典论》等诸篇，均是中医气化理论形成的标志。后世对“气化”概念多有阐述，但理解各不相同。隋唐年间，王冰对“气化论”进行理论阐发，使“气化”的外延认识得以扩展，并重视“三焦、膀胱气化”。金元时期，通过金元四大家对中医理论的创新，进一步发展了“气化”概念。

老子在《道德经》中曰：“道生一，一生二，二生三，三生万物，万物负阴而抱阳，冲气以为和。”指出天地阴阳之气的“冲和之道”，即气化之道是化生万物的根本。“气化”是存在于宇宙时空中的大道，即多维时空自稳调控机制。气化之道形成的基本原理是整体恒动性、本源性、普遍性、超前性、致中和性。气化之道形成了中医学理论基础和学术特色，它是中医学认知生命健康的原创思维，是中医理论的根和魂。

“气化论”缘起于《周易》《内经》的中和、圆融，即人与天、精神与物质、心灵与肉体的三道合一，同构与同序认知思维所表述的动态符号模型，是以时间为本位来认识事物的方法论，隶属于中国古代哲学思想。

2. “气化之道”的本质内容

气化理论，是在气化哲学思想和自然科学研究方法的影响下，用以解释自然生命运动规律的理论体系，对中医基本概念与理论体系构建具有重要影响。气化之道决定着宇宙万物生命的产生、生存和延续，并对中医学之病因病机、治疗原则、养生康复等理论的产生和形成有着深刻的影响。

（1）决定着生命的产生

气化之道是宇宙时空中化生生命的大道。正如《素问·天元纪大论》云：“太虚寥廓，肇基化元，万物资始，五运终天，布气真灵，总统坤元，九星悬朗，七曜周旋，曰阴曰阳，曰柔曰刚，幽显既位，寒暑弛张，生生化化，品物咸章。”指出宇宙、万物、人生的“生生化化，品物咸彰”的征象，都是存在于大时空中的“气化之道”运变的客观表现。

（2）决定着生命的存在和延续

气化之道的本质是有机体内部及其与外部的物质代谢及能量转化过程，是生命的基本特征。正如《素问·六微旨大论》所云：“出入废，则神机化灭；升降息，则气立孤危。故非出入，无以生长壮老已；非升降，无以生长化收藏。是以升降出入，无器不有……化有大小，期有远近，四者之有，而贵常守，反常期灾害至矣。”说明一切生命都存在于持续性的升降出入的气化运动变化中，一旦停止，生命也就消亡了。

（3）决定着疾病的病因病机

《灵枢·刺节真邪》云："真气者，所受于天，与谷气并而充身者也"。指出人体是由先天父母之精气与后天水谷之精气及大自然天阳之气三气结合的真气化生而成，真气之气化决定着五脏六腑的功能活动和脏腑之间的功能协调，而脏腑的功能障碍或失调也会反过来影响真气"气化"而发病。真气的升降出入是体内一切器官功能的共性，真气气化失常则疾病乃生，只有保持真气的运动变化形式自如，即气化和调，身体才可安康。

至于五脏之气、营气、卫气、元气、宗气、中气等气化功能，是真气流布在不同脏腑、经络、五体、九窍不同部位异名同类的气化功能，均参与真气的气化生理全过程，而气虚、气滞、气逆、气闭、气脱、气陷等的气病病理现象，乃至在"四气五味""升降沉浮""归经"的气化过程，都是真气一气所化。真气的运动变化异常，决定着疾病的病因病机。

（4）决定着疾病的治疗原则

中医气化理论认为，自然界的各种生命现象，都在自然气候正常变化的基础上产生和存在，中医学的气化理论就是论述自然气候变化和规律与生命活动关系的理论，认为人与自然气候本来均存在着自稳调节机制，每当这种调节机制失常时就会发病。《素问·至真要大论》提出："风淫于内，治以辛凉，佐以苦甘；以甘缓之，以辛散之；热淫于内，治以咸寒，佐以甘苦，以酸收之，以苦发之；湿淫于内，治以苦热，佐以酸淡，以苦燥之，以淡泄之；火淫于内，治以咸冷，佐以苦辛，以酸收之，以苦发之；燥淫于内，治以苦温，佐以甘辛，以苦下之；寒淫于内，治以甘热，佐以苦辛，以咸泻之，以辛润之，以苦坚之。"指出自然界风、寒、暑、湿、燥、火六气之气化太过或不及而成为六淫之邪致病时，可以使用药物性味的气化偏性来制约人体气化的偏胜或偏衰，使之达到"阴阳自和，以平为期"的正常气化状态，作为治病的原则。

（5）决定着人体的养生康复

中医养生理论的建构与《内经》的发展和完善息息相关。中医学首先把人放在时空的大环境中来观察疾病发生、发展，探寻养生康复的规律。如

《素问·四气调神大论》曰："是故圣人不治已病治未病，不治已乱治未乱，此之谓也。夫病已成而后药之，乱已成而后治之，譬犹渴而穿井，斗而铸锥，不亦晚乎！"明确提出了未病先防的养生意义。《素问·上古天真论》所言："其知道者，法于阴阳，和于术数"，提示人与自然和谐统一，人们应遵守天地阴阳的自然规律，适应四季时令的变化，达到"阴平阳秘，精神乃治"的境界。因此，在养生中，当固护阳气和维持阴阳，协调中和天、地、人以及三者之间的关系，才能尽享天年。

3."气化之道"与现代科学

随着现代医学涌入国门，至晚晴时期，中西医汇通学派认为，气化是与西医学的实质观点相对应的概念，是用来表达中医学生命功能的模式。气化过程，是能量代谢与物质转化的过程。

中医"气化论"描述了宇宙时空动态之道的模型，勾勒了一幅由天地万物与人组成的动静有序、运动变化着的宇宙模型。这一模型实际上是对太阳－地球－五星太阳系大家族和天地万物、人一体宏观蓝图的整体、动态雕塑，这是人类赖以生存发展的宇宙大天地。其中，生命现象为主要研究对象，着意关注的是气化，把人看作是气的整体。正如《素问·六微旨大论》所云："器者，生化之宇。"指出器是气的运动变化模型，宇宙与人都是气的运动变化之器动态模型。中医学是从时间角度研究宇宙万物及人生运动着的整体。由于时间性变更，具有持续性、不可分割性。在时间里，任何人与物都是平等的，主体与客体采取相融的关系方式。因此强调尊重对象的自然状态，不仅通过感觉器官，也用"气"来认识世界，因此由气的运动变化而产生的气机、气化是人体生命的基本特征。以时间为本位的认识路线是中医学的灵与魂，根和本。

现代科学体系认识思维以空间为主，具有广延和并列特性，人与物是相对不平等的，人是主导地位，是主体，物受到人的控制，两者采取对抗形式。这种认识思维注重研究有形实体和物质结构，其认为：现象复杂无常，规律和本质在现象背后，本质即实体与实体之间的关系。西医学的基础理论实际上是以空间为本位而形成的，虽然这些观念和认知方法是正确的，但是如果将其视为绝对和唯一，就会陷入形而上学的机械唯物论。

“气”在中国文化史上有着举足轻重的地位，从某种意义上说，中国文化就是气文化。气是构序宇宙的本体，气是生命的本质。因为气是一种宇宙万物人生现象符号模型。随着现代医学和现代科技的进步，越来越多方法学的研究手段被采用到中医传统理论的研究中，如借用量子力学、发生学、系统工程、代谢组学等相关学说的内涵，以及结合数学、计算机等技术手段，对中医的“气化论”进行科学的阐述，定能揭示中医学的科学价值。总之，中医“气化论”的整体、功能、运动思维与还原论的局部、实体、分割思维相结合，是中西医研究的发展方向。

（二）气化失常是人体百病之先和诸病之根

人体生命是由气化构成的，认识人体的气化是把握人体这一全息运变动态模型的钥匙，有了这把钥匙才能真正抓住疾病的中医学本质。

1. 人体脏腑的气化具有特异模式和整体藏象模式

人体脏腑功能、气血津液代谢等均属气化表现，但其气化的模式各有不同，就脏腑而言，人体脏腑各有其特异气机，表现为不同气化模型。心藏神，其华在面，其充在血脉，心气宣出则血脉充盈，面色有华，神志清明；心气入敛则化赤生血，养神内守；心气降达则下温肾水，水火互济。肺主气舍魄，通调水道，其华在毛，其充在皮，肺气升宣则发散卫气，水津四布，泽润皮毛；肺气肃降则津液润降，水道通利，下归于肾，膀胱气化，金水相生；肺气升降有序，则呼吸通畅，吐故纳新，化生精气，阴魄归舍，形体能安。肝藏血舍魂，主疏泄，肝之气化有收敛和疏泄两端；肝气收敛，血有所藏，化生血气，则魂有所持；肝气疏泄，全身气机升发，助脾胃健运，资气血畅达，而濡养筋脉；脾之气化能运化水谷而成气血生化之源，脾气主升，散精于肺，奉心化赤为血，灌溉四旁，营养五脏六腑、四肢百骸、九窍。肾藏先天、后天之精，纳脾肺之水谷清气而化肾精，肾精气化而生肾气，肾气升发推动全身气化。此外胃气气化能腐熟水谷、传化糟粕，小肠气化能分清泌浊，膀胱气化小便能行，凡此种种，每个脏腑的气化模式均有其特异性和规律性。可见脏腑特异之气的气化决定了脏腑各自的生理功能。而每个脏腑气化模式的有机结合，承制相辅，构成了五脏六腑的整体藏象气化模式，即由精、气、神构成的活体生命模式，从而决定了机体全身的生理功能。

2. 人体脏腑气化失常是致病的原因

脏腑气化太过或不及、脏腑气机升降出入障碍都可导致机体局部或整体的气化失常，产生种种不同临床病证。

《素问·五脏别论》言："五脏者，藏精气而不泻也，故满而不能实。"《灵枢·本脏》又言："五脏者，所以藏精神血气魂魄者也。"五脏之本脏气化失常多为气化不及。心之气化不及则不能化赤生血、血脉充盈不利，血不养心、神失所养则昏聩不明，血不养肝则肝失其藏，血气无依，怒行于上，肾水不得心气温煦而上泛为害。肺之气化不及，精气难以化生，气魄不足而俯仰难安，肾精不得充养，金损及水。肝藏血，化生血气，肝之气化不及，血气虚弱，则气血郁结，遇事优柔；肝之气化不及还表现为肝之疏泄不及，血气内生，疏达周身，则气血调畅，若肝失疏泄，血气内郁，则血气躁动、变生急怒。脾之气化不及则气血化生失源，肾之气化不及则精气难生，肾气不固，遗尿遗精，生长发育迟缓。

五脏气化失常还表现为本脏的气机升降出入失常，这种本脏的气机王师称之为"五脏特异气机"。如寒、痰、瘀、饮等病理因素阻滞心脉则可见心气不利，变生胸痹、心悸等证。外邪、痰湿等阻碍肺之气机，则肺气宣发肃降失常，作咳作喘，卫气不能宣散以固表，津液不能输布四旁而皮毛枯槁，水道不利，津液不能润降，小便不利随之可见。肝之气机失常，则土失其健，成满成泄，气血失畅，成瘀成滞。肾气遏抑不发，人体气化随之而弱，生理功能减退，在女子则冲任不调，月事不至。本脏气化不及可致本脏特异气机失常，本脏特异气机失常更可为本脏气化不及之因，二者可以单独存在，但更多为相伴而见。

"六腑者，传化物而不藏，故实而不能满"，"六腑者，所以化水谷而行津液者也"，六腑以通为用，其气化失常多表现为本腑气机不畅，升降出入太过或者不及均有表现。如胃气失和降则生痞满嗳气；胃中燥热，传化太过则消谷善饥。五脏六腑互为表里，六腑的气化功能基本可以纳入五脏的气化功能之中，其气机异常也多与五脏气机异常相关联。所以人体的生命全息运变模型实际是以五脏气化模型为五个中心组成的有机整体，五脏气化互相联系、互相影响，可见本脏腑气化失常，也可见本脏腑与他脏腑气化同时失常。如心之气化不及，生血不足，血不养心的同时可出现血不养肝、肝失所藏，脾之气化不及，气血生化乏源，又可影响心之气化等。气化失常，成为疾病潜伏的预期和疾病发生发展的根本动因。

（三）调理气机是疾病治疗的根本大法

气化具有致中和性，具有调和功能，能够自调和调他。中医临床通过分析病患的各种证候，判断其气化失常之所，调畅、推动以五脏气化为中心的机体气化来治疗疾病。如《素问·至真要大论》云："寒者热之，热者寒之……开之发之，是事为故。""形不足者，温之以气；精不足者，补之以味……血实者决之，气虚宜掣引之。"均指出可以使用药物性味的气化偏性来调畅、推动人体气化。王师认为临诊调畅、推动气化须遵从五脏特异气化模型的规律和特点，注重五脏之间的生理病理联系，既要重视局部气化失常，也要敬悉机体的整体气化功能状态，也即以"人道"为主体，"病道"为客体的整体治疗观。

人体五脏气化失常包括五脏气化不及和五脏特异气机运行异常，心、肺、脾、肾因脏中真气不足而气化不及者，治以补气益气，如党参、黄芪、茯苓、白术、菟丝子、覆盆子、益智仁、苁蓉、巴戟天之类；五脏之中，肝的气化模型比较特殊，肝藏血而化生血气，体阴用阳，性喜条达，是故使血能养肝、肝性条达即为推动肝之气化，临床王师常以酸甘之味养血以使肝和，如酸枣仁、淮小麦，以质轻气香味苦而善行气机的玫瑰花、佛手花、绿梅花等解郁而使肝体条达。

五脏气机失调而致气化失常者，则根据其气机升降出入规律，查其气机失常之所，予以疏理调畅。如肺失宣发，以三拗、桑叶、连翘之类宣散之；肺失肃降，以苏子、枳壳等降之；心气不利，宣出受阻，以桂枝、枳实、薤白、瓜蒌、降香等宣通之；心气失敛，心神不宁，则以龙骨、珍珠、朱砂等重镇之味安之，五味子酸涩之味敛之；心气不能降达温煦肾水，以交泰丸引而交之；肝失疏泄，则柴胡、佛手、香橼等疏之导之；肝之血气上越，则白芍、枣仁酸以收之；脾气不能升发，则以干姜、桂枝、薤白、补骨脂等温之散之；肾气不发，以二仙（仙茅、仙灵脾）激而发之。以上可见，调畅五脏特异气机之法大致可分开阖两途，疏、发、宣、降等为宣开之法，固、敛、收、涩等为收阖之法。心肺处于高位，气机有宣有降；脾在中土，肾在下焦，气机以升发为主；肝之气机以条达为主。六腑“以通为用”，气化失常与五脏亦各有关联，不在此赘述。

人体生命全息运变模型包涵了气、血、津液、精等客观生理因素，和神、魂、魄等主观生理因素，以气化之道而构建、运行，气化失常即导致诸主、客观生理因素的改变，而变生百病，即王师所谓的“气病为百病之先、诸病之变”。如气血相生、气血同源，但生命禀气化而生，以真气气化为根本，机体、五脏气化失常，则气血不和、营血亏虚、血运不利、瘀血内阻、血行妄动等随即相伴而生；气能生津、气能行津、气能摄津，气化失常则痰浊水饮等病理产物亦自为祸。气化失常为诸病之根本，所以调畅、推动气化则是治疗的关键所在，故王师言“调理气机、推动气化为百病之要”。中医理论发展至今，主要有八纲辨证、脏腑辨证、五行辨证、六经辨证、卫气营血辨证、三焦辨证等辨证论治方法，但无论哪种辨证体系均是把人体看作一个动态变化着的气化模型，疾病则是在这个模型中出现的局部或整体气化失常，各辨证论治方法也是采用各种不同的方法对人体气化失常予以调畅和推动。可以认为，气化之道形成了中医基础理论和特色优势，它是中医学认知生命健康的原创思维，是中医理论的根和魂。

（四）气化学说是创新糖尿病治法的特色理论

糖尿病是一组由真气不足、气化功能失调开始，致脏腑经络气血瘀滞，阴阳气化逆乱而终的多系统、多脏器病变的虚实寒热夹杂的内科杂病综合征。它病机复杂，传统的“阴虚燥热说”“气阴两虚说”“肝脾失调说”“肝肾亏虚说”等难以概括它的全过程，糖尿病的发生、演变过程与中医气病的生理病理变化有着相关的内在联系。气化学说，是创新糖尿病治疗方法的特色理论。

1. 中医的气化学说与现代医学的代谢学说在生理上具有共同性

《内经》中的气具有物质和功能的两种属性。如《灵枢·决气》说：“上焦开发，宣五谷味，熏肤、充身、泽毛，若雾露之溉，是谓气。”以“雾露”来形容气的存在，说明它具有物质性，以“熏肤、充身、泽毛”来阐明气具有功能性。凡属人体生理方面的气，统称为“真气”，它既是构成人体的基本物质，又是生命活动的动力源泉。如《灵枢·刺节真邪》云：“真气者，所受于天，与谷气并而充身者也。”指出真气是由先天父母之精气与后天水谷之精气及大自然天阳之气三者生化而成，真气是人体赖以存在的所有之气的总称。因此，李东垣在他的《脾胃空则九窍不通论》中对真气解释说：“真气又名元气，乃先身而生之精也，非胃气不能滋之。胃气者，谷气也，荣气也，运气也，清气也，卫气也，生气也，阳气也，又天气、地气、人气，乃三焦之气，分言之则异，其实一也，不当作异名而观之。”喻昌在《医门法律》中亦认为“人之所赖，惟此气耳，气聚则生，气散则死”。以上医家都认为人体之气，合而言之为真气，概括了整个机体的物质基础和生理功能；分而言之则又有各种不同的气名称。由于这种气的升降出入，运行不息，无处不到，起着“充身”的作用，因此它是人活体生命的基本特征。

真气在运行过程中产生了气、血、津液的代谢过程。如《灵枢·营卫生会》说：“人受气于谷，谷入于胃，以传于肺，五脏六腑皆以受气。”《素问·经脉别论》说：“食气入胃，散精于肝，淫气于筋。食气入胃，浊气归心，淫精于脉；脉气流经，经气归于肺，肺朝百脉，输精于皮毛；毛脉合精，行气于腑；腑精神明，留于四脏，气归于权衡。”“饮入于胃，游溢精气，上输于脾；脾气散精，上归于肺；通调水道，下输膀胱；水精四布，五经并行。”可见，真气的生成、运行、变化，贯穿于气、血、精、津液的代谢全过程。真气的运动而产生的各种变化称为气化，气化有两种涵义，一是指气、血、津液、精的各自新陈代谢及其相互转化；二是指脏腑的某种功能活动。《内经》对气化的认识为，“故非出入，则无以生长壮老已；非升降，则无以生长化收藏。是以升降出入，无器不有”，所以气化乃是机体最基本的生命活动，气化功能包括了现代医学中的“代谢”概念。

2. 中医的气病（气化功能障碍）与现代医学的代谢失常在病理上具有相关性

气化功能障碍包括机体真元之气不足与气机运行失调两方面。先天不足或后天失养，则真气不足而气化无力；气机运行失调，则气血津液代谢失常、脏腑功能失调，同样表现为气化功能障碍。气病即是指真气不足，气机失调，机体气化功能障碍而导致气血津液代谢失常、脏腑功能失调。

（1）真气不足

真气既是构成人体和维持生命活动的最基本物质，又是人体活动的功能状态。如《灵枢·刺节真邪论》所载：“真气者，所受于天，与谷气并而充身者也。”即言真气来源于先天父母生殖之精，又赖于后天水谷清气的充养，相当于现代医学概念的遗传因素。其与糖尿病内存遗传基因缺陷，外受环境因素干扰而发病的理论相吻合，从而提出了糖尿病发病的原始病机为真气不足。在环境因素影响下，既可因脏腑失养而致气机怫郁，由郁化热，热而成燥，因燥伤津，而以其气机失调为本，燥热为标；又可因脏腑虚羸气化乏源，进而阴液受损，导致气阴双亏或阴阳双亏，而以气虚为本，阴虚为标。所以，可以认为，阴虚燥热乃是气病所致的病理表现，即所谓“标”；其“本”实乃真气不足，气化失常，气机失调。

在现代医学角度，糖、蛋白质、脂肪、水、电解质这些物质既是构成人体的基本物质，其代谢所产生的能量又是维持生命活动的原动力，这种物质和生理功能的二重性符合中医气的基本概念。促进蛋白质、糖、脂肪、水、电解质代谢的各种酶、内分泌激素，如胰岛素、甲状腺素等精微物质是由不同脏腑、组织之气化生而来，亦属气的范畴，由于这些物质各具有特殊的功能，因此可分为不同脏腑特异之气。脏腑特异之气是真气在气化过程中物质和功能之间转换所必需的各种参与介导物质，一旦脏腑特异之气的参与介导关系失调，功能异常，即可导致真气不足、气化功能异常，而出现气的病理状态。

（2）气机失调

人体脏腑气机升降出入运动，是维持人体与外界环境以及体内各脏腑之间阴阳平衡的重要因素，脏腑经络、营卫气血无不赖其联系。“化失其正，则脏腑病，津液败，而血气即成痰涎”，一旦气化过程障碍，气血津液代谢失常、脏腑功能失调，就会产生痰、湿、瘀、浊等病理产物，直接导致代谢综合征及糖尿病的发生、发展。胰岛素抵抗是代谢综合征和2型糖尿病发生的关键因素，中医现代研究认为胰岛素抵抗与中医痰、湿、瘀、浊等病理产物有高度相关性，糖尿病诸多临床变症、并发症与此亦息息相关，临床所见糖尿病患者，辨证属脾虚痰浊、痰浊扰心、气虚夹瘀等相当常见，这些病理变化也只有用气化失常、气血津液代谢异常、脏腑气机失调来解释。

3. 糖尿病的发生、发展、演变过程存在着气病四个阶段

依据上述气病理论，结合临床，王师认为，糖尿病的发生发展是由原始期的真气不足，前驱期的气化不利、气机不畅，逐渐进展至临床症状明显的消渴期，终致气化紊乱、气血不和，阴阳失衡的逆归期，各个阶段病机不同，治疗原则亦有所不同。由此，王师将糖尿病分为四期：原始期、前驱期、消渴期、逆归期。各期分型治疗，分别相当于现代医学的糖尿病易感人群、糖耐量低减期、临床糖尿病期、糖尿病并发症期。

（1）原始期

原始期的基本病机为真气不足，病位在脾、肾，治疗原则为未病先防、防微杜渐。此期病象不彰，临床检测血糖、胰岛素、糖耐量等生化指标均在正常范围，此期群体多存在糖尿病家族史、高血脂、高血压、缺乏劳动或运动、体形肥胖、年龄在40岁左右等高危因素。此时往往病家不以为然，医家亦易忽视。但在外界环境因素如饮食不节、情志失调、劳欲过度等作用下，积久生变，终酿成消渴。在此期如果患者能够在医家的指导下养性慎生，避害趋利，适当予以中药食调，分月、按时调治，以调节机体脏腑功能、免疫功能等来预防、延缓、杜绝其进入前驱期。

（2）前驱期

前驱期的基本病机为气化不利、气机不畅，病在肺、脾，虚中夹实。此期是在原始期的基础上进一步发展而成。肺气不足则不能宣五谷味而肃降通调；脾气不足，则不能散津而和调五脏，洒陈六腑，终致津液的生成、输布、排泄过程失常。临床表现为乏力、口干、多尿等，成津液不足、气阴两虚证候。实验室检查常可发现患者葡萄糖耐量异常，或仅表现轻度空腹血糖异常，但尚未达到糖尿病诊断标准。在此期予中药干预治疗，加之饮食控制、适当运动、规律起居、舒情畅志，可以阻断和延缓其发展。

（3）消渴期

消渴期的基本病机为气化失常、气郁燥热，出现典型的“三多一少”症状及血糖升高（符合WHO关于糖尿病的诊断标准），即为临床糖尿病期，也即中医历代沿用的“消渴”期。由于先天禀赋不足，在饮食不节、过食肥甘、情志失调、劳欲过度等因素作用下，真气愈亏，激发无力，而致肺、脾、肝、肾等脏器气机不畅，由郁化热，热而化燥伤阴。故以真气不足、气机失调为本，燥热为标。此期间应用中西药结合及控制饮食，运动舒情结合治疗，此期患者之临床症状表现亦非单纯某型，往往是交互错杂，临证遣药应细分缕析，辨明主次，轻重缓急，方能药证相契，获得良效。

（4）逆归期

逆归期的基本病机为气化紊乱、气血瘀滞，阴阳失衡。此为消渴期饮食失控，情志不调，动静失衡，药物治疗不当而致血糖控制不达标，气化功能严重失调，阴虚及阳，阴阳两虚，阴阳失调，气血逆乱。气为血帅，气滞则血瘀，气虚亦易致瘀，气不化水，津液停滞，有形之邪壅滞，郁而化热，炼液成痰，痰瘀内阻，络脉不畅，成为其重要特征。临床表现为虚实夹杂，变症从生。在此期，在诊断上采用五体（皮毛、肌肉、血脉、筋、骨）辨证与脏腑辨证相结合，治疗上应调整阴阳、调复气机，化痰散瘀、养血活络、调和营卫为主要治法。

二、病机分层理论

病机是指由各种致病因素与人体相互作用所引起的疾病发生、发展与变化的机制，是对当前病证形成及机体状态的抽象概括。病机由多种不同层次、不同特性的病机要素组成，不同组合的病机要素构成不同类型的病机。病机要素通常包括病因、病性、病位、病势等因素，反映了疾病不同阶段和机体不同状态。明确病机是临床辨证的最终目的，中医临床通过对四诊资料的归纳、抽象、概括，最终形成的病机直接指导处方用药和治疗，对病机的把握是否准确、处置是否妥当，直接影响中药疗效。但在临床中，特别是对疑难杂症，其病机多繁杂异常，并不能用比较单一的病机全部进行概括，同时由于患者体质、病程、时邪、情志变化等因素的影响，往往出现一体多病的复杂病机；也有一些疾病临证无证可辨。针对于此，王师独辟蹊径对临床病机进行分层辨析，主要分为证候病机和空间病机两大层次，临床应用可使病机归纳概括层次明确、诊疗思路清晰，对临证辨证论治大有裨益。

（一）证候层次的病机系统

证候层次的病机系统是目前中医临床辨证的常用病机辨析系统，从整体到局部地概括疾病证候的病机，可分为五种病机：①基本病机：是病机系统具有指导意义的最高层次，指导具体病机的确定和个体化治疗。基本病机包括邪正盛衰、阴阳失调、气机逆乱、精气血津液失常等。②系统病机：包括脏腑病机、经络病机等。③类病病机：包括六经病机、卫气营血病机和三焦病机等。此类病机概括程度高、适用范围广，具有整体性特点，适用于一般疾病。④病证病机：包括感冒、哮证等各类疾病的病机。⑤症状病机：包括口渴、恶寒等各类症状的病机，概括程度低、适用范围窄，主要反映脏腑、经络、表里等具体部位病理状态及变化，具有局部性特点，适用于部分或少数疾病。

（二）空间层次的病机系统

疾病是动态变化的，从病因作用于机体，到某病特征性症状出现以及疾病的发展，根据正邪相搏、脏腑相传、气血虚实变化而出现不同的病机，根据疾病发展的连续性、动态性以及矛盾的主次原则，将病证病机分为基本病机、阶段病机、即时病机、兼夹病机和潜伏病机，是王师根据多年临床经验所创的空间层次病机系统，此类病机具有时空应变特性，适用于一体多病的较复杂病证。

1. 基本病机

空间层次病机系统中的基本病机是指疾病动态发展过程中一般不改变的主要矛盾，自始至终影响着疾病的发展。

2. 阶段病机

阶段病机是指疾病基本病机在某一发展阶段，标本缓急改变，主要矛盾发生变化而出现的病机。阶段病机除与疾病本身发展有重要联系外，与体质、气候、饮食及医疗处理有密切关系。

3. 即时病机

即时病机是指疾病发展过程中出现的非相关性疾病的病机，且对患者生活质量、基础疾病进展有一定影响或与疗效判定密切相关。病证病机、阶段病机和即时病机概括程度低，容易掌握，每适用于单个疾病，或虽有多个疾病，但主病、主症始终趋于主位而稳定的患者。

4. 兼夹病机

兼夹病机是指与基础疾病有关的，或无关的兼夹症状（疾病）发生、发展及变化的机制。

5. 潜伏病机

潜伏病机是指临床虽无相应的症状、体征出现，但确实存在于疾病发生发展中，且对主症的形成和发展有重要影响的病理环节，具有潜在性、或然性和隐匿性特点。

兼夹病机和潜伏病机的梳理、挖掘、概括，难度更大，往往决定于医生的学识水平、临床经验和天资领悟。此类病机适用于多病缠身而久病不愈、虚实夹杂的复杂病证。

（三）空间层次病机系统的临床应用

一体多病即指一人身患多种疾患，或经调治但未痊愈，或正在治疗，或未治疗，但表现为多脏、多腑受累，寒热虚实交错，气血阴阳失调，病因多端，病机复杂，治疗困难。王师在临床辨治一体多病时，多采用空间层次病机系统，提出“始终把握基本病机，动态掌握阶段病机，精细梳理兼夹病机，细心探索潜伏病机，果断处理即时病机”的原则，抓住当前主要病机，合理处理相关病机，根据病机动态变化，适时调整应对主次。一般先处理即时病机，再阶段病机，再基本病机，并进行动态分析兼夹病机与基本病机、阶段病机的关系。若兼夹病机变化为主要地位，表现为疾病的主证时，就要先解决兼夹病机，往往兼夹病机消除后，其基本病机和阶段病机亦随之减轻。

王师明确提出，同一疾病在不同机体中，可出现多种证型的演变，但都有其内在必然联系，故病机演变具有一定规律性。基本病机是致病因素作用机体后产生的、相对稳定的主要矛盾体现。深入研究病证的基本病机，确立基本的治则治法，有利于把握治疗原则性和方向性，有效指导辨证论治。阶段病机和即时病机，由于患者的体质、气候、地理环境、饮食习性以及医疗处理等因素发生改变，当两者处于主位时，当先处理为要，然后继续处理基本病机。根据潜伏病机的潜在性、或然性和隐匿性的特点，要求医生具备敏锐的思路，对病证形成因素和发展过程进行观察。

如王师治疗糖尿病分为原始期、前驱期、消渴期、逆归期，并在此基础上，抓住“气病是糖尿病发生发展的基本病理基础”这一糖尿病基本病机，以补元调气为第一要义，气虚则补，气郁则达，气滞则疏，气乱则调，气泄则固，气陷则升，气升太过则降，着眼于肺、脾、肾气化功能复常，即使在燥热炽盛或阴阳失调阶段亦须治气，此举有釜底抽薪之妙，燮理阴阳之功，可事半功倍。

再如王师认为代谢综合征为痰、湿、浊、瘀伤气损络的基本病理变化，气化失常是根本原因，与气虚痰浊体质类型的潜伏病机及后天失调的阶段病机密切相关。气虚痰浊体质型患者早期表现为体型肥胖，且气血津液代谢失常、脏腑功能失调的先天基本病机已经潜在。随着年龄增大，加之生活方式不当，使其基本病机日渐明显，诸症蜂起。

病案举例：

袁某，男，50岁。

患者反复右足趾关节疼痛1年余，体型肥胖，面部痤疮，肌肤油腻，口苦口臭，便溏溲浊，气短乏力，脘痞嗳气。舌淡胖，边齿痕，苔黄厚腻，脉滑。空腹血糖7.4mmol/L，总胆固醇7.1mmol/L，甘油三酯3.5mmol/L，丙氨酸氨基转移酶70U/L，γ-谷氨酰转肽酶120U/L，尿酸720pmol/L；B超提示脂肪肝、胆囊结石；胃镜提示胆汁反流性胃炎。

辨证：气虚痰浊体质，肺脾肾气化失常，痰浊湿热内蕴。

治则：健脾化湿，调畅气机。

处方：苍术20g，生薏苡仁30g，生麦芽30g，生扁豆30g，绞股蓝30g，生葛根30g，生山楂30g，怀山药30g，丹参30g，鸡内金15g，黄连7g。每日1剂，水煎服。

二诊：7剂后，口苦口臭及溲浊好转，近日肠鸣腹痛泄泻，便后腹痛减轻，脘痞嗳气，饮酒后右足隐痛又作。治拟调肝理脾，祛风止痛。

处方：柴胡12g，香附12g，陈皮12g，防风12g，生白芍30g，威灵仙

30g，延胡索30g，生白术15g，茯苓15g，佛手15g，川楝子15g，太子参20g，甘草10g，干姜9g。

三诊：7剂后，口苦口臭、右足隐痛已罢，仍大便溏薄，脘痞嗳气，泛酸嘈杂。舌淡胖，边齿痕，苔厚黄腻，脉滑。证属肝脾不调，胆胃不和，中焦湿热。治拟泄胆和胃。

处方：黄连7g，干姜9g，枳壳9g，制半夏12g，陈皮12g，炒竹茹15g，浙贝母20g，海螵蛸30g，生薏苡仁30g，生扁豆30g，怀山药30g。

四诊：7剂后，症状显减，舌淡胖、边齿痕，苔厚黄腻，脉滑。

处方：苍术20g，生山楂20g，生薏苡仁30g，生麦芽30g，生扁豆30g，绞股蓝30g，生葛根30g，怀山药30g，丹参30g，干姜9g，黄连7g，鸡内金15g。7剂。

按语：本例患者为气虚痰浊体质，肺脾肾气化失常、痰浊湿热内蕴是基本病机，因肝郁、饮酒而出现肝脾失调是即时病机，肝气郁结、中焦虚寒为潜伏病机；二诊时以调肝理脾、祛风止痛，投四逆异功散、芍药甘草汤合金铃子散加减；三诊时肝郁犯脾未尽、胆胃不和、中焦湿热为即时病机，投黄连温胆汤加减。四诊时即时病机均已治愈。

三、五行体质观

《灵枢·阴阳二十五人》云："先立五形金、木、水、火、土，别其五色，异其五形之人，而二十五人具矣。"此为首次提出"五形人"的概念。王师在此基础上，谨遵《内经》"有诸内必行诸外""以常衡变"的宗旨，历经四十余载的理论分析和临床研究，结合王琦教授等制订的体质分类标准，将体质学说、阴阳五行、易理洛书等引入五行体质，形成了五行体质观，使察形观色辨体之法成为明察疾病的发生与发展及转归的关键点、敏感点和靶向点，赋予其极为重要的临床意义。

（一）木形体质

一般而言，形体细瘦或高长，头小面长，肤白带苍，肩背阔达，长身而立，曲直如木。东木为肝，洛书后天八卦位属震卦（震☳），肝为刚脏，将军之官，内寄相火，刚强躁动，势如雷震，为阴中之阳。王师认为木形体质多惠于木，故精力充沛，手足灵活，自信热情，聪慧有才，勤劳负责；亦伤于木，病位多在心、肝、肾。

幼年时期，体属纯阳，稚阳初生，肝常有余，易从热化，故以肝阳偏旺、肝风易动之证多见，临床表现为面红目赤、烦躁易怒、夜啼不安、惊惕抽搐等，方选龙胆泻肝汤、泻青丸等泻肝清热、定惊安神之剂；成年时期，忧思劳心，阴液亏损，肝失疏泄，气机郁滞，故以心肝阴虚、气机怫郁之证多见，临床表现为两颧潮红、五心烦热、情志抑郁、喜长太息、两胁胀满、头痛阵发、肩颈酸痛、夜寐多梦等，方选柴胡疏肝散、越鞠丸、逍遥散等养血宁心、疏肝达郁之剂；老年时期，天癸衰竭，熬伤阴液，肝失濡养，阴不制阳，虚热内扰，故以肝肾阴虚之证多见，临床表现为视物昏花、发疏稀落、爪甲不荣、肌肉痉挛、肢体震颤、夜寐易醒等，方选滋水清肝饮（地黄、山茱萸、茯苓、当归、山药、牡丹皮、泽泻、白芍、柴胡、山栀、大枣）等滋阴清热、补益肝肾之剂。

（二）火形体质

一般而言，形体精壮，锐面小头，肤色偏赤，肌肉丰厚，肩背宽广，髀腹匀称，手足偏小，大步流星，性如炎火。南火为心，洛书后天八卦位属离卦（离☲），心为阳脏，而主通明，为阳中之阳。王师认为火形体质多惠于火，故才思敏捷，善学易受，注重细节，认知清晰；亦伤于火，病位多在心、肝、肾。

幼年时期，知觉未开，见闻易动，心常有余，故以心火亢盛、热扰心神之证多见，临床表现为面红好动、易喜易惊、心神怯弱、悸动不安、舌破生疮、溲黄便干等，方选白虎汤、导赤清心汤等清心导赤、宁心安神之剂；成年时期，重义轻财，心直性躁，内炽于心，子病及母，循经灼肝，故以心肝火旺之证多见，临床表现为烦躁易怒、失眠心悸、关节酸痛、头痛头胀、牙痛便秘等，方选竹叶石膏汤、导赤散等清心泻肝、平心定志之剂；老年时期，肾阴亏虚，水不济火，虚阳妄动，故以心肾阴虚之证多见，临床表现为视物不清、头晕耳鸣、心慌惊悸、腰酸腿软、夜寐多梦、五心烦热、潮热盗汗等，方选天王补心丹、地黄饮子、交泰丸等育阴潜阳、交通心肾之剂。

（三）土形体质

一般而言，形体敦实，面圆头大，肤色偏黄，肩背丰满，手足多肉，腹壁肥厚，两腿壮实，步履稳重，性静利人，如土稼穑。中土为脾，洛书后天八卦位属正中（十），脾为孤脏，中央土以灌四傍，为阴中之至阴。王师认为土形体质多惠于土，故内心安定，待人真诚，善助喜朋，不喜权势，行事专注，想象力丰富；亦伤于土，病位多在脾、胃、心。

幼年时期，五脏六腑，成而未全，全而未壮，谷气未充，脾常不足，易伤乳食，故以脾胃虚弱、气化失运之证多见，临床表现为恶心呕吐、胃纳不香、腹痛便溏、完谷不化等，方选保和丸、参苓白术散、七味白术散、小建中汤等健脾消食、和胃温中之剂。成年时期，一则性达体胖，形厚气虚，周流难行，升降失司，则水湿潴留，久而化火生瘀，故以脾气虚弱、湿热痰瘀之证多见，临床表现为胃纳不香、脘腹痞满，困重肢肿，甚则面肤垢亮、皮肤湿疹、脚丫湿气、溲黄异臭等，方选降浊合剂（生黄芪、决明子、生薏苡仁、生扁豆、鸡内金、生山楂、生麦芽、苍术、丹参、绞股蓝、怀山药、生葛根）、三仁汤等健脾化湿、清热化瘀之剂；二则脾虚失运，输布失常，后天失养，化源不足，故以气血两虚之证多见，临床表现为神疲乏力、面色少泽、肌肉松弛等，方选八珍汤、十全大补汤等益气养血、滋养化源之剂。老年时期，化源亏乏，心失所养，脾气衰弱，升举无力，清阳不升，气坠于下，故以心脾两虚、中气下陷之证多见，临床表现为头目失华、气短懒言、神倦肢困、脘腹坠胀、失眠心慌、大便溏薄等，方选归脾汤、补中益气汤、人参养荣丸等补益心脾、补中益气之剂。

（四）金形体质

一般而言，形体瘦小，面方鼻直，唇薄口阔，肤色偏白，肩背较宽，四肢清瘦，腹小足小，金性坚硬，亦可从革。西金为肺，洛书后天八卦位属兑卦（兑☱），肺主行水，输布水泽，通调水道，若雾露之溉，为阳中之阴。王师认为金形体质多惠于金，故人多机智，动作敏捷，富有远见，善于表达，行事谨慎，条理清晰，乐观好奇，接受力强；亦伤于金，病位多在肺、脾、肾。

幼年时期，肺脏娇嫩，腠理未固，易感外邪，故以肺卫不固、外感时邪之证多见，临床表现为鼻塞流涕、咽干涩痛、咳嗽咳痰、自汗畏寒等，方选桑菊饮、银翘散、补肺汤（人参、黄芪、桑白皮、紫菀、熟地黄、五味子）、玉屏风散、加味苍耳子散（苍耳子、望春花、白芷、蒲公英、鱼腥草、薄荷）等补肺益气、祛邪固表之剂；成年时期，工作投入，行事谨慎，忧思伤脾，母病及子，肺气亏少，故以肺脾气虚之证多见，临床表现为易感时邪、胸闷喘咳、短气乏力、食欲不振、面白无华、皮肤风疹等，方选六君子汤、参苓白术散等健脾助运、补土生金之剂；老年时期，呼吸功能衰退，肺为气之主，肾为气之根，肺气亏虚，影响肾气，不主摄纳，气不归元，故以肺肾两虚之证多见，临床表现为咳嗽无力、呼多吸少、动则尤甚、腰膝酸软、下肢浮肿等，方选肾气丸、金水六君煎、生脉散合六味地黄丸等补肾益肺、纳气归元之剂。

（五）水形体质

一般而言，形体矮胖，头大腮宽，肤色偏黑，小肩大腹，腰臀稍大，指短发密，喜动多变，若水润下。北水为肾，洛书后天八卦位属坎卦（坎☵），肾者水脏，主津液，为阴中之阴。王师认为水形体质多惠于水，故机智灵巧，善辩好动，富有灵感，酷爱自由；亦伤于水，病位多在肾、肝、脾、肺。

幼年时期，气血未充，肾气未固，筋骨难成，故以肾精不足、肾气不固之证多见，临床表现为毛发枯黄、稀疏易脱、齿久不固、肌瘦形瘠、夜间遗尿等，方选六味地黄丸、菟丝子散（菟丝子、鸡内金、肉苁蓉、牡蛎、附子、五味子）、缩泉丸等补肾益精、填精壮髓之剂；成年时期，一水不胜二火，阴液亏虚，虚热内扰，故以肝肾阴虚之证多见，临床表现为头晕目眩、腰酸耳鸣、五心烦热、口渴咽干等，方选酸甘宁心汤加减、一贯煎、三甲复脉汤等酸甘化阴、滋水涵木之剂；老年时期，年老肾亏，温煦无力，气化失常，虚寒内生，故以肺脾气虚、脾肾阳虚之证多见，临床表现为畏寒怕冷、腰膝冷痛、久泻久痢、全身水肿、小便不利等，方选右归丸、金匮肾气丸、济生肾气丸等健脾益肾、温阳益气之剂。

王师认为，人体是具有一定形态、结构、生理功能的巨系统，具有强大的稳定性和变异性，临床上单一型体质较为少见，复杂型体质较为多见，即包括两种，甚至两种以上的体质类型。详者穿凿难尽，简者阙略极疏，法如太极，其大无外，其小无内，故体质辨识是宏观把握健康状况，主观性较强，当遵循“自然－生物－心理－社会”四维医学模式，结合现代医学检查，综合辨识，防误杜漏，把握方向。实际应用中，王师以五行体质为基础，结合具体病情证候，提炼出实用价值更强的几大常见特殊体质，对临床诊疗起到了指导性作用，如基于木土形体质的阴虚湿热质、基于土水形体质的气虚痰浊质、基于木火形体质的血虚气郁质、基于金形体质的营卫失和质等，在后续体质辨证的临床应用中会详叙。

病案举例：

张某，男，76岁，渔民。

初诊：2011年9月14日。

主诉：反复下肢浮肿，伴腹胀半年。

病史：半年前患者无明显诱因下，出现下肢浮肿，按之没指，曾至宁波市某医院肾内科就诊，予抗炎利尿药物治疗（具体用药不详），未见明显改善，故至宁波市中医院求中药治疗。患者自诉有高血压病史9年，平时口服安博维，血压控制尚可。另有前列腺肥大史，平素服用前列康，控制理想。饮食嗜咸。

刻诊：下肢浮肿，按之凹陷，暮重昼轻，腹大胀满，按摩则舒，神疲乏力，四肢畏寒，腰酸冷痛，口渴不欲饮，胃纳尚可，便干如栗而努力难解，尿量减少，夜寐口角流涎。

查体：形体矮胖，头大腮宽，发白肤黑，肩窄腹大，臀塌腰壮，为水形体质。舌苔薄白，舌质淡胖，脉沉迟。

辅检：尿常规：白细胞（++），蛋白（++）。肾功能、B超无明显异常。

中医诊断：水肿。

辨证：脾肾阳衰，水气不化。

治则：考虑患者属水形体质，年老发白，脾肾阳衰，予以温肾助阳、化气行水。

方用：济生肾气丸合黄芪防己汤加减。

处方：附子6g（先煎），桂枝10g，生地黄30g，山药30g，山茱萸12g，茯苓12g，牡丹皮10g，泽泻10g，车前子30g（包煎），怀牛膝20g，生黄芪30g，防己15g，肉苁蓉30g。水煎服，7剂。

二诊：2011年9月21日。服用上方7剂后，神稍振，大便稍软，腹胀稍缓。下肢浮肿，夜寐流涎，腰酸冷痛依然。自觉偶有胸闷心悸，胃纳可，尿短无力。舌苔薄白，舌质淡胖，脉象沉细滑。考虑白露已过，鸿雁南飞，气温转凉，华盖居上，娇嫩易袭，恐患者脾肾阳虚日久，水气上犯，出现水邪凌心犯肺之重证。治宜泻肺纳肾，通阳利水，宁心安神。方用苓桂术甘汤合济生肾气丸加减。

处方：桂枝10g，茯苓15g，白术30g，甘草8g，生地黄30g，山药30g，山茱萸12g，牡丹皮10g，泽泻10g，车前子30g（包煎），怀牛膝20g，生黄芪30g，防己15g，柏子仁30g。水煎服，7剂。

三诊：2011年9月28日。服用上方7剂后，精神渐爽，胸闷心悸、夜寐流涎罢，下肢浮肿、腹胀显减，大便转畅，尿量增多。舌苔薄白，舌质淡红，脉沉细。考虑秋分已过，肺金渐亢，肺为脾之子、肾之母，恐燥邪伤肺灼津，肺失通调，脾失转输，肾失开阖。治宜润肺健脾，温阳利水。方用生脉散合济生肾气丸加减。

处方：北沙参15g，麦冬20g，五味子7g，桂枝10g，生地黄30g，山药30g，山茱萸12g，茯苓12g，牡丹皮10g，泽泻10g，车前子30g（包煎），怀牛膝20g，柏子仁30g。水煎服，7剂。

四诊：2011年10月5日。药后，诸症悉减，神振寐安。舌苔薄白，舌质淡红，脉细。寒露将近，秋意渐浓，西金当道，药证合拍，治法得当，守方继服，以固其效。

随访3个月，诸症均未见反复。

按语：《灵枢·通天》云："天地之间，六合之内，不离于五，人亦应之，非徒一阴一阳而已也。"王师认为"五行体质"属于生物全息律的范畴，概而论之，是涵盖天人相应理论、藏象学说、中医诊断等多学科的自发全息律，这与国内诸多知名学者提出的"内经全息论""人是全息元"等观点有异曲同工之妙。"五行体质"自古医家多有涉猎，王师将其辑简舍繁，分龄而治，阶段用药，屡试屡验。

《素问·异法方宜论》曰："其民食鱼而嗜咸，鱼者使人热中，盐者胜血，故其民皆黑色疏理……"本例患者生于海边，作于水上，地势低平，海风凛冽，夹冷夹湿，禀受水气，食鱼嗜咸，久成水形体质；年逾古稀，此体质素体易脾肾亏损，又常居傍水，水乃阴邪，脾为阴土，足系三阴，阴邪客于阴经，则神疲乏力，四肢畏寒，下肢浮肿，按之凹陷，暮重昼轻，腰酸冷痛，脉象沉迟；脾失健运，气化不利，升降失司，则腹大胀满，按摩则舒；水停中焦，无以下达，则口渴不欲饮，夜寐口角流涎；嗜咸好盐，咸走血入肾，过则耗阴伤血，肠道失润，故便干如栗，努力难解；肾失开阖，脾失健运，而致膀胱气化无权，则尿量减少。综其症状，此乃脾肾阳虚、水气不化之证。予以蒸动肾阳、温补脾阳，以助化气行水之功。二诊因秋分日近，燥邪伤肺，翁病日久，脾肾衰微，金水俱损，而致水失其道，上犯心肺，故出现胸闷心悸。予以泻肺纳肾、通阳利水、宁心安神之剂，以期上安心肺、下洁净府之效。三诊时值西金渐浓，凉燥当季，予以润肺健脾、温阳利水之剂，以寓源足流长、标本兼顾之意。四诊虽诸症悉减，神振寐安，然水湿久留，真阳久遏，虽迭进温补之品，浊阴已消，然肾气久伤，恐诸症反复，继服上方，以固其效。

第三章 临床经验

一、注重生命候象，形神合一，全息辨病

中医理论形成的过程是“候始而道生”，候是指气候、物候、证候等各种运变之象的概括，是产生“道”的前提，道是中医师对患者表现于体表各种候象，如形态、神色、舌象、脉象等采用直观体悟思辨，以人脑中创造出来的形象的“证”来反映描述疾病的功能失调模型之意，即精、气、神、藏象、经络等功能异常模型。直观的体悟思辨，手段和方法是医者通过望、闻、问、切，收集生命候象，提炼、领悟，获得全息印象，辨证辨病，方能中病之的。

（一）望诊特色

1. 望神

王师认为“神”是指人体五脏六腑生理活动外在的综合表现。所谓“得神者昌，失神者亡”，《灵枢·天年》说：“何者为神？岐伯曰：血气互和，营卫已通，

五脏已成，神气舍心，魂魄毕具，乃成为人。”察神就成为中医诊察病情及判断预后的重要指标。望神之法，分为望神气、望神志。望神气，是指脏腑功能活动的外在表现；望神志，是指人的思维、意识、情志活动。而王师尤其重视诊察眼神的变化，是谓望神之重。从现代解剖生理学来说，视神经、动眼神经、外展神经等脑神经都经过眼部，为介入大脑信息的感受器官，因此可作为判断精神活动正常与否的主要依据。眼神清澈灵活即为得神，晦滞暗淡即为少神，晦暗无光则为失神，浮光外露即为假神，神志错乱即为神乱。结合察面鼻耳色，视动态，听语声，辨听力，切脉象，望舌象，综合辨识以正确辨证。

2. 望形

王师认为，望形辨病应以整体胖瘦为纲，局部圆瘦粗细大小为目，确定体质类型为关键。形体胖瘦可辨气血阴阳，胖者多耗气、伤阳，影响肺、脾、肾气化功能，故肺、脾、肾阳气虚者多见；瘦者多耗血、伤阴，影响心、肝、肾濡养功能，故心肝肾阴血虚者多见。圆瘦粗细大小辨析以头面颈部、躯干、四肢为主要病位，面圆、颈粗、肢大者，与气化失常相关，多涉及肺、脾、肾；面瘦、颈细、肢小者，与濡养不足有关，易影响心、肝、肾。以上均为常法，临床上并非胖者都面圆、颈粗、肢大，瘦者都面瘦、颈细、肢小，其实多有夹杂，病位互有相兼，辨析时需分清主次，明确主要影响脏腑，据此推断主要的体质类型，分析该体质的生理病理过程，并根据病理变化以确定可患疾病。五形望法举隅如下：

瘦而头小、面长、颈细、肩背宽大、身直、手足小者，多为肝木形体质，肝血不足为其常态，日久可并见肝气怫郁，或肝阳上亢，或心肝血虚，或肝肾阴虚；而脾胃不足者，颈部多粗短，易有土虚木乘、肝脾不调、肝胃失和之象，多见高血压、偏头痛、血管紧张性头痛、短暂性脑缺血发作、脑梗死及眼科、骨伤科诸多疾患，亦可引发胃肠功能紊乱；瘦而头小、脸形瘦尖、肩背宽厚、腰腹匀称、手足小者，多为心火形体质，心阴亏虚为其常态，多夹有心火旺盛，或心肝阴虚，或心肾不交，病久可及心阳，多见冠心病、各种心律失常、高血压、脑梗死及精神病科、皮肤病科等各种疾病；胖而面圆、头大、肩背丰厚、腰腹壮大、腿部壮实、手足不大、肌肉丰满、全身上下匀称，多为脾土形体质，脾虚失运为其常态，久之可并见痰浊不化，甚至气血瘀滞，或化火伤阴，或脾肾阳虚，或心肾阳虚，亦可土虚木乘，肝脾同病，多有急慢性胃炎、胆囊炎、胃十二指肠溃疡等消化系统疾患，亦见代谢功能紊乱各疾病，甚至引发冠心病、脑梗死等心脑血管疾病；胖而头大、颜面不平、颊部较宽、肩部瘦小、腹部较大、臀尾脊背较长者，多为肾水形体质，肾精不足为其常态，可发展为肾气不化、肾阴不足、肾阳虚弱，甚至阴阳两虚，多与先天不良有关，可有妇科、男科各种疾患，亦见内分泌系统诸疾；面方、头腹肩背手足小、足跟坚硬者，多为肺金形体质，肺卫不固、营卫失和为其常态，多有慢性鼻炎、支气管哮喘、皮炎湿疹等变态反应性疾病。

3. 望舌

舌诊的内容在《中医诊断学》中已有比较详细的介绍，王师在临床实践中除了注重舌苔、舌质、舌态的变化外，还非常注重舌下脉络（舌下静脉）的颜色、形态变化，以测知脏腑的虚实、寒热。

舌下静脉淡红细小而短者，多为气血两虚之证；淡紫怒张而长者，多为痰、浊、瘀证；淡紫紧束而短者，多为寒气凝滞夹瘀证；紫红而粗长者，多为热壅血瘀证，在五脏多与心、肝、脾病证有关。从舌下静脉的粗细变化可推知人体血液黏稠度的变化及心脑血管病的预后。

4. 察色

察色一般以观察颧面、鼻梁、胞睑、耳郭色泽为主，舌色变化亦不可忽视，并以有泽、无泽为基础，五色及其深浅变化为依据，明确病因或病理因素为核心，正确诊断疾病为目的。察色望法举隅如下：

颧色㿠白少泽，鼻色淡红而泽，耳背静脉淡红细小而短，为气血两虚，多见于年老体弱者、亚健康者，或产后、术后、重病等恢复期；颧鼻色皆浮红而泽，耳郭内外、耳垂色鲜红，为阴虚阳旺，多见于正常老年人，或失眠、高血压、各种心律失常、各种结核病、糖尿病、围绝经期综合征等；颧色㿠白少泽，耳垂色白，为心肾阳虚，多见于冠心病、心功能不全、肾功能不全等心肾疾病，久之火不暖土，亦可见于慢性腹泻；颧色淡红少泽，鼻色青黄而泽，为心肝血虚者，多见于失眠、心律失常、偏头痛、紧张性头痛、焦虑抑郁状态等；颧色暗淡少泽，胞睑下垂、色暗，鼻色暗沉少泽，为肝肾精亏、肾气不发，多见内分泌紊乱及生殖系统各疾患，可有甲状腺功能减退者、多囊卵巢综合征、不孕不育等；颧色暗滞少泽，耳背静脉青紫或暗紫而短，为气滞痰瘀，多兼土形及木型体质特征，可见多种慢性疾病病程较长者，亦可见于各心脑血管病，或局部外伤等；胞睑松弛下垂、色黄褐，为气虚痰瘀，多见于脂肪肝、高脂血症、糖尿病，甚至代谢综合征等代谢紊乱性疾病；耳背静脉淡紫细小而短，为气虚血瘀，多见冠心病、脑梗死等心脑血管病或尚未发病而即将发病者，如兼有歪斜舌，基本可确诊脑梗死；鼻色淡暗失泽，为血虚气郁，亦可见神经衰弱的表现，多有长期紧张、工作压力较大等病史；面色偏红，或面垢油光，鼻耳色红，毛细血管怒张，口舌生疮，头发稀疏，脚丫湿气等，为阴虚湿热，或阴虚血热，多见于多汗症、慢性胃炎、慢性肠炎、慢性胆囊炎、慢性肝炎、各种肾炎、肾病综合征、尿路感染、慢性盆腔炎、慢性前列腺炎，以及各种免疫系统疾病、皮肤病，恶性肿瘤亦有多发趋势；眼珠少神，眼睑虚浮，眼圈暗淡，颧面色素沉着，或萎黄少泽，鼻色暗淡或青黄，耳背静脉暗淡，多为寒热虚实夹杂，可见于多系统、多病位、多病机的疑难病症等。

病案举例：

孙某，男，16 岁，学生，宁波镇海人。

近 2 年面部痤疮反复发作，色红粒大作脓，两颧部尤甚，两颧及下胞睑色素暗滞。夜寐梦扰，小便黄臭，大便干结，纳可。舌红苔黄腻，脉弦滑。

辨体：湿热体质。

辨病：痤疮。

辨证：胆腑湿热，经络阻滞。

治则：清胆利湿。

方药：龙胆泻肝汤去木通易通草。

处方：龙胆草9g，黄芩12g，炒山栀12g，泽泻10g，通草10g，车前子15g（包煎），当归10g，生地黄18g，柴胡10 g，生甘草6g。7剂，每日1剂，分上下午服。

转归：服药7剂后痤疮平，上方加蒲公英30g，野菊花10g。继服7剂，色素转淡。

按语：《灵枢·经脉》云："胆足少阳之脉…其支者，别锐眦，下大迎，合于手少阳，抵于䪼（目下颧骨部），下加颊车，下颈，合缺盆……"该患者乃胆经湿热阻滞，而致痤疮频发。胆火上扰心神，故夜寐梦扰。湿热下注，小便黄臭，大便干结。故用龙胆泻肝汤加减，清泻肝胆湿热而获愈。

（二）问诊特色

王师认为人是一个整体，不仅作为一个个体，而且与周围社会和自然环境息息相关，要以整体恒动调控观作为指导思想，把人放在一个自然－生物－心理－社会相互联系的整体大时空中，问诊是收集患者的主观症状、时令气候、地理位置、生活方式、职业、个体气质、治病经过等特点，吸纳现代医学检测指标为依据，进行认真综合观察、分析，总结出疾病的发生、发展的动态的手段和方法，故问诊过程，亦是了解患者的个体情况的一个全面过程。四维医疗模式，也即是从"自然－生物－精神情感－社会"综合归集辨识与发病有关的各种因素，即以人为本、整体辨证。

1. 作为自然中的人

收集患者发病或发作加重的季节、气候、时间特点，居住环境的方位、地势高低、环境特点以及生活小环境的影响，即包括与发病有关的时、地因素。

2. 作为生活中的人

收集包括：

（1）症状（主症、或然症、兼夹症、并发症）体征。

（2）性别、年龄、体质、饮食习惯、劳逸、宿疾、遗传，妇女的经、带、产、育。

(3) 发病与诊治情况，治疗手段和方法，服药反应等。

(4) 现代多学科（西医）手段、方法获得的相关检测指标（生化检验、影像资料等）。

3. 作为性情中的人

包括患者的精神状态、气质性格，以及对发病诱因的自我心理感受调节反应等。

4. 作为社会中的人

包括患者职业特点、政治地位、生活境遇的升降沉浮、意外创伤等。

上述四维问诊模式，体现了以人为本，而把人放在宇宙大时空中，这一大时空是人类赖以生存发展的宇宙大天地，这一环境的任何变化都会直接影响人类生命的生灭流变过程，因此中医的问诊要涵括四维模式，以认识疾病，掌控疾病和养生康复的规律。

病案举例：

王师曾为克罗地亚船长之女用四维辨证模式进行中医治疗咨询。这位来自克罗地亚的船长，由海关翻译陪同前来王师处咨询其女儿病情和中医药治疗。

船长代述：其女名叫玛丽，17 岁，10 年前无明显诱因下出现腹痛、腹泻，缓解期腹痛呈隐痛，食后每加剧，大便每日 2 ~ 6 次，呈糊状或水样便；加重时，腹痛阵发性加剧，大便次数增多，每日可达十余次，伴便血、发热、恶心、呕吐，虽经治疗均未见效。咨询可否使用中药治疗，选用何种中药治疗？

王师鉴于当时提供疾病及治疗资料缺乏，沉默一会，即予以四维模式辨证。即问其女儿平时以什么作为主食，是否喜欢吃零食？答曰："常年喜食冷饮，尤其是冰淇淋。"又问："有几个孩子，身体健康否？"答曰："有 3 个女儿。"问曰："3 个女儿分别何时月经初潮？"答曰："两个姐姐均 12 岁初潮，唯独小女至今未潮？"问曰："小女体形、面色如何，怕冷不怕冷？"答曰：

“形体消瘦，面色苍白，非常怕冷。”问曰：“父母亲是否有此类病史?”答曰：“其母怀孕此女时，居住地有核辐射。”问曰：“是否可以告知大概做过哪些检查和医生诊断的结果。”答曰：“肠镜检查为克罗恩病，血红蛋白偏低，服过很多西药未效。”

王师根据运用四维模式辨证，获取资料，遂诊断为：“先天不足，后天失调而致脾气虚弱，生化无权，脾不统血，气不摄血之虚劳证”。考虑到地处异域，病情迁延，生活习惯不同，药物短期难以奏效，而提出中医治疗建议：①针灸治疗；②药膳调理；③改变生活习惯，忌食生冷。

（三）闻诊特色

闻诊通过听声音、辨气味进行。听声音，即听辨患者语声高低、语音清浊、语速缓急、气息强弱，以及呼吸、咳嗽、呃逆、肠鸣等异常声响，从而协助判断患者的性情、病情的轻重缓急。如患者发声细弱，语音低清，多属虚证；语音断续，吞吞吐吐，欲言又止，多为性情多郁多疑，易患肝郁；如声音洪亮，语调急骤，易打断人言，多为性情急躁，肝阳易亢。辨气味，王师强调嗅气味要辨病体气味和病室气味，从而了解疾病的虚实寒热。一般气味酸腐臭秽者，多数实热；气味偏淡或微有腥臭者，所属虚寒。

（四）切诊特色

王师注重寸口脉象，更重视人迎、寸口、趺阳三部脉合参。按脉象是测知精气神的重要诊断指标，尽管有“意会不可言表”之说，但细加体会，还是有规律可循。王师认为按脉必须掌握四个要点：即脉的部位、脉的频率、脉的节律、脉的形状与态势。脉象部位有寸、关、尺、浮、中、沉；脉的频率是指脉搏的次数、快慢；脉的节律是脉搏的规律与否；脉的形状、态势是指脉的气血运行的振幅充盈度、滑利度，应十分注重对脉的态势的推测。搭脉的方法是：先用中指定关部，食指定寸部，无名指定尺部；继则是指力的运用：先缓缓地按上、中、下（浮、中、沉）用指力推查脉搏的有力无力，然后以中指固定关部不动，用食指、无名指徐徐自寸部、尺部向关部移动，再以寸、尺固定，关部放松，徐徐向寸、尺移动；最后向寸、关、尺三部前后、左右移动，以推测脉率、脉律、振幅、态势。

王师认为，探测脉神，可以预断生死。久病、大病之后，按脉象之有神无神、有根无根，是预测生死的关键所在。如迟脉细微，趺阳脉微欲绝，人迎脉搏动弱，耳郭吊起，耳背静脉淡暗，耳轮甲错，耳垂苍白，面色灰暗，为元气虚微、肾气外露、死象显露之候。如病呈重笃，而趺阳、人迎脉尚有神气者，则犹可救也。

病案举例：

邓某，女，86岁，北京人。

因探亲来甬，不慎跌倒致股骨颈骨折，而住市某医院手术治疗。术后神萎、胃纳不进而邀王师会诊。诊见：患者精神萎顿，形体消瘦，语声低微不欲言，喜闭目，纳差便溏，口干不欲饮，苔光净，舌质红干，人迎、寸口、趺阳脉合参，按三部脉：二寸细浮，二尺沉微难着，关脉细微，足背冷，趺阳脉微，推动细候方得，人迎脉搏动无力。证属：老年精血虚衰，元气势微。旋即嘱家属亲朋不可频频呼之，稍予以粥油，候得元气来复。

处方：朝白参15g，西洋参15g，麦冬10g，五味子6g，佛手片10g，天花粉20g，煎汤，少少予之。服用3天。

二诊：神振，语声较前响亮，微笑对客，目光有神，能伸手与王师握手。诊见：舌光红但有津，尺脉沉微，寸脉较为细滑，趺阳脉细、可及搏动，人迎脉搏动转有力，此乃元气来复，续以培元追踪。

处方：别直参15g，西洋参15g，麦冬10g，炙五味子6g，花粉20g，佛手片10g，煎汤，再服3天，又嘱其食粥日3次，以养胃气未复，是因胃乃仓廪之官，人之常气禀于胃，粥油乃五谷之常气也。人迎脉搏动有力，乃脉宗气来复，足背冷，趺阳脉微，是宗气不下、脉中之血凝涩之象。而今尺脉可及，趺阳脉气流畅，人迎脉搏动有力，此先后天精气来复之喜兆也。

三诊：思食，神振，能相对交流，语声响，目光有神，苔由光剥转薄滑，舌质红润，三部脉均细而徐缓，足温。嘱服：别直参15g，西洋参15g，每日分2次炖服，以善后。

该女士至今健在。

王师在临证实践中，注重四诊合参，强调形神合一，收集生命征象，为正确辨证奠定基础。四诊的详细经验，将在医论医话部分予以全面叙述。

二、强调人、病、证三结合，以人为本，病随人转，从人论治

王师认为，现代中医临床思路，本质是处理中医病机与西医病理、中药药性与现代药理的关系，在治疗上，分别舍取，或治疗随证转，或治从理化。

然而，由于疾病与人的关系是：病生于人，人是主体，病是客体。临床诊疗当以人、病、证三结合，治随人转，从人论治为第一要务。鉴于人是一个整体气化运变的生命动态模型，故诊治思路可归纳为以下几点：

（1）人、病、证相结合，一体诊断，以人为本，从人论治。

（2）辨证为主，辨病为辅，治从中医病机为主，兼顾西医病理。

（3）辨病为主，辨证为辅，治从西医关键病理为主，结合中医病机。

（4）无证可辨，参考实验室各项指标，结合病史、体质，综合治疗。

（5）无证可辨，检查无殊，治从中医体质学说。

（6）病证结合，中西同治，取长补短，减少药物副作用。

（7）一体多病，诸症缠身，先易后难，抓住主症重点突破，中病即止。

（8）立足于人，舍病弃证，从生命整体角度、运变角度，遵循人的自然、生物、性情、社会属性，找出规律，综合论治，即治病先治人，从人论治，亦即人文与科学相结合。

（9）细致分析用药反应，拟定治疗思路。药后症状无进退，多见于久病体虚、多病缠身、病机复杂、方药难效患者，当徐图缓求，再守原方，静候消息，欲速不达，临床上往往可运用和法、和方、和药；药后症稍减，继守原方，随症化裁；药后症显减，随症化裁，各个击破，终则调理脾胃善后；

药后症加重：①分析病因、病机、病性、病位、病势，梳理出本质所在，从本论治；②舍病弃证，从人论治；③遵循以胃为本，多从药膳调理脾胃，调节整体，改善局部。

三、运用真气运变原理分期诊治糖尿病

王师认为：糖尿病为一组由真气不足、气化功能失调开始，致脏腑经络气血瘀滞、阴阳气化逆乱而终的多系统、多脏器病变的虚实寒热夹杂的内科杂病综合征。糖尿病由内在遗传基因缺陷、外受环境因素干扰而发病，与真气的运变失调密切相关。真气相当于现代医学的所论述的遗传因素，故糖尿病的发病过程，由内在真气不足所致气化过程障碍而始，后致气血津液代谢失常、脏腑功能失调，再致痰、湿、瘀、浊等代谢产物的产生，最后以代谢综合征及糖尿病的形成为终。其真气运行失常贯穿于糖尿病的发生、发展、演变全程。

（一）四期辨治糖尿病

1. 糖尿病的诊断

参照1999年WHO（世界卫生组织）专家咨询委员会对糖尿病的诊断标准。具体如下：

空腹血浆葡萄糖（FPG）：FPG＜6.0mmol/L（110mg/dL）为正常；≥6.0～＜7.0mmol/L（≥110～＜126mg/dL）为空腹血糖受损（IFG）；≥7.0mmol/L（126mg/dL）为糖尿病，需另一天再次测定证实。

OGTT（葡萄糖耐量试验）中2小时血浆葡萄糖（2hPG）：2hPG＜7.8mmol/L（140mg/dL）为正常，≥7.8～＜11.1mmol/L（≥140～＜200mg/dL）为IGT，≥11.1mmol/L（200mg/dL）为糖尿病，需另一天再次测定证实。

糖尿病的诊断标准：糖尿病症状＋随机血糖≥11.1mmol/L（200mg/dL），

或 FPG ≥ 7.0mmol/L（126mg/dL），或 OGTT 中 2hPG ≥ 11.1mmol/L（200mg/dL）。症状不典型者，需另一天再次测定证实，不主张做第三次 OGTT。

2. 中医分期诊断

王师根据真气运变规律，依据糖尿病的病因、病机，结合临床，将糖尿病分为 4 期：原始期、前驱期、消渴期、逆归期。

（1）原始期

基本病机为真气不足，病位在脾、肾，此期病象不彰，临床检测血糖、胰岛素、糖耐量等生化指标均在正常范围，临床此期群体多存在糖尿病家族背景、高血脂、高血压、缺乏劳动或运动、体型肥胖、年龄在 40 岁左右等高危因素。

（2）前驱期

基本病机为气化不利、气机不畅，病在肺、脾，虚中夹实，此期是原始期的基础上进一步发展而成。临床表现为乏力、口干、多尿等津液不足、气阴两虚证候。实验室检查常可发现患者葡萄糖耐量异常，或仅表现轻度空腹血糖异常，但尚未达到糖尿病诊断标准。

（3）消渴期

其基本病机以真气不足、气机失调为本，燥热为标。出现典型的“三多一少”症状及血糖升高（符合 WHO 关于糖尿病的诊断标准），即为临床糖尿病期，也即中医历代沿用的“消渴”期。

（4）逆归期

基本病机为气化紊乱，气血瘀滞，阴阳失衡。此为消渴期饮食失控，情志不调，动静失衡，药物治疗不当而致血糖控制不达标，气化功能严重失调，阴虚及阳，阴阳两虚，阴阳失调，气血逆乱。临床表现为虚实夹杂，变证从生。为糖尿病并发症期。

3. 中医治疗方案

（1）原始期辨证分型论治

1）肾型

症状：形体偏瘦、神疲、目糊耳鸣、腰膝酸软，口干尿频，舌质偏红，苔薄白，脉细。

治则：补益肝肾。

处方：六味地黄汤加减：生地黄、茯苓、泽泻、山萸肉、怀山药、牡丹皮、地骨皮、天花粉、枸杞子、女贞子、桑叶等。

2）脾型

症状：形体偏胖，神疲乏力，少气懒言，口淡口甘，便溏，舌质偏淡，苔薄白腻，脉濡细。

治则：舒肝健脾。

处方：四逆异功散加减：黄芪、党参、茯苓、白术、柴胡、白芍、枳壳、陈皮、怀山药、扁豆、荷叶。

（2）前驱期辨证分型论治

1）气虚痰浊型

症状：体形肥胖，神疲乏力，少气懒言，纳呆呕恶，舌淡或有齿印，苔白腻，脉细。

治则：健脾化痰，升清降浊。

处方：降浊合剂加减：生黄芪、丹参、葛根、怀山药、生扁豆、生苍术、生鸡金、生麦芽、绞股蓝、半夏、薏苡仁。

2）肝肾阴虚型

症状：口干多饮，口苦口臭，消谷善饥，易怒，大便干结，舌质红，苔薄黄或苔少，脉弦数。

治则：养阴柔肝。

处方：一贯煎加减：生地黄、白芍、当归、麦冬、枸杞子、川楝子、北沙参、玉竹、黄精。大便干结者加制大黄，肝火著者加牡丹皮、炒山栀、夏枯草、生龙骨（先煎）、生牡蛎（先煎）。

（3）消渴期辨证分型论治

1）气虚津燥型

症状：疲劳乏力，口干多饮，消谷善饥，多尿便干，消瘦，舌质红，苔黄燥，脉细数。

治则：益气生津。

处方：益气润燥汤：太子参、麦冬、知母、人中白（先煎）、淡竹叶、石膏（先煎）。大便干结者加制大黄、玄参、生地黄。

2）气阴两虚型

症状：乏力眩晕，口干盗汗（自汗），气短懒言，胸闷失眠，烦热心悸。舌质红或淡红或紫暗，苔白或薄白或花剥，脉弦细或细数。

治则：益气养阴。

处方：消糖合剂：太子参、生黄芪、麦冬、羊乳、柿叶、鬼箭羽、人中白、怀山药。

3）气虚痰浊型

症状：神疲乏力，少气或懒言，头胀肢沉，纳呆呕恶，胸闷脘痞，全身困倦，舌胖或有齿印，脉虚无力或软弱濡。

治则：健脾化痰，升清降浊。

处方：降浊合剂加减：生黄芪、丹参、葛根、怀山药、生扁豆、生苍术、生鸡金、生麦芽、荷叶、桑叶、绞股蓝、半夏、薏苡仁。

（4）逆归期辨证分型论治

病至此期，脏腑气化功能紊乱，经络气机逆乱，脉络瘀阻，遂至变证纷繁。从五体（皮毛、肌肉、血脉、筋、骨）辨证可见皮肤疮疥溃疡、瘙痒、四肢肌肉萎缩、胸闷胸痛、肢麻肢疼、脱疽等症；从五脏辨证可见胸痛、腰酸、水肿、泡沫尿等症，其中属糖尿病神经病变、糖尿病足、糖尿病皮肤病、糖尿病视网膜病变、糖尿病肾病、糖尿病性心脏病等范畴的内容，除糖尿病症状之外，兼有累及脏器病变的症状，临床还多见心、肝、肺、脾、肾脏腑不和之表现，如体虚易感、大便不调、失眠等五脏失和所致并发症。其治疗复杂，将在其他章节中予以介绍。

（二）五脏五体辨治糖尿病并发症

王师认为“消渴日久、变证丛生，可深及五脏六腑”，故提出“五脏五体辨治糖尿病慢性并发症”的法则。

1. 病五体

（1）病皮毛

糖尿病患者多发皮肤疮疖、溃疡，或虽无局部溃疡，但常出现皮肤感觉异常、瘙痒、易激惹等，其基本病机为肺气阴两虚、津液不足、燥热内生、肤失所养。《内经》云：“肺主气，外合皮毛。”肺津不足，肺气不能宣达，输津于皮毛，充养皮肤，则见皮肤瘙痒；兼有燥热壅肤，则易发疮疡。治法当以清热解毒、宣肺止痒为主，方用五味消毒饮，加淡竹叶、山栀、荆芥、防风、地骨皮，地肤子、荔枝核，或加人中白、鲜仙人掌、马齿苋等。如疡毒内陷，疹色鲜红，久而不愈，则用犀角地黄汤加减治疗，以清营透热。

（2）病肌肉

糖尿病患者随着病程的延长，多数兼有四肢肌肉的萎缩，尤其以小腿腓肠肌的萎缩为多见。临床上常有下肢酸软无力之主诉。盖脾主肌肉、四肢，脾气不足，不能散津而布四肢，以致肌肉萎而不用。古有谓“治痿独取阳明”即重脾胃为后天之本。治以健脾补气，养血生津。方用芪归玉精汤加减（黄芪、当归、仙灵脾、黄精、玉竹、太子参、焦白术、茯苓、甘草等）。重用黄芪为君，伍当归、黄精、玉竹养血填精之品，以濡养肌肉、益气养血。

（3）病血脉

心主血，主血脉。心气不足，心血瘀滞，可见脉络不畅。糖尿病患者多见下肢麻木疼痛，四肢不温，间歇性跛行，胸痹，胸闷等。彩超可见：下肢动静脉多发性的动脉粥样硬化斑块形成、狭窄等，也可见心脏大血管动脉硬化。因心血的运行有赖于心气的推动、温煦，故治疗以益心气通血脉为主。方用当归四逆汤，加黄芪、威灵仙、延胡索，以疏通血脉、温经散瘀；或用瓜蒌薤白白酒汤加丹参、葛根、川芎、黄芪，以宽胸理气、活血化瘀。

（4）病筋骨

糖尿病患者多有四肢挛急、抽筋、腰骶足跟疼痛等症状，尤其后期的患者多并有骨质疏松症，容易骨折。其病理基础为肝肾精血不足，盖“肾主骨生髓”“肝主血主筋”，肝肾精血不足则四肢挛急、抽筋、腰痛骨折。治疗当以养肝益肾、填精养血为主。方用养肝舒筋汤（白芍、甘草、木瓜、怀牛膝、制首乌、巴戟肉、苁蓉、潼蒺藜、女贞子等）。如下肢冷麻不温，疮口久溃不愈，肢端发黑脱疽，并发糖尿病足者，可用阳和汤为主治疗。

2. 病五脏

糖尿病患者除了有五体不同的病变以外，还可表现在脏腑之间、脏与脏之间的气机不畅、气化失调。

（1）肺脾失和

表现为易外感、畏风、出汗、纳呆、疲乏等症状，其病机基础为肺气不足，脾失健运，肺脾失和；用三和汤（桂枝汤合玉屏风散合小柴胡汤）加减，以调和营卫、健脾补肺。盖营出于中焦，肺主气属卫也，调和营卫即调和肺脾。

（2）心肝血虚

表现为失眠、健忘、心烦、目糊、多虑、抑郁、胁肋作痛等症，其病机为心血不足，肝气怫郁；方用宁心舒情汤（炒枣仁、淮小麦、甘草、青龙齿、野百合、朱灯心、朱麦冬）合越鞠丸。心主血，肝藏血，心气推动血脉运行，有赖于肝气疏泄协调，才能达而畅之；肝气怫郁易致心气郁滞。故法宜养血宁心、疏肝解郁。临床多见于治疗糖尿病自主神经功能紊乱、神经衰弱等。

（3）肝肾阴虚，虚阳上越

表现为眩晕、烘热、肢麻、心烦，临床上多兼有高血压等症，其病机为肝肾精血不足，虚阳上越；方用养血平肝汤（钩藤、菊花、牡丹皮、山栀、明天麻、珍珠母、白芍、甘草、丹参、葛根、川芎、枸杞子、女贞子）。因肝肾同居下焦，乙癸同源，阴血不足，水不涵木，阳亢于上，而发诸症，临床上以平肝潜阳为主。

（4）脾肾两虚，痰浊扰心

糖尿病后期多并发糖尿病肾病。其基本病机为脾肾两虚；病程进展，溺毒内泛，则易致痰浊扰心，变生重症、危症。方用真武汤或黄连温胆汤、温脾汤等主之。盖肾为先天之本，脾为后天之本，是生命活动赖以生存变化的原动力所在。脾气之运行有赖于肾气的推动、蒸腾作用；肾气的开阖也有赖于后天水谷精微的补充。脾肾互相依赖，脾肾两虚则水湿不能蒸腾输布，而凝滞为痰，痰浊扰心则见泛恶、心悸、神昏等症；水湿内停，泛溢肌肤，症见水肿。故治疗以健脾益肾化浊利水为法。

（三）益气化浊法治疗肥胖型2型糖尿病

随着生活水平的提高及生活方式的改变，饮食结构的不合理，运动量的减少，肥胖人群的不断增多，2型糖尿病的发病率也在逐年上升，其中大部分2型糖尿病患者是肥胖或偏胖人群。王师在临床实践中发现肥胖型2型糖尿病患者往往没有典型的“三多一少”三消症状，临床常见的症状为神疲乏力，少气或懒言，自汗，可有面色淡黄或暗，皮肤多脂、多黏、发亮，胸闷身重，肢体不爽，大便稀溏，小便不畅或混浊，口黏腻或甜，舌质淡胖或有边齿印，苔多腻，脉虚缓或软或濡。体征多为头圆颈粗，体形多肥胖丰腴或呈腹型肥胖。有些无明显临床症状，往往只是在体检中发现血糖增高，多兼有血脂、血压的增高，属于代谢综合征的范畴。王师认为此型患者与传统“消渴”证的阴虚燥热或气阴两虚病机均不相同，气虚痰浊是其主要的病机。独创性地提出2型糖尿病气虚痰浊证，创以益气化浊法治之。

1. 气虚痰浊是肥胖2型糖尿病的主要病机

肥胖型2型糖尿病是由先天禀赋异常，后天饮食失调而致的脾胃运化功能失常，气机不畅，水谷精微不能转输，痰浊内生，蓄积于体内，阻碍气机升降，而导致气机升降失调，气化失常。先天肾气遏而不发，后天脾气升运受阻，生化力弱，继则出现真气不足，气、血、津液代谢失常，湿、浊、瘀等病理产物蓄积于内，气虚痰浊内阻是其主要病机。早在《素问·奇病论》就指出：“有病口甘者，病名为何？何以得之？岐伯曰：此五气之溢也，名为脾瘅。夫五味入口，藏于胃，脾为之行其精气，津液在脾，故令人口甘也。此肥美之所发也，此人必数食甘美而多肥也，肥者令人内热，甘者令人中满，故其气上溢，转为消渴……”明确指出脾瘅的典型表现是口甘，即口中甜腻，常由多食甘美肥厚之物所致长期嗜食甘美，可使形体肥胖，甘肥厚味蕴而为热，内聚陈气阻滞气机，若不加以注意，进一步发展可转为消渴，很类似于现代医学中的肥胖2型糖尿病。气虚痰浊证是肥胖2型糖尿病最普遍、最广泛、最有代表性的证型。

2. 肥胖型2型糖尿病与胰岛素抵抗之间的关系

通过测定胰岛素敏感指数及空腹游离脂肪酸（FFA）等指标，对气阴两虚型、阴虚热盛型、气虚痰浊型2型糖尿病进行横断比较，在研究中发现气虚痰浊组胰岛素敏感指数显著低于阴虚热盛组、气阴两虚组、健康体检组，其游离脂肪酸水平（FFA）显著高于健康体检样本，阴虚热盛组、气阴两虚组游离脂肪酸水平与气虚痰浊组及健康体检组比较均无显著性差异，同时通过血脂的比较发现气虚痰浊组甘油三酯（TG）水平显著高于气阴两虚组、阴虚热盛组。以上结果均提示FFA、TG与中医对糖尿病的辨证分型有着密切关系，更与中医病理产物“痰浊”有着密切的内在联系。（曾获“浙江省中医药科技进步三等奖”）

3. 益气降浊法治疗肥胖型2型糖尿病的临床研究

王师鉴于以上认识，认为益气化浊法是治疗肥胖型2型糖尿病的根本大法，据法立方，创立了经验方——降浊合剂，在临床治疗2型糖尿病中取得了良好疗效。

降浊合剂方由生黄芪、丹参、苍术、生薏苡仁、生麦芽、生扁豆、绞股蓝、鸡内金、生葛根、生山楂、怀山药组成。黄芪、苍术、生薏苡仁、生麦芽、生扁豆、鸡内金同用补气健脾化湿，补中有清，补而不滞；绞股蓝补气养阴化浊；葛根功能升清，升提脾气；丹参性凉润，活血补血，通畅脾胃络脉结滞，恢复脾胃生化之能，充足脾胃气血之源。诸药合用调动脾胃气化功能，升清降浊。现代药理学研究表明，黄芪、葛根能改善胰岛素抵抗，绞股蓝能抑制血清中胆固醇、过氧化脂质的增加，苍术有降血糖之功，丹参可提高对胰岛素的敏感性、扩张周围血管而降低血压，生薏苡仁、生麦芽等具有降糖、降脂及改善胰岛素抵抗的作用。

临床观察中药复方降浊合剂对2型糖尿病（DM）血糖及胰岛素抵抗的影响（浙江省中医药重大科研项目，曾获“浙江省中医药科技进步三等奖”）。结论得出降浊合剂有效降低FFA水平、提高ISI、改善患者胰岛素抵抗（IR）状态，明显改善肥胖气虚痰浊型2型DM患者临床症状。

临床观察研究（宁波市医学科技项目）结果提示，降浊合剂较长期的服用，能有效改善气虚痰浊型糖尿病前期患者的糖代谢紊乱，对其空腹血糖、空腹胰岛素及空腹胰岛素敏感性指数具有显著的改善作用，同时能够改善TG、LDL、FFA水平。通过1年的随访发现，降浊合剂能够有效降低糖尿病前期患者的1年糖尿病转化率，优于单纯采用饮食控制及运动锻炼的对照组。

4. 益气降浊法治疗肥胖2型糖尿病的实验研究

在临床研究的基础上，观察了降浊合剂对MSG（L－谷氨酸钠）肥胖大鼠糖脂代谢、胰岛素敏感指数（ISI）及游离脂肪酸（FFA）等指标的影响。结论为降浊合剂有显著降低MSG大鼠血清TC、FBG、Ins、FFA水平，减少MSG大鼠生长过程中机体脂肪含量的作用（$P<0.05$），其降低FFA的作用存在剂量依赖性，但对成长期MSG大鼠ISI的影响不明显，不能逆转MSG大鼠的高血糖、高胰岛素血症及胰岛素抵抗的形成过程。

从临床和基础研究中证实，据法立方而创立的经验方——降浊合剂在改善2型糖尿病的糖代谢、脂代谢及降低游离脂肪酸、增加胰岛素敏感性、改善胰岛素抵抗方面有较好的疗效。

王师指出，糖尿病已经成为现代社会的常见病多发病，且有逐年增多趋势，《内经》有“上工治未病”，根据真气运变规律，做到未病先防、已病防变，是每个中医人应负的责任，原始期和前驱期是综合防治糖尿病的最佳时机，中药治疗能够培补真元，调畅气机，发挥其独到的调理作用，遏制和延缓糖尿病的发生发展；在消渴期、逆归期，仅靠中药治疗存在调整血糖速度慢、幅度低的弱点，控制病情疗效不著，应需要中西医结合治疗配合饮食控制、适当运动、情志调畅等综合治疗，方能奏效。但中药在改善临床症状、纠正代谢紊乱，调节免疫功能，减少或缓解并发症，减少西药降糖药物的用量，减轻西药的毒副作用等方面有良好的作用。在治疗用药上，王师认为中医药治疗糖尿病无须分上、中、下部位，不必专执一经，当以补元调气为第一要义。在根据临床分期、分型灵活用药的基础上，辨证用药都必须切记从气论治，气虚则补，气郁则达，气滞则疏，气乱则调，气泄则固，气陷则升，气升动太过则降，着眼于肺、脾、肾气化功能复常，即使在燥热炽盛或阴阳失调阶段亦须以治气为本，方能有釜底抽薪之妙，燮理阴阳之功，而事半功倍，否则就会影响临床疗效。

四、从肾气虚衰规律分期辨证女性围绝经期综合征

女性围绝经期综合征是女性在围绝经期和绝经期因卵巢功能衰退至消失而出现的一组内分泌失调和自主神经功能紊乱的综合症状。多见于45~55岁的妇女。属于中医学“绝经前后诸证”范畴。临床表现：烘热汗出，烦躁易怒，头晕目眩，失眠心悸，腰膝酸软，手足心热，面目浮肿，尿频失禁，或伴有月经紊乱。西医治疗本病主要用激素替代疗法，但该疗法具有严格的适应证及禁忌证，副作用较多，如增加恶性肿瘤和中风几率等，现已纷纷放弃这种疗法。

《素问·上古天真论》云：“女子……七七任脉虚，太冲脉衰少，天癸竭，地道不通，故形坏而无子也。”王师认为，围绝经期乃女性生理过程中的一个阶段，此时冲任、天癸虽竭，如体质强健，无外界不良刺激影响，仍可维持阴阳的相对平衡，但若体质偏颇、饮食偏嗜、环境扰乱、心理刺激等，多可使其致病。病初有形之阴易耗，多见阴衰阳长之现象，若调摄不当、失治或误治，则阳气亢奋，进而化火，阴液更伤，而见阴虚火旺诸症。而阴阳互根互用，阴虚日久必及阳气，更见阴阳俱损，最终导致真阳失却潜藏、浮越于外的病理现象；病入极期，患者可出现神倦乏力、腰膝酸冷、形寒肢冷、性欲减退、月经紊乱、面部潮红、夜卧不宁、情绪不稳等围绝经期的症状。因此，肾之精气亏虚是本病致病的根本。多数医家认为本病具有“虚多实少”的病理特点，主要将其分为肾阴虚、肾阳虚、肾阴阳两虚、肝气郁滞、脾气亏虚等证型，尚缺乏

一种动态演变的、纵向的辨证分型方法。王师根据肾气虚衰规律，将围绝经期综合征分为3期：精衰欲起期、精衰呈现期、精气亏虚期。

1. 精衰欲起期

基本病机：阴阳互根，阴消阳长。

病位：肾、肝。

临床表现：阴虚阳旺证。

治则：平调阴阳气血，干预防微杜渐。

方药：八珍汤（气血两虚证）、逍遥散（脾虚肝郁证）、六味地黄丸（精血不足证）。自拟宁心解郁汤（酸枣仁、淮小麦、青龙齿、百合、麦冬、茯苓、制香附）（心肝血虚、肝气郁滞证）、三和汤（桂枝汤+玉屏风散+小柴胡汤）（营卫失和证）。

2. 精衰呈现期

（1）一型

基本病机：阴不制阳，阴虚阳旺。

病位：肾、肝。

临床表现：阴虚阳旺证。

治则：滋肾养肝。

方药：杞菊地黄丸、加味黑逍遥散、加味大补阴丸、养血平肝汤等。

（2）二型

基本病机：阴损及阳，阴不抱阳，元气下陷（阴火、相火）。

病位：肾、肝、脾、心。

临床表现：内伤发热证阴火证。

治则：滋阴潜阳，甘温益气，升阳泻火。

方药：滋阴潜阳饮（六味地黄丸+龙牡芪归）、参麦散+桂枝龙牡汤、补中益气汤、升阳益胃汤等。

3. 精气亏虚期

（1）一型

基本病机：阴阳俱虚，孤阴不生，独阳不长（相火上乘，火不归源）。

病位：肾、肝、脾、心、肺。

临床表现：阴虚阳旺证，内伤发热证，阴火证。

治则：养阴生火，壮水之主以制阳光，益火之源以消阴翳。

方药：一甲复脉汤、地黄饮子、复方二仙汤、交泰丸等。

（2）二型

基本病机：元阴元阳两亏，虚邪丛生（真阴真阳俱亏）。

病位：肾、肝、脾、心、肺。

临床表现：精气亏虚，痰湿浊瘀，虚实夹杂证。

治则：填精充督，补益元阴元阳，调畅五脏气机，化瘀泄浊通络，标本兼顾，徐图缓求。

方药：地黄饮子、三甲复脉汤、鹿龟二仙汤、左归丸、右归丸、补阳还五汤、血府逐瘀汤、宁心解郁汤、调肝理脾汤、升清降浊汤、三和汤等。

王师认为，本病病位在肾，病久伤及命门，起于天癸衰竭，冲任失调，终致肾阴阳不和，水火不济，真阳浮越，故治病不可一见面部潮红、夜卧不宁、情绪不稳即谓阴虚神浮，必须找到疾病之本质，才能进行正确的治疗。既然水养火中之水为“真水”，火乃“真火”，其治法亦非寻常。赵献可指出：“人火者，所谓燎原之火也。遇草而焫，得木而燔，可以湿伏，可以水灭，可以直折。黄连之属，可以制之。相火者，龙火也，雷火也。得湿则焫，遇水则燔。不知其性，而以水折之，以湿攻之，适足以光焰烛天，物穷方止矣。”为此，辛寒、苦寒皆非所宜，而“善治者，以温肾之药，从其性而引之归原，使行秋冬阳伏之令，而龙归大海，此至理也，又“以无形之水沃无形之火，常而可久者也”。

因此，王师认为，围绝经期综合征精气亏虚期属于阴阳失调、真阳上浮，采用滋阴养火法，既滋其真阴，又养其真火，方为正治。正如《景岳全书》所云：“善治阳者，必于阴中求阳，则阳得阴助而生化无穷。善治阴者，必于阳中求阴，则阴得阳生，而泉源不竭。”滋阴中，辛寒、苦寒皆非所宜，甘寒、咸寒可用也。辛者，能散能行；苦者，能泄能燥；皆能耗伤物质基础，加重病情。甘能补虚，咸能入肾，俱能滋补其阴液，为更好地养火打好根基。故王师不用淡味，喜用地黄、山药、黄精、天冬、桑葚、首乌、枸杞子等厚味之品，正如赵氏引《内经》意所云“味厚为阴中之阴，故能滋少阴补肾水”，填其真精也。咸寒者，王师则用龟甲、鳖甲等血肉有情之品，亦属味厚者，既能填精益髓，又可镇潜浮阳，使之归元复位。补火中，王师认为应根据药性之峻烈程度用药，轻者不可用附、桂之类。将药性从轻到重分为三类，轻者如杜仲、川断之类，温中有补，补而有通，适用于真阳将浮未浮之时；稍重则用仙茅、仙灵脾、巴戟肉、补骨脂、甜苁蓉、锁阳、潼蒺藜、菟丝子、鹿角霜等温润补阳之品，温而不燥，补而不滞。如药轻病重，治之不效，才选用附子、肉桂、桂枝、干姜等辛热峻烈之品，然需注意中病即止，不可太过，以防重竭其阴，适得其反。此外，如有虚阳离经者，则重用龙齿或龙骨、牡蛎等重镇之药以镇摄之；兼有耳鸣者，则用磁石；如化火明显者，王师认为可仿交泰丸法，增少量黄连以泻之，此乃为治标而设，不可长久服用；牛膝亦为常用之品，起到引药的作用。另外，阴阳失调者必有气血不和，故可配伍当归补血汤调和气血。

医案举例：

邹某，女，54岁，退休工人。

初诊：2012年3月11日。

主诉：月经紊乱伴烘热汗出，畏寒肢冷5年。

病史：患者5年前出现月经周期紊乱，先后无定期，月经量少，经色淡红，夹有血块，雌激素水平偏低，曾服用“谷维素”等药物治疗，效果不佳。既往有高血压、高脂血症等病史。

刻诊：烘热汗出，畏寒肢冷，小便频数清长，夜尿多，五心烦热，失眠多梦，腰膝酸痛，睑面浮肿，带下量多，胃纳尚可，大便尚调。

查体：面色皖白，眼圈发黑，舌质淡红，舌体胖大，苔薄白，舌下静脉暗淡，脉沉细。

中医体质分类判断提示：偏颇体质（阴虚质、阳虚质、痰湿质、血瘀质)。

辅检：雌激素水平偏低，胆固醇偏高。

诊断：中医诊断：绝经前后诸证，精气亏虚期；西医诊断：更年期综合征。

辨证：元阴元阳俱虚，痰浊瘀阻。

治则：滋肾阴，补肾阳，化瘀泄浊。

处方：熟地黄 15g，巴戟天 20g，山茱萸 12g，肉苁蓉 20g，淡附片 6g，石斛 12g，五味子 7g，肉桂 3g，茯苓 15g，麦冬 15g，远志 10g，石菖蒲 15g。

二诊：2012 年 5 月 25 日。患者已服汤药 2 个月，烘热汗出、失眠多梦、畏寒肢冷、腰膝酸软等症状显著好转，月经量少，但基本规则。

上方加减，服药 5 个月后随访，患者诸症已罢，月经已断。

按语：肾为水火之宅，藏元阴而寓元阳，若阴虚日久，阴损及阳，出现元阴元阳俱虚之证。然久病必虚，久病必瘀，终致虚邪丛生、痰浊瘀阻于内之候。治疗上当填精充督，补益元阴元阳，调畅五脏气机，化瘀泄浊通络，标本兼顾，徐图缓求，方用地黄饮子加减。方中熟地黄、山茱萸补肾填精，肉苁蓉、巴戟天温壮肾阳，四药合用以治下元虚衰之本；附子、肉桂助阳益火，协肉苁蓉、巴戟天温暖下元，补肾壮阳，并可摄纳浮阳，引火归原；石斛、麦冬滋阴益胃，补后天以充养先天；五味子酸涩收敛，合山茱萸可固肾涩精，伍肉桂能摄纳浮阳，纳气归肾；石菖蒲、郁金、茯苓化痰开窍，以治痰浊阻窍之标，且与诸补肾药相伍，又可交通心肾；煎药时少加姜、枣以和胃补中，调和药性；诸药配伍，使下元得以补养，浮阳得以摄纳，水火相济，诸症可瘥。

五、从冲任阴阳消长四期调理月经病

月经周期，即月经具有周期性、节律性，是女性生殖生理过程中阴阳消长、气血盈亏规律性变化的体现。由行经期、经后期、经间期、经前期4个不同时期的生理节律构成。从现代医学的角度，月经周期分为月经期、卵泡期、排卵期、黄体期。在各个时期，其病机病位、临床表现、治则方药均有所不同，应根据其各期特点，系统分析，全面考虑，才能达到理想效果。

王师根据《内经》阴阳理论结合临床实践，针对妇人月经周期冲任阴阳消长的病机病理，提出“四调法”学术思想，即“势调”“养调”“疏调”“平调”四法，谨察阴阳，西为中用，每获殊效。

（一）势调法

此法适用于月经期，现代医学认为此期子宫肌层收缩，内膜血流减少，促使内膜组织变性、坏死。变性、坏死的内膜组织与血液相混排出，形成月经血。一般月经期无特殊症状，但经期由于盆腔充血以及前列腺素的作用，有些妇女出现下腹部及腰骶部下坠不适或子宫收缩痛，并可出现腹泻等胃肠功能紊乱症状。少数妇女可有头痛及轻度神经系统不稳定症状。王师认为此时天癸既至，任通冲盛，血室正开，血海由满而溢，阳气下泄，呈现“阳泄阴流”之征。倘若机体生理功能失调，则月经的色、质、量、味以及行经时间亦有所变。王师强调此期承上启下，至关重要，使得月经周期，循环往复，如环无端。既为一个周期的结束，也是新周期的开始。故而在治疗上应以“势调”为法，因势利导，推陈出新，使胞宫排血通畅，气血调和，以达去陈布新之功。选方丹栀逍遥散、四物汤等加减。药用：牡丹皮、焦山栀、当归、芍药、茯苓、白术、柴胡、薄荷、甘草、川芎、香附等。若烘热汗出、血红量多，脉弦滑者，加生地黄、女贞子、旱莲草、鳖甲等滋阴调经之品；若头晕乏力，血淡量多不止，脉细虚者，改生地黄为生地炭，当归为炒当归，川芎为炒川芎，加阿胶、艾炭、炮姜炭等养血止血之品；若腹痛夹块，胸部胀满，量少色黑，舌红脉弦者，加桃仁、红花、丹参、蒲公英、小青皮、陈皮、月季花、三棱、莪术等疏肝解郁、活血通经之品；若经期大便溏薄，日解数次，脉沉缓者，加扁豆、薏苡仁、肉豆蔻等健脾温肾之品。

（二）养调法

此法适用于卵泡期中后期，现代医学认为此时卵泡发育趋于成熟阶段，在雌激素作用下，子宫内膜腺体和间质细胞呈增殖状态，一般为月经周期第5~14日。此期带下偏少，一般无明显不适感。少数女性出现神疲乏力，畏寒肢冷，倦怠腰酸，头晕耳鸣等临床表现。王师认为此时血室藏而不泻，肾气始发，血海空虚渐复，精血耗伤徐盈，冲任孱弱逐充，呈现“阴尽阳初”之征。此期应以“养调”为法，养血益气，调理冲任，促进阴长源充，为阴生阳长奠定基础。选方以八珍汤、归芍六君子汤、圣愈汤、归芍地黄汤、养精种玉汤等加减成方。药用：人参、白术、茯苓、甘草、川芎、当归、地黄、芍药、陈皮、山萸肉等。若神疲乏力，面色苍白或萎黄，脉细虚者，重用人参，加黄芪、山药等大补元气、健脾固本之品；若四肢畏寒，腰脊酸软，舌暗淡，脉沉细虚者，加肉桂、菟丝子、杜仲、桑寄生等补肝益肾、温补肾阳之品；若头晕耳鸣，目干涩糊，五心烦热，腰膝酸软，舌红少苔，脉细数者，加枸杞子、龟甲、地骨皮、女贞子、旱莲草等滋阴补任、壮水填精之品。

（三）疏调法

此法适用于排卵期，现代医学认为此期为卵泡期和黄体期的分隔，是指卵细胞被排出的过程，多发生在下次月经来潮前14日左右。此期白带量增多，偶有少腹胀痛、腰酸乏力之感。少数女性出现白带异常，或伴有阴道少量出血等临床表现。王师认为此时有锦丝带下，津津常润，血室藏泻有度，若两神相搏，合而成形，便成胎孕，故此期呈现“阴生阳长”之征。此期应以“疏调”为法，疏通血气，促进排卵。选方以逍遥散、二至丸、二子二仙汤、归芍六味丸、归芍异功散等加减成方。药用：枸杞子、当归、芍药、白术、茯苓、薄荷、柴胡、甘草、陈皮等。若腰膝酸软，耳鸣神疲，脉沉细虚者，加六味地黄丸、杜仲等滋阴补肾之品；若畏寒怕冷，四肢不温者，加仙茅、仙灵脾、菟丝子等补肾助阳之品；若少腹胀痛者，加延胡索、香附、川芎、丹参等活血化瘀、行气止痛之品；若带下量多，色黄质稠，有异味者，加黄柏、牡丹皮、焦山栀、淡竹叶、牛膝、滑石等清热利湿止带之品；若带下量多，色白质清，绵绵不断，面色苍白，神疲倦怠者，重用白术，加苍术、山药、荆芥、车前子等健脾益气、除湿止带之品；若排卵期阴道少量出血，色红质稠，伴五心烦热，夜寐不安者，加生地黄、牡丹皮、女贞子、旱莲草、地骨皮、荆芥炭、侧柏叶等滋肾养阴、凉血止血之品。

（四）平调法

此法适用于黄体期，现代医学认为此时内膜继续增厚，呈分泌反应，血管迅速增加，更加弯曲，间质疏松水肿，含丰富的营养物质，有利于受精卵着床。一般为月经周期第 15 ~ 28 天。此期少数女性易出现烦躁少寐，面部发疹，两乳作胀，小腹坠胀，腰酸乏力，带下增多等临床表现。王师认为此时阴阳俱盛，若已受孕，精血汇聚，备以养胎，经停不潮；若未受孕，阴血已充，阳气内动，血室满溢，以待月经来潮，阳泄阴流，故而呈现“阴盛阳旺”之征。此期应以“平调”为法，平衡阴阳，和调气血，促进黄体成熟，为妊娠或月经来潮打下基础。选方以复方二仙汤、金匮肾气丸、加味丹栀逍遥散、归芍六味合二至丸加减成方。药用：仙茅、仙灵脾、知母、黄柏、黄芪、当归、生地黄、甘草、芍药等。若烦躁易怒，胸闷乳胀，多思善虑，少腹坠痛者，加柴胡、郁金、小青皮、蒲公英、香附、川芎、丹参等疏肝解郁、清热化火之品；若胃脘痞胀，嗳气则舒者，加木香、陈皮、枳壳、佛手片等宽胸理气之品；若夜寐不安，面肤发疹，小便色黄者，加酸枣仁、紫草、浮萍、莲心、淡竹叶等清心导赤、凉血安神之品；若四肢畏寒，小腹冷痛者，加肉桂、补骨脂、乌药、小茴香等温肾助阳之品；若腰酸乏力，五心烦热者，加六味地黄丸、女贞子、旱莲草等补肾凉血之品。

医案举例：

王某，女，42岁，文员。

初诊：2012年5月30日。

主诉：月经量少，伴有异味3个月。初潮14岁5±/30日，量中，色暗，有小血块，偶有痛经。24岁结婚，2-0-3-2。近3个月来，行经期经量偏少，色暗，伴有异味，偶有血块，5天即净，周期正常。经来神疲乏力，烦躁易怒，自觉口臭。面部灰滞，色素沉着，体型偏胖。

刻诊：本次月经适来2天。胃纳可，夜寐浅短易醒梦扰，小便调，大便不畅，舌苔薄白，舌质淡红，脉象弦细。妇科检查无明显异常。

中医诊断：月经病（月经过少）。

辨证：肝肾阴虚，湿热阻络。

治则：滋肝养肾，清利湿热。

处方：丹栀逍遥散加味：牡丹皮15g，当归15g，赤芍20g，柴胡12g，茯苓15g，生白术12g，生甘草5g，丹参30g，焦栀子15g，蒲公英30g，生地黄30g，玄参30g，桃仁15g，枳壳15g。水煎服，7剂。

二诊：2012年6月6日。服用上方2剂后，经量略见增加，经期烦躁易怒减，2012年6月4日月经干净，未见血块，异味感依然，大便稍通，口臭减，神渐振，夜寐未见改善，胃纳可，小便调。舌苔薄白，舌质淡红，脉象弦细。考虑月经方净，阴尽阳初，血海不充，应以“养调”为主。治宜补益气血，调理冲任。方用八珍汤加减。

处方：太子参20g，白术15g，茯苓12g，甘草5g，川芎12g，当归15g，生地黄20g，炒白芍15g，炒麦芽30g，炒山楂20g，六神曲12g，厚朴15g。水煎服，7剂。

三诊：2012年6月13日。服用7剂后，精神渐爽，夜寐渐深，大便畅通，口气清爽，面色转润，色素渐淡，胃纳可，小便调。舌苔薄白，舌质淡红，脉细。考虑时值排卵期，阴生阳长，宜以“疏调”为法。治宜疏通血气，促进排卵。方用二子二仙汤合大补元煎加减。

处方：仙茅15g，仙灵脾20g，枸杞子20g，党参15g，山药30g，生地黄

30g，炒当归15g，黄芪20g，山茱萸15g，延胡索30g，生甘草5g。水煎服，7剂。

四诊：2012年6月20日。药后，诸症悉减，神振寐安。舌苔薄白，舌质淡红，脉细。时值黄体期，阴盛阳旺，以“平调”为法。治以平衡阴阳，和调气血。方用归芍六味合二至丸加减。

处方：当归15g，炒白芍20g，生地黄30g，山茱萸15g，山药30g，牡丹皮12g，泽泻10g，茯苓15g，女贞子30g，旱莲草15g，酸枣仁20g，淮小麦30g。水煎服，7剂。

五诊：2012年6月27日。适逢月经方潮，月经量中，色红，异味消失，未见血块，自觉神振心宁，口中清爽。面色转润，色素变淡。四调之后，盖冲任渐趋流利，以逍遥散养血健脾，轻清疏解，理气达郁，以善其后。

随访2个月，诸症均未见反复。

按语：《本草纲目·妇人月水》有云：“女子，阴类也，以血为主，其血上应太阴，下应海潮。月有盈亏，潮有朝夕，月事一月一行，与之相符，故谓之月水、月信、月经。”月有盈亏，海有朝夕，天人合一。王师认为“四调法”属于时间医学的范畴，概而论之，源自古人对天地阴阳和天人合一理论的认识。杏林之中不少良医对月经周期有深入研究，论证了时间医学对月经周期的重要性。有以阴阳太极图为轴，分别论述了月经各期与时间、阴阳的关系。王师则在此基础上，根据人体阴阳涨落更替之势，进一步完善肾－天癸－冲任－胞宫轴，提出“四调法”。本例患者年近更年期，孕5流3，血海空虚，阴血不足，内膜受损，久病必瘀，则经量偏少，色暗，偶有血块；体型肥胖，肥人多痰湿，痰湿内停，遏阻中焦，郁久化热，则有口臭；下走胞宫，痰瘀互搏，则经血有异味；再则体阴亏耗，无以濡养肝体，疏泄失常，肝郁气滞，则经期烦躁易怒，面部灰滞，色素沉着，大便不畅，脉象弦细。综其症状，肝脾肾皆虚，阴阳气血皆失调，病机复杂。考虑初诊时月经方潮，故而先生以“势调”为法，因势利导，疏肝解郁，祛瘀生新，清热利湿，泄浊清滞，以期血海满盈之时。二诊以“养调”为法，补气养血，健脾和胃，以充血海。三诊以“疏调”为法，疏通气血，促进排卵。四诊以“平调”为法，平衡阴阳，和调气血。五诊因冲调任通，诸症已罢，故去清热凉血之品，养血健脾，轻清疏解，理气达郁，以固其效。

月经病虽然是妇科疾病中常见病、多发病，然而其诱因多样，应熟悉掌握月经四期规律，详细询问病史，结合实验室检查，才能拨云见日。王师善于透过繁杂的临床表现，审明主证，批郤导窾；立法用药，如臂使指。王师常言，月经病繁杂类多，病证寒热虚实错杂，临证应重在专科特征，即月经的期、量、色、质，或伴随月经周期出现明显不适症状，定病位，定病性，归纳病因、病机，正如萧壎在《女科经纶·月经门·调经莫先于去病论》按语曰：“妇人有先病而致经不调者，有月经不调而生诸病者。如先因病而后经不调，当先治病，病去则经自调。若因经不调而后生病，当先调经，经调则病自除。”其后分析推理转归预后，结合实验室检查，病证结合，以证为主，治随证转，从病机论治，顺应掌握周期规律，遵循《内经》“谨守病机”“谨察阴阳所在而调之，以平为期”的宗旨，善用“四调法”，以达到治病求本的目的。

六、从病机主次分层，梳理辨治疑难病

疑是疑惑不解，认识不清，诊断上难以定论。难是治疗上有难度，缺乏有效的方法。疑难病是病情复杂易于误辨误治的病。多系证候复杂，病情重笃，变化疾速，脉、征、证相矛盾，给准确辨证造成困难，临证处理易于出现虚实失辨、寒热失别、标本失断、方法失选之误。所谓疑，不外是病情比较复杂。疑难奇证仅仅是人们还没有或不完全掌握它们的发生和发展规律，将中医传统认为或当今中西医治疗较为棘手的一些疾病称为疑难病。王师认为凡目前中医理论不能圆满解释其病因病理，认识其传变规律，或虽能解释，但使用现有中医常用治法缺乏治疗效果的疾病，要把疑和难分开来理解：疑病，难病，甚至疑难转变。

疑病，指疾病的诊断、辨证疑惑不清，或莫衷一是，或类此而彼，致使以寒热虚实难辨，脏腑经络不明，使辨证难见真谛。难病，是指疾病治疗难度大，不易把握，难获疗效，甚或病入膏肓，药物无力逆。疑难转变可分为疑难并见，疑而不难，难而不疑，既疑且难。多数情况下，经过逐步分析，去伪存真，辨证一旦明确，治疗即可迎刃而解。有的病辨证并不困难，甚至其证昭然，但治疗难度极大。如肝癌：常可见肝阴亏虚，夹有瘀血之证，其证好辨，其治甚难，于此即可见一斑。有部分病证既疑且难，要取得好的疗效，自然更加困难。所以疑难病的认识主要概括了以下几方面：①中医传统认为难治的病；②认识不清楚，诊断不明确，疗效较差的病；③症状疑似，病机复杂的病；④病情较长的病；⑤证候矛盾，脉证不符的病；⑥不能掌握其内在规律的病。可见疑难病的疑难而言，有疑而不难、难而不疑、兼疑兼难的不同，就其治疗来看，有确属疑难而不能取得较好疗效和虽然疑难只要论治得当尚能取得较好疗效的不同。

疑难病需与危重证、奇病、现代难治病相鉴别。疑难是就疾病性质而言，危重是指病情轻重程度。危重证是指病情危笃，预后较差的疾病。奇病主要指异于寻常的少见病、怪病，如胃脘奇痒、鼻孔冒冷气、子午热等，主要以发生的几率较少、罕见为特点。现代难治病不因地域、医学体系、医疗条件、经济文化生活水平、医家的技术与学术水平的不同而不同。疑难病为一个笼统的概念，它可因个别医家的诊疗水平而上下浮动，在一定程度上受经济文化生活所制约，亦常受地域环境的影响，为医疗条件所左右，而不同的医学体系又有不同的评价。

疑难病特点：①怪病奇症，异于寻常的疾病，如胃脘奇痒；单独出现的奇怪症状，如一鼻孔冒冷气，单上肢出大汗；常见病的奇怪证类，如子午热；奇恒之腑所生之病。②宿疾顽症，如病情漫长，长久不愈，或幼有宿因的顽固性冷疾病；③杂病中病情错综复杂者；④因症状奇怪而古往今来尚无病名、症名者。传统中医诊断标准认为：①杂：兼症或并发症杂乱而多，且同时存在各不相同的主症。②隐：客观检查，无病变发现。③变：病情善变，常常捉摸不定地变化着。④悖：脉诊、舌诊、验诊及自觉症状之间矛盾，难以解释。⑤敏：对接受的药物反应出乎正常的。符合以上5条者，或3~5条者，可视为疑难杂病，但必须在剔除“假冒伪劣”症之后，才可辨证确定。

对于疑难病辨治思路，需要做到以下几点：①要循藤摸瓜，捕捉疾病本质信息。②要抓住病因病机，从痰、瘀、郁、虚四者治之。③要广开思路，勿走老路，切忌“见病医病”。④要不囿于西医病名，据证而辨是治疗疑难病一大特色。⑤要培护正气，调补脾胃，并贯穿于治疗疑难病的始终。⑥要中西医常融，互相借鉴成果是提高疑难病临床疗效的捷径。⑦倡导返本与创新相结合，辟求治疗疑难病崭新光点。

（一）循藤摸瓜，捕捉疾病本质信息

1. 穷追细问，捕风捉影

穷追细问，捕风捉影是审察疑难病的必备条件。四诊加查诊是必需的捕捉信息手段。例如问耳鸣，首先要问是持续性，还是有节奏的“哄哄”声，或是“嗦嗦”声，就可辨别“非震动性”与“震动性”的初步概念。再问音调的高低、音量的大小，先问是否如火车声、飞机声、沸水声、蝉鸣声？更问火车声在行走中还是在发轫之际？飞机声在天空的还是刚起飞时？蝉鸣声一只蝉还是一群蝉？再问当鸣时，若闻到外来噪音其鸣声反应有何改变？一般分为三种：鸣声被噪音淹没了——虚；鸣声、噪音加起来更大更高——实；无反应——无参考价值。再如失眠：上半夜失眠——实多于虚；下半夜失眠——虚多于实；老人失眠——老年性失眠，一般不必治疗。

2. “吹毛求疵”

疑难病里捕捉信息，“吹毛求疵”也是一个有效的方法。王师曾遇到一位中年女性患者，患面部湿疹、咽喉肿痛、口腔糜烂，终年皆发，逢夏加剧，反复发作8年，口干不欲多饮，大使2~3日一行；众医多以清热凉血解毒，予4~5剂即能获效，再服则无效，分析病情，认同之前众医诊疗意见，属热实无疑。后经详审细问，患者告知有时口有腥味感，夜卧有时口角流涎。即对“腥味、流涎”症而“吹毛求疵”，“大钻牛角尖”，先予和解方3剂试探病情，而嘱3日后必来复诊。后翻阅《伤寒论·厥阴病脉证并治》第365条：“伤寒六七日，大下后。寸脉沉而迟，手足厥逆，下部脉不至，喉咽不利、唾脓血、泄利不止者，为难治。麻黄升麻汤主之。”认为“麻黄升麻汤证”为正虚邪实，阴阳错杂，寒热兼见，表里不解之证，而“阳气被郁”为基本病机，与目前患者所述“口有腥味、口角流涎”之“脾阳郁而不伸”之病机相似。于是复诊时予以麻黄6g、升麻6g、桂枝6g、白术10g、茯苓12g、干姜6g、细辛3g、甘草5g，3剂。三诊时诉口腔糜烂、面部湿疹加剧，但咽干痛减。大便转顺，口角流涎及口有腥味消失，嘱续服原方3剂。四诊时，牙龈肿痛减，面部湿疹明显减少隐没。予以生薏苡仁、生扁豆、生麦芽、生山楂、生甘草，7剂调理善后，获愈。

（二）抓住病因病机，从痰、瘀、郁、虚治之

1. 从痰治

“痰”是病理产物，为疑难病基本病因。“无端弄鬼，似祟非祟，悉属痰候”。古代医家对许多疾病痰证的症状体征描述，为临床观察、诊断、治疗疑难病起到了积极的作用。从痰辨治哪些疾病？急性或慢性气管炎、喘咳；某些神经性呕吐或呕恶，咽喉炎，食管炎；某些耳源性眩晕；神经症；心律失常，心动过缓，心绞痛等心血管疾病；某些类型的高血压，癫痫，脑血管疾病后遗症；颈淋巴结核，甲状腺肿大，小儿痰厥抽搐；某些原因不明的寒热，慢性骨髓炎，某些肿胀，麻木疾患，皮下结节；某些皮肤疾患，慢性溃疡性疾患；某些妇女不孕症，某些功能性低热；眩晕，颈痛，腹泻和某些肿瘤，包块等。借鉴古代医家因痰致病学术见解治疗某些神经、精神、体液失调、内分泌紊乱而引起的某些疑难病，运用调理肝脾、滋养心肾、化痰之剂配伍得当，常可获得满意效果。“痰本津液精血之所化，必使血液各守其乡，方为治痰大法”，“治痰要治血，活血则痰化”的原则，使“将化未化之痰”行之归正，“将化已化之痰”攻而去之。

2. 从瘀治

瘀与痰常相伯仲，为疑难病一大劲敌。临床实践表明，以活血化瘀法广泛应用于临床各科疑难顽杂病，常会获得较为满意的疗效。近年来，活血化瘀法的临床应用和实验研究就有了很大突破，也取得了显著成绩。从瘀辨治疾病如下：冠心病、风心病、高血压、脑血管意外；某些精神病、老年性痴呆、某些神经和自主神经失调、癫痫；肝炎、肝硬化、脾功能亢进、胃溃疡；慢性支气管炎；慢性肾炎、糖尿病、结核；某些外周血管疾患、红斑狼疮、白癜风、硬皮病等皮肤病；某些不孕症、更年期综合征、异位妊娠、子宫肌瘤、功能性子宫出血、子宫内膜异位等；某些肿瘤、声带充血、结节、视网膜中央静脉阻塞（暴盲）等疾病。活血化瘀方法对内脏和平滑肌起调整作用，尤其对全身或某些重要器官有改善微循环、促进恢复的作用；并可改善血液动力学，促进溃疡性疮口愈合，抑制细菌，增强纤维溶解，抑制肿瘤细胞生成，促进增生性病变软化或吸收，调整免疫系统功能和调节某些内分泌功能失调等。因此活血化瘀法用于疑难病，既有历史渊源，又有临床疗效佐证。现代研究又拓宽了其应用领域，以之作为治疗疑难杂病的有效途径，医者不可不知。

3. 从郁治

“郁”为疑难病的隐形杀手，疑难病多为久治难愈，患者为病所困，而情志抑郁，因病而郁，久郁未解而终成疑难顽症，故治郁为疑难病调节之法。《丹溪心法・六郁》云：“气血冲和，百病不生。一有怫郁，诸病生焉。故人身诸病，多生于郁”。

4. 从虚治

“虚”为疑难病症之本。常见的疑难病，诸如冠心病、肺癌、肺气肿、肝硬化、糖尿病等，多数为本虚标实，治虚是根本大法。要注意两点：一是虚在何处？辨清虚的部位：属脏属腑，属气属血。不能笼统地补益，亦不能附和患者的心理，更不能凭主观意念而补。应该严格辨证所属，例如肝硬化多肝阴不足，糖尿病多气阴两虚，冠心病多气虚是本，甲状腺肿多为阴虚肝阳旺等。要把“虚证”落到具体脏腑，分别病情施补，才能适中其的补虚。二是如何补益？辨清了虚之所在，才使补有目的，恰到好处。糖尿病多以益气养阴，肝硬化多以滋养肝阴而不燥，冠心病以补心通阳、兼佐活血等，绝不能落于俗套，滥施补法，以防适得其反。

（三）广开思路，勿走老路，切忌“见病医病”

对于久病不效者，可以从因而治；而久补而无效者，可试以攻法；对于诸邪相并，可以分而孤之，各个击破；对于久病不愈，需要考虑用其相反的治则进行治疗；对于治法难定者，可首选和法。

（四）不囿西医病名，运用据证而辨的中医特色

离开了中医对疾病发生、发展、变化及治疗的认识法则，就会导致分析病因病机、患者素质、表现症状等不全面。常见误区：凡炎症皆予以清热解毒，尿中常规查见红细胞则用白茅根，大便常规见白细胞即用黄连等。把现代研究成果对号入座，往往不能达到预期效果，甚至会加重病情。中药应在中医理论指导下，服从于治则治法，根据各自不同的性味、归经、功能而发挥治疗作用，何况其又有配伍君臣佐使的分工不同。首先，中药药理新认识绝不能代替和取代中医理论指导下的中医性味功能和配伍应用，要在中医辨证施治原则指导下，以期发挥相辅相成、相得益彰之妙用。例如，降脂：山楂、泽泻、首乌、决明子；降压：杜仲、桑寄生、黄芪、夏枯草；抗病毒：金银花、大青叶、板蓝根；抗心衰：玉竹、枳实、附子；降转氨酶：五味子等。首先要处理得当，尽可能辨病定位，判证定性，检测指标定量，规范动态化证的治疗过程，结合证的微观辨病治疗，加入现代医学的理论。其次，要在用药过程中将辨证治疗经验用药与现代药理学相结合。经验用药是疗效的积累，不可忽视，当在精准上下工夫，现代中医药药理学是现代中医药的研究成果，当在微观辨病中发挥应有的作用。

（五）培护正气，调补脾胃，贯穿于治疗始终

历代医家，对不少病证，多从脾胃立法。例如“培土生金”“见肝之病，当先实脾”“治痿独取阳明”“补肾不如补脾”“治疾不治脾胃，非其治也”，足见调理脾胃在疑难病治疗中的实际意义。如对长期低热用滋阴宣解不效者，岳美中老中医则用四君子汤加怀山药往往数剂取效，甚合陈修园“千古滋阴都误解，太阴脾土要扶持”之论。调治脾胃当效法李东垣、叶天士两家之旨，把握“脾喜刚燥，胃喜柔润；脾宜升则健，胃宜降则和”之理。

（六）中西医相融，互相借鉴成果提高疑难病临床疗效

疗效是任何医学体系的生命力。虽然中医学以辨证诊治临床思维模式在世界传统医学领域独领风骚几千年，至今对疑难病治疗仍发挥着不可估量的作用，然而在科学技术发展的今天，中医学只有不断与现代科学技术密切结合，用先进的诊疗技术给中医注入发展的活力，才能对疑难疾病治疗取得突破。诊断要充分利用现代检测手段与先进的诊断技术明确西医诊断，提高病名诊断的符合率；辨证要规范证候，进行证候有微观检测，加入量变指标，尽可能将辨证易于移位的随机性限制在限定性之中。中医治疗疑难病的疗效要取得社会认同，必须以实验检察指标提高为疗效判定标准。缺点是判断结果的直观性与测量语言的相对模糊性，使疗效制订缺乏客观指标。所以，要把中医症状判断的宏观指标与实验检测的微观指标结合，把中医对疑难病的疗效判断不确定性限定在确定性之中，使疗效的评定度量化，消除客观化进程中的重复、不可测量等干扰因素，其疗效才能获得社会认同，与世界医学接轨。

（七）倡导返本与创新相结合，辟求治疗疑难病崭新闪光点

返本，指勾浮起沉积于历史长河中那些价值不明的医学理论，或未被继承下来的治疗经验，重新认识并用之于临床，成为临床思维的创新与突破，

要在纵向传统继承与横向吸收现代科学技术相融中，培植学术突破的增长点。例如返本，王师用气机升降的理论，从气郁立论，仿古方升降散（白僵蚕、全蝉蜕，广姜黄、生大黄）之配伍之旨，重组自拟升降治疗每每获效；对脑供血不足眩晕或兼肢麻从清阳不升立论，用葛根60g配仙灵脾50g激发清阳屡收良效。创新，王师认为糖尿病承袭“阴虚燥热”论临床往往收效甚微，从发散型思维引申为代谢障碍，从湿碍气化、代谢不利、燥凝津血、清浊相混、津血不畅的观点出发，发肾运脾，化瘀布津，疗效较著。只有返本与创新相结合，才可引发中医药与现代科学凝聚后的知识爆发力，以突破对疑难病乃至现代难治病的治疗。

七、从肺、脾、肾气化协调治疗代谢综合征

代谢综合征（MS）是一组复杂的代谢紊乱症候群，其主要表现包括：肥胖或中心性肥胖、高胰岛素血症、高血糖、血脂异常、高黏血症、高尿酸血症、高血压、脂肪肝、微量蛋白尿等，涉及2型糖尿病、肥胖、高血压、冠心病等疾病，是多种疾病在人体内集结的一种状态。随着社会经济的发展，生活方式的转变，饮食结构的变化，代谢综合征的发病率逐渐上升，目前此类患者占中老年人口的20%～40%。代谢综合征作为多种疾病的危险因素已越来越被受到关注。

现代医学认为，代谢综合征的最大病理生理特点是以胰岛素抵抗为核心所致的糖、脂代谢紊乱，而中心性（腹型）肥胖独立于代谢综合征其他因素之外，是代谢综合征的基础病变与形体特征，早在2005年国际糖尿病联盟关于代谢综合征诊断标准已将中心性肥胖列为首要的危险因素。西医治疗该综合征尚无特效方药，主要以饮食控制、适量运动以及对症治疗为主，而药物治疗虽能在一定程度上控制血糖、血压，但对肝肾功能有一定影响，因此治疗效果往往欠佳。中医药治疗该综合征向来被广大医家所重视，且一直深受患者的欢迎。

代谢综合征在中医学中无特定病名，历代医家对该病的论述散见于“消渴”“肥胖”“眩晕”“痰饮”“胸痹”等病中。王师善于运用气化理论指导临床，对代谢综合征积累了丰富的临床经验，特色明显，疗效显著。

王师常言“气病为百病之先、诸病之变”，即疾病的发生多与机体气化功能障碍有关。气化功能障碍包括机体真元之气不足与气机运行失调两方面。前者指因先天不足或后天失养，致气化无力；后者指因气机运行失调，致气血津液代谢失常、脏腑功能失调。简言之，气化功能障碍即“气病”，指的是真气不足，气机失调，机体气化功能障碍导致气血津液代谢异常，脏腑功能失调。这一病理过程符合代谢综合征的发病特点。

《素问·经脉别论》云：“饮入于胃，游溢精气，上输于脾，脾气散精，上归于肺，通调水道，下输膀胱。水精四布，五经并行。”可见，津液的生成主要在脾，输布主要在肺，排泄主要在肾。津液生成之后，必须通过脾的作用上输至肺，才能若雾露之溉，熏肤、充身、泽毛，布敷全身。三脏各居其位，相互配合，共同维持人体津液代谢的协调平衡。若其中一脏出现气化功能失调，即可出现体内津液代谢异常。如《素问·水热穴论》中对于水肿形成原因提出“其本在肾，其末在肺”。《景岳全书》提出“盖痰即水也，其本在肾，其标在脾”“五脏之病，虽俱能生痰，然无不由乎脾肾。盖脾主湿，湿动则为痰；肾主水，水泛亦为痰，故痰之化，无不在脾，痰之本，无不在肾”。

肺为五脏六腑之盖，为五脏之应天者，肺主“通调水道”，“肺为水之上源”。肺气宣发将人体的津液布散于皮毛周身“若雾露之溉”以充养、润泽、护卫各组织器官，同时又布散卫气于腠理，主司汗孔开阖，将部分向下布散，其代谢后的水液不断下降到肾，经肾的气化作用，下输膀胱，生成尿液排出体外；肺气肃降不仅能够吸入清气，而且能够将体内津液“如雾露之溉”，向下向内布散于脏腑组织，发挥滋润、濡养之作用。《素问·灵兰秘典论》曰：“膀胱者，州都之官，津液藏焉，气化则能出矣。”膀胱之气化除赖肾之气化外，亦与肺的气化密切相关。肾主水，具有主持水液的转输、排泄的功能。肾脏的开阖适度，则体内水液代谢的秽浊部分可以顺利排出体外；肾脏的气化功能正常，则体内水液代谢的精华部分可以布散全身，发挥营养、滋润作用。若肾脏气化功能失司，则可出现如《素问·水热穴论》所云："肾者……关门不利，故聚水而从其类也，上下溢于皮肤，故为胕肿。胕肿者，聚水而生病也。"脾主运化水液，为水液代谢之枢纽。若饮食不节、思虑过度或久居湿地，可致脾之运化功能失调，水谷精微不能转运，痰浊内生，蓄积于体内，阻碍气机升降，致气机升降失调，气化失常，出现气虚痰浊之证，此类患者多头圆颈促，体型多肥胖丰腴或呈将军肚，神疲乏力，少气懒言，自汗，皮肤多油脂，头发脱落无根，胸闷身重，肢体重着，大便稀溏，小便黄臭或浑浊，口黏腻或甜，舌质淡胖或边有齿印，苔多腻，脉虚缓或软或濡。《内经》中就有关于恣食肥甘油腻的具体描述，如《素问·奇病论》云："此肥美之所发也，此人必数食甘美而多肥也。肥者令人内热，甘者令人中满。"说明肥甘之品，多伤脾胃，使脾气不升，精微物质不为人体所利用，反生痰湿瘀浊等病理产物，使人体进入一种不良的代谢状态，这与代谢综合征的发生有着极为密切的联系。

基于以上原因，王师认为，代谢综合征的发生是由于肺、脾、肾三脏气化失调产生痰、湿、瘀、浊等病理产物蕴于体内所致，因此治疗上应以"调理脏腑气机，推动脏腑气化"为主。气虚痰浊证为代谢综合征最常见的证型，而脾为中焦，气机升降之枢纽，三脏气化失司尤以脾脏为要，因此治疗往往先从调理脾胃、恢复脾之气化功能入手，自拟降浊合剂协调之。方中由丹参、苍术、生薏苡仁、生麦芽、生扁豆、绞股蓝、鸡内金、生葛根、生山楂、怀山药、生黄芪、决明子组成。黄芪、苍术、生薏苡仁、生麦芽、生扁豆、鸡内金、生山楂、怀山药同用益气健脾化湿，补中有清，补而不滞；决明子利水通便化滞；绞股蓝益气养阴化浊；葛根功能升清，升提脾气；丹参性凉润，活血补血，通畅脾胃脉络结滞，恢复脾胃生化之能，充足脾胃气血之源。现代药理学亦有研究表明：黄芪、葛根能改善胰岛素抵抗，绞股蓝能抑制血清中胆固醇、过氧化脂质的增加，苍术有降血糖之功，丹参可提高对胰岛素的敏感性、扩张周围血管而降低血压，生薏苡仁、生麦芽具有降血糖、降脂及改善胰岛素抵抗的作用，决明子有降血压、血糖、减肥的作用等。诸药合用调动脾胃气化功能，升清降浊，标本兼顾。待脾之气化功能恢复，运化有常，则根据患者不同症状随症加减，如：肺气不足之人，加用白术、防风以健脾益肺，或以参苓白术散金水相生；肾气不足之人，投以金匮肾气丸、知柏地黄丸之辈以恢复肾脏气化之功。待肺脾肾三脏气化功能协调有序，清阳得升，浊阴得降，诸症可罢。

病案举例：

王某，女，43 岁，公司职员。

初诊：2012 年 4 月 20 日。

主诉：神疲乏力、四肢酸软 3 个月。

病史：患者 3 个月前无明诱因下出现神疲乏力，四肢酸软，自觉体形肥胖较快，喜食甜食，大便偏溏，每日 3～4 次，月经先期，量少淋漓，色淡红，经后白带量多。

刻诊：神疲乏力，四肢酸软，大便偏溏，胃纳可，小便黄，寐可。

查体：血压 150/100mmHg，BMI 31.5kg/m^2，体形矮胖，腹壁脂肪肥厚，颧面色素暗淡，鼻梁及两旁色淡青黄，舌质淡胖，边齿印，苔白腻，脉细滑。

辅助检查：空腹血糖 6.4mmol/L，甘油三酯 5.6 mmol/L，尿酸 466 mmol/L，谷丙转氨酶 98U/L，谷草转氨酶 102U/L。

中医体质分类判断提示：偏颇体质（气虚质、痰湿质）。

诊断：中医诊断：虚劳病；西医诊断：代谢综合征。

辨证：脾气虚弱，痰浊阻滞。

治则：健脾益气，升清降浊。

处方：降浊合剂去决明子：生黄芪 30g，生薏苡仁 30g，炒麦芽 30g，生葛根 30g，生山楂 30g，绞股蓝 30g，丹参 30g，山药 30g，制首乌 30g，炒扁豆 20g，苍术 20g，生鸡内金 15g，每日 1 剂，14 剂，嘱患者注意控制饮食，适量运动。

二诊：2012年5月5日。上方连服14剂后，患者自觉神疲乏力减轻，四肢仍有酸软，胃纳可，二便调。舌质淡胖，边齿印，舌苔白腻，脉滑。继服前方28剂。

三诊：2012年6月3日。再予原方28剂量，神振，四肢酸软显减，月经量增多，色转红。血压135/80mmHg，BMI 29.2kg/m^2，生化检查提示空腹血糖5.8mmol/L，甘油三酯2.8mmol/L，尿酸362mmol/L，谷丙转氨酶42U/L，谷草转氨酶46U/L。

随访1年，患者上述症状未作，多次复查检查均提示血糖、血脂、血压控制可，BMI较前明显下降。

按语：随着人们生活水平的提高，生活方式的改变，饮食结构的不合理，运动量的减少，而致脾胃运化功能失调，水谷精微不能转输，痰浊内生，积于体内，阻碍气机升降，致气机升降失调，气化失常，故出现气虚痰湿体质，与现代医学中的代谢综合征相类似。

早在《内经》中就有对上述情况的描述，如《素问·奇病论》云："肥者令人内热，甘者令人中满。"说明肥甘之品，多伤脾胃，使脾胃运化失司，痰湿内生，阻碍气机。王师以《内经》气化理论作为指导，自创降浊合剂，方中黄芪、苍术、薏苡仁、生麦芽、生扁豆、鸡内金、怀山药同用，益气健脾化湿，补中有清，补而不滞；绞股蓝益气养阴化浊，葛根升清，提升脾气；丹参性凉润，活血补血，通畅脾胃络脉瘀滞，恢复脾胃生化之功，充足脾胃气血之源。诸药合用，能调动脾胃气化功能，升清降浊。现代药理学表明，黄芪、葛根能改善胰岛素抵抗，绞股蓝能抑制血清中胆固醇、过氧化脂质的增加，苍术有将血糖之效，丹参可提高对胰岛素的敏感性、扩张周围血管而降低血压，生薏苡仁、生麦芽等具有降糖、降脂及改善胰岛素抵抗的作用。诸药合用可健脾益气，升清降浊，对气虚痰浊之证疗效确切。

八、从肝虚、郁、瘀治疗瘿病

"瘿"病之名，由来已久。早在战国时期的《庄子·德充符》中就已有关于“瘿”的病名记载。《三国志·魏书》引《魏略》云：“贾逵发愤生瘿，后所病稍大，自启愿欲令医割之。”而曹操劝之曰：“吾闻十人割瘿九人死。”这一历史典故间接记录下了当时治疗瘿病的方法。而在《千金要方》中就记述甲状腺肿为瘿瘤，是由于情志内伤、饮食与水土失宜引起，且与体质因素密切相关。《诸病原候论》记载颈前方出现状如樱桃之肿块是为瘿，故称之为“瘿瘤”。谓：“瘿者由忧恚气结所生。”更有古代医家认为乃气郁痰凝之变，诚如《证治要诀》中曰：“痰为气所激而上，气又为痰所隔而滞。”

瘿病的病理变化复杂，累及脏腑恒多，重责于肝、肾、心、脾等脏，尤为肝脏。“五脏之病，肝气居多”。是因为肝气不但可以化火、化风，或造成血不荣肝荣筋，或导致乘脾、犯胃、冲心、及肾等病变。正如王孟英所说：“外感从肺而起，内伤由肝而生。”肝主疏泄，其性刚强，喜条达而恶抑郁。凡精神情志之调节功能，与肝密切相关。肝脉起于足大趾，上行环阴器，过少腹，挟胃，属肝络胆，贯膈布胁肋，循喉咙，连目系，上颠顶。肝开窍于目，目受肝血滋养而视明。从上述肝主疏泄，与精神情志的关系；肝脉循喉咙，与甲亢病变部位颈前肿大表现特点；肝开窍于目，与甲亢眼突等；都说明甲亢与肝关系密切，为甲亢从肝论治提供了理论依据。

王师认为甲亢早期多无明显的伴随症状，仅表现为实验室检查异常。随着病程的发展，可伴有眼突、低热、多汗、心悸、多食易饥、面赤、脉数等表现。结合其特点，西医辨病，中医辨证，由病及证，病证相合，将瘿病根据现代医学的临床表现、实验室检查等各项指标分三期从肝进行辨证论治，简述如下：

(1) 阴虚阳旺期

此期认为多因情志不畅致肝气郁结，气郁化火伤阴，而阴虚阳亢，表现为阴虚为本，阳亢为标之证。清代医家林珮琴的《类证治裁》有“瘿瘤其症属五脏，其原由肝火”的说法。

主要表现为颈前喉结两旁结块或大或小，质软，病起较缓，形体消瘦，心悸不宁，心烦少寐，易出汗，手指颤动，眼干目眩，咽干口苦，倦怠乏力，女子则出现乳房胀痛，月经不调。舌质红，苔少或无苔，脉弦细数。

治拟滋阴潜阳为法，王师常予以杞菊地黄汤为基本方治疗。如兼有心悸气短，恶热多汗，神倦乏力气阴两虚之证者，基本方加太子参、北沙参、玉竹、黄精、麦冬益气养阴；如兼有咽干口苦、多食善饥阴虚胃热之证者，基本方加知母、元参、石膏、淡竹叶等滋阴清热生津；如兼有烦躁易怒、寐少梦多肝气郁结之证者，基本方加柴胡、山栀、玫瑰花、合欢花。

（2）痰瘀互结期

该期由于长期精神抑郁恼怒，或忧思郁虑、情志不畅，致肝气郁结滞进，郁而化火，灼津为痰，痰瘀搏结于颈部，而致颈部肿胀。正如《丹溪心法·六郁》云："气血冲和万病不生，一有怫郁，诸症生焉，故人生诸病多生于郁，诸郁终致气郁血郁。"清·沈金鳌在《杂病源流犀烛》中有言"瘿瘤者，气血凝滞，年数深远，渐长渐大之证""其证皆隶五脏，其原皆由肝火。盖人怒动肝邪，血涸筋挛，又或外邪搏击，故成此二证。惟忧恚耗伤心肺，故瘿多着颈项及肩。惟有所劳欲，邪乘经气之虚而住留，故瘤随处皆有"。

患者基本症状为颈前出现肿块，按之较硬或有结节，肿块经久未消，胸闷，纳差。舌质暗红，苔薄白，脉弦而涩。

治拟化痰散瘀、软坚散结为法，王师选用自拟软坚散结汤：夏枯草、三棱、莪术、浙贝母、猫爪草、山慈菇为基本方治疗。夏枯草不仅具有清火、消肿、散结之功用，还可调节恢复机体免疫功能。三棱与莪术相须为用，既能破血祛痰，又能行气止痛。浙贝母、猫爪草、山慈菇则有软坚散结的异曲同工之妙。

王师认为根据伴随症状又可分为三种证型：①气虚痰瘀证：常伴神疲乏力，气短汗出，面色㿠白，大便稀溏，舌质暗淡，苔薄白，脉弦滑。治以益气化痰散瘀、软坚散结为法，用基本方加黄芪、党参、麦冬、五味子。②血虚痰瘀证：常伴面色无华，头晕眼花，心悸怔忡，失眠健忘，舌质暗淡，苔薄白，脉弦细涩。治以养血散瘀、化痰散结为法，用基本方加黄芪、当归。③阴虚痰瘀证：常伴形体消瘦，腰膝酸软，夜间盗汗，手足心热，大便干燥，舌质红，苔少，脉细。治以养阴散瘀、化痰散结为法，用基本方加生地黄、玄参、知母、麦冬、鳖甲、功劳叶。

（3）正虚邪实期

王师认为病久气阴双耗，气损及阳，而致脾肾阳虚，温化无力，气不化湿，湿聚痰盛，气虚无力行血而致血瘀，呈现阴阳两虚为本，痰瘀互结为标的正虚邪实证。

表现为不同程度的咽部不适，颈前肿大不明显，质软不痛，疲乏无力、口干咽燥，气促汗多，腰膝酸软，畏寒肢冷，食欲不振、面浮肢肿、头晕失眠，心悸善忘，纳谷少思；或兼大便溏薄，下肢浮肿；男子阳痿，女子经少或闭经。

治拟补益脾肾、调和气血阴阳，佐以软坚散结为法。王师常用自拟三和汤为基本方治疗，三和汤由桂枝汤、小柴胡汤、玉屏风散三方组成，根据现代药理研究，玉屏风散中黄芪、白术、防风能有效调节人体免疫功能，桂枝汤、小柴胡汤具有解热抗炎、增强机体免疫功能的效果。全方通过调体，改善甲状腺本身的功能，增加残存甲状腺组织的分泌功能，从病理上减轻甲状腺退行性变化，甚至可修复病变。如颈部肿粗不适加三棱、莪术、浙贝母、夏枯草等软坚散结；畏寒肢冷、腰膝酸冷加鹿角片、仙茅、淫羊藿、补骨脂温肾壮阳；面浮肢肿甚者加茯苓、猪苓、车前草利水消肿；皮肤干燥加当归、制首乌养阴和血。

病案举例：

张某，女，40 岁。

初诊：2012 年 5 月 30 日。

主诉：颈前出现肿块 1 年，按之较硬，形体消瘦，神疲乏力，四肢欠温，大便干燥、日 1 行，舌质红，苔少，脉细。

查体：双侧甲状腺弥漫性肿大。实验室检查：甲状腺功能：FT_3 2.51pg/mL，FT_4 7.23pmol/L，TSH 7.83μIU/mL，TgAb 237IU/mL，TPOAb >600IU/mL。彩超：甲状腺实质回声不均，血流显示少量血流信号，双侧颈部淋巴结轻度肿大。甲状腺病理：大量淋巴细胞及浆细胞，少量纤维组织增生。

西医诊断：桥本甲状腺炎。

中医辨证：气阴两虚，痰瘀搏结。

治则：益气养阴，软坚散结。

处方：黄芪30g，绞股蓝30g，夏枯草20g，三棱10g，莪术10g，猫爪草15g，山慈菇10g，元参20g，浙贝母15g，生地黄20g，麦冬15g。

药用7贴后症状明显改善，药用1个月后复查甲状腺功能：FT_3 3.34pg/mL，FT_4 8.46pmol/L，TSH 4.86μIU/mL，TgAb101.42IU/mL，TPOAb 492.24IU/mL。予以自拟三和汤：柴胡10g，黄芩10g，太子参20g，半夏10g，甘草5g，桂枝6g，白芍15g，黄芪30g，白术10g，防风10g，生姜3片，红枣6枚，加元参20g，象贝15g，夏枯草20g，以善其后。

按语：桥本甲状腺炎属自身免疫性甲状腺疾病，患者一般无特殊感觉，多在无意中发现甲状腺肿大而就诊。其血清甲状腺球蛋白抗体及过氧化物酶抗体滴度升高，以颈前肿大不适为主，故先予软坚散结方，待症状罢后，再以三和汤调和阴阳气血，增强机体免疫力，体现治病急则治标、缓则治本调体的原则。由此可见，桥本甲状腺炎以西医诊断分期，用中医辨证治疗，可充分调动人体的自我免疫调节能力，有明显的优势和稳定的疗效，亦可减少激素用量，从而减轻其毒副作用，使甲状腺功能逐渐恢复。

九、宣肺通脉法治疗外感疾病

外感肺卫证是指感受当令之邪所引起的表现为一系列卫分和肺气病变的急性外感热病。其治疗以辛凉解表、清泄肺热为常法。王师每在宣肺透邪基础上加入活血通脉药物，诸如赤芍、丹参、桃仁、地龙、牡丹皮、川芎等，是为“宣肺通脉”法。王师辨治温病，遵循叶天士“温邪上受，首先犯肺，逆传心包”理论，运用卫气营血辨证方法，认为温热病邪多从口鼻而入。卫循肌表而熏肤泽毛，肺居上焦而开窍于鼻。故肺卫首当其冲，病之初以上焦手太阴肺经为病变中心，即吴鞠通所谓“凡病温者，始于上焦，在手太阴”，而卫气营血辨证可以揭示外感温热病的病位深浅、病情轻重、病势进退。外感肺卫证是卫分证和肺之气分证的合称。卫分证是指温邪初犯人体肌表，肺气失宣，卫气受郁而出现的一个证候类型。其临床症状特点是：发热，微恶风寒，头痛，少汗，咽痛，咳嗽，口微渴，舌苔白或薄黄，舌边尖红，脉浮数等。卫分证不解，邪传入里，可出现肺之气分证，临床症状：身热不恶寒，咳嗽，气促，渴欲冷饮，咳痰黄稠，舌苔薄黄燥或黄腻，舌质红，脉数。两种病证常可同时存在，故合称外感肺卫证。其常规治疗，卫分证可用辛凉透表，如桑菊饮、银翘散之类：热壅肺气之气分证，可用麻杏石甘汤加减。然验之临床，部分患者疗效欠佳，而参入活血通脉之品，每能增加疗效。究其原理，王师认为与肺之生理功能相关。《素问·经脉别论》曰“肺朝百脉”，《灵枢·邪客》曰“宗气者，积于胸中，出于喉咙，以贯心脉，而行呼吸焉”。肺朝百脉即是指心所主血脉均汇聚于肺，通过肺司呼吸进行气体交换；且宗气积于胸中，一走息道以行呼吸，二贯心脉以行气血。故血脉通畅与否直接相关于肺气功能。外感肺卫证的共有病理是温邪外侵、肺气受郁，肺脏功能失调，必有潜在的脉道不畅病理。桑菊饮、银翘散、麻杏石甘汤等方剂重在宣肺达邪，通过祛邪以复肺气，而未能通脉以助肺气之复常。若既能辛凉祛邪又能活血通脉，则治法更趋完善，此即宣肺通脉法。然本法有异于温病热入营血之凉血散血之法。前者系营血分无邪，活血通脉并非直接入脉祛邪，而在于调动未病脏气来协助治疗已病脏气，从而达到“疏其血脉，令其条达”之目的，属调节整体正气以共祛外邪之举；后者乃邪入营血，需清泄营血分之邪热，属外邪已由本脏犯及相关他脏的祛邪之法。因此，治疗外感肺卫证兼用活血通脉药，良为治未病之大法。

病案举例：

1. 风温犯肺、热郁胸膈案

某男，28岁。

初诊：2005年4月30日。

主诉：发热咳嗽3天，体温39.8℃。微恶风寒，伴心悸不安，神疲乏力，口渴，胃脘胀满，大便不畅，咳痰白黄稠，舌苔薄黄腻，舌质红，脉滑数。

辅助检查：胸片无殊，心电图示窦性心动过速，血常规示 WBC：11.50 × 10^9/L，N：0.8。

辨证：风温犯肺，热郁胸膈。

治则：辛凉透表，清泄郁热，宣肺通脉。

处方：用银翘散加减：金银花 30g，连翘 20g，淡竹叶 15g，焦山栀 10g，炒牵牛子 10g，薄荷 6g（后下），芦根 30g，甘草 6g，滑石 15g，丹参 30g，牡丹皮 10g。4 剂。每日 2 剂，分上下午各煎服 2 次。

二诊：热退至 37.0℃，心悸平，血常规正常。遵前法再进 3 剂，改为每日服 1 剂，诸症皆除。

按语：本案为风温上犯肺卫，肺气失宣，故发热恶寒，咳嗽痰稠；热郁胸膈，心神被扰，故心悸不安；热盛津亏，腑气不降，故口渴，胃胀便秘。治用银翘散加减以辛凉透表，焦山栀、滑石透泄郁热，更用丹参、牡丹皮活血通脉，以助畅通肺气。全方具有透表于外、泄热于下、通脉于胸之功，故获效迅速。

2. 风温犯肺、痰热结胸案

患者，男，25 岁。

初诊：2000 年 6 月 4 日。

主诉：患者 1 周前感冒，出现发热恶寒，咳嗽少痰，经治不效，渐至壮热（39.0℃）。

刻诊：口渴，思冷饮，咳嗽气急，咳痰黄稠量多，汗少，胸闷痛，苔白腻，根微黄，舌质稍红，脉滑数。

辅助检查：查胸片示左上肺炎。

辨证：风温犯肺，痰热结胸。

治则：清热化痰，宣肺通脉。

处方：银翘散合小陷胸汤加减：金银花 30g，连翘 20g，桔梗 6g，杏仁 10g，瓜蒌仁 30g，桃仁 10g，川芎 6g，荆芥 10g，甘草 6g，羊乳 30g，三叶青 30g，法半夏 10g，茯苓 10g，陈皮 10g，竹茹 10g。4 剂。每日 1 剂，上下午各煎服1次。

二诊：发热减，咳嗽减轻，痰少质稠，口干胸痛好转。此邪热渐退，阴伤痰阻，加玄参15g，橘络10g。7剂而愈。

按语：本案为风热犯肺，灼津成痰，痰热互结于胸，形成痰热结胸之证。治拟金银花、连翘、荆芥、甘草辛凉透热，桔梗、杏仁、瓜蒌仁、羊乳、三叶青、竹茹宣肺清热化痰，半夏、茯苓、陈皮祛湿化痰，川芎、桃仁活血通脉。全方共奏辛凉透热、清热化痰、宣肺通脉之功。

二诊：加玄参、橘络，意在增强养阴化痰之功。

3. 风温犯肺、湿热内阻案

某女，39岁。

初诊：2003年5月16日。

主诉：高热3天。患者3日前开始发热，体温高达39.5℃，经胸片检查两肺纹理增粗，血白细胞升高，已用大量抗生素仍未能退热，体温39℃~40℃。

刻诊：发热下午为甚，每天体温高达40℃，胸腹灼热，微微恶寒，少许咳嗽，头痛，身重，呕吐，便溏，肢倦纳呆，舌淡红苔薄腻，脉滑数。

辨证：风温夹湿。

治则：宣畅气机，清利湿热，活血通脉。

处方：银翘散合三仁汤加减：金银花30g，连翘20g，淡竹叶15g，焦山栀10g，杏仁10g，薄荷6g（后下），芦根30g，甘草6g，滑石15g。薏苡仁30g，白蔻仁6g（后下），赤芍30g，川芎6g。4剂。每日1剂，水煎服。上下午各1次。

二诊：热退，身重减，纳开，咳嗽减少，前方加枇杷叶15g。7剂后，咳嗽好转，余症皆除。

按语：本案属风温犯肺，湿热阻遏三焦，以银翘散透表宣肺，杏仁、薏苡仁、白蔻仁三仁相伍，宣上畅中渗下，重用赤芍、川芎活血通脉，共奏辛凉透表、疏理三焦、宣肺通脉之功。

4. 风温犯肺、邪热壅盛案

某女，45岁。

初诊：1995年11月8日。

主诉：发热咳嗽伴左胸胁痛2天。

刻诊：初有恶寒，继而但热不寒，咳痰不畅，气急，汗出，烦渴，听诊右下肺可闻及少量湿啰音。舌苔黄，舌质红，脉滑数。

辅助检查：胸片示右下肺炎。血常规示：WBC：$11.0\times10^9/L$，N 0.87。

辨证：风温病邪热壅肺。

治则：清肺化痰，宣肺通脉。

处方：麻杏石甘汤合千金苇茎汤加减：炙麻黄6g，杏仁10g，甘草6g，生石膏30g（先煎），桃仁15g，广地龙15g，赤芍20g，薏苡仁30g，冬瓜仁30g，芦根30g，三叶青30g，黄芩15g。7剂，每日1剂，水煎上下午各服1次。

二诊：痰畅热平，胸痛减，前方再进7剂而愈。

按语：本案用麻黄、杏仁开宣肺气，石膏、三叶青、黄芩、芦根清泄肺热，薏苡仁、冬瓜仁清热化痰，桃仁、赤芍、地龙活血通脉，共奏清热化痰、宣肺通脉之功。以上4案，均为风温在肺之病，但有热郁胸膈、痰热结胸、湿热内阻、邪热壅盛之不同兼证，治疗在宣肺解表基础上，分别使用清解郁热、化痰开结、清利湿热、清肺化痰，同时均选用了一些活血通脉之品，可使其治疗效果明显提高。证明中医药治疗感染性发热具有优势和特色。王师凭其深厚的中医基本功，辨证准确，用药精当，配伍合理，治疗本病，独有心得，用药看似平淡无奇，却屡奏奇功。力避见热清热、滥用苦寒之弊；佐用活血通脉法治疗外感肺卫证，形成独特的治疗外感热病的学术经验。

十、从五脏气机调和治疗身心疾病

王师对心身疾病的辨证施治，从基本病机上找共性，从阶段病机上显个性，从潜伏病机上挖特性。实践证明，这种辨证思路有助于认识心身疾病“病”与“证”关系的复杂性，强调了辨“证”论治的原则性和有效性，深层次诠释了“异病同治”的临床意义。心身疾病是指心理——社会因素在疾病的发生和发展中起重要作用的躯体疾病。现代医学认为，人体对外界的慢性应激过程与心身疾病的发生关系密切。心身疾病的病理过程是通过神经内分泌－免疫系统网络而实现的，淋巴细胞分泌的细胞因子及神经肽能透过血脑屏障进入脑内发挥作用，神经递质和激素又可影响以淋巴细胞为核心的免疫网络，神经内分泌系统与免疫系统之间频繁的双向信息交往，使机体成为一个环环紧扣、息息相关的内生态系统。当人体内的正常生态环境，受外界应激源的慢性刺激而被打乱，引起神经内分泌调节紊乱、免疫功能异常，表现为多系统功能失调，统称“心身疾病”，例如：过敏性鼻炎、支气管哮喘、慢性荨麻疹、血管神经性头痛、肠易激综合征、尿道综合征、多汗、失眠等。现代医学的这种强调内外环境的统一性和机体自身整体性的思想正是中医学整体观念的体现。《素问·调经论》曰：“人有精气、津液、四肢、九窍、五脏十六部，三百六十五节，乃生百病……志意通，内连骨髓而成身形五脏。五脏之道，皆出于经隧，以行血气。血气不和，百病乃变化而生，是故守经隧焉。”心身疾病的共同病因是情志因素，由“喜则气缓”“怒则气上”“悲则气消”“思则气结”“恐则气下”“惊则气乱”可知，七情致病主要导致气机紊乱，而使志意不通、血气不和，百病乃生。所以，气机失调证存在于心身疾病的全过程，概括了心身疾病病机的共性，是该类疾病发生的基本病机。挖掘心身疾病的病机，如果从中医学基本病机（阴阳失调、邪正盛衰、气血津液失常）的角度提出，竟能与现代医学的病理生理学理论（神经、内分泌、免疫系统）不谋而合，不能不赞叹中医学的博大精深。《灵枢·本脏》所谓：“人之血气精神者，所以奉生而周于性命者也。经脉者，所以行血气而营阴阳，濡筋骨，利关节者也。卫气者，所以温分肉，充皮肤，肥腠理，司开阖者也。志意者，所以御精神，收魂魄，适寒温，和喜怒者也。是故血和则经脉流行，营覆阴阳，筋骨劲强，关节清利矣。卫气和则分肉解利，皮肤调柔，腠理致密矣。志意和则精神专直，魂魄不散，悔怒不起，五脏不受邪矣。寒温和则六腑化谷，风痹不作，经脉通利，肢节得安矣。此人之常平也。”王老认为：人体血气精神、经脉、卫气、志意等各要素达到平稳状态，生理、心理、社会功能才能协调到“健康”的标准。《灵枢》所言“四和”——血和、卫气和、意志和、寒温和，诚治疗心身疾病之总纲，乃临床立法处方之原则。三和汤中桂枝汤敛阴达阳和营卫、小柴胡汤泄木除烦和意志、玉屏风汤益气固表和寒温，三方协同各司其职，全面调理肺脾肾气机。

王师善用病机理论处理一体多病、病机复杂的临床案例，尤擅长从气论治——气虚则补，气郁则达，气滞则疏，气乱则调，气泄则固，气陷则升，气升则降；着眼于肺、脾、肾气化功能的复常，选择三和汤治疗心身疾病亦因于此。王师同时强调，就某一心身疾病当前阶段而言，须在气机失调这一基本病机共性基础上，结合体质、气候、饮食、地域、调摄等个性因素，分析疾病阶段性病机，确定脏腑、经络、卫气营血、三焦定位；根据邪正虚实挖掘潜伏病机，控制传变防患未然。三和汤方药中小柴胡汤，源自《伤寒杂病论》，其功效主要是和解少阳，和胃降逆，扶正祛邪。少阳为枢，少阳病与情志关系尤为密切。“邪在少阳，往来寒热，胸胁苦满，嘿嘿不欲饮食，心烦喜呕，口苦，咽干，目眩”，多系统功能失调不能尽述，故有“但见一证便是，不必悉具”。方中柴胡透解邪热，疏少阳半表之邪，从外而解为君；黄芩清理邪热，泄少阳半里之热为臣；人参、甘草益气扶正，半夏降逆和中为佐；生姜助半夏和胃，大枣助参、草益气，姜、枣合用，调和营卫为使。诸药共奏和解少阳之功。桂枝汤，源自《伤寒杂病论》，其功效主要是调和营卫，柯琴在《伤寒论附翼》中赞桂枝汤“为仲景群方之魁，乃滋阴和阳，调和营卫，解肌发汗之总方也”。太阳中风，汗自出而发热，恶风不解，鼻鸣、干呕，证属表虚，腠理不固，卫强营弱，如《伤寒论》第五十三条所说：“以卫气不共营气谐和故尔。”桂枝温阳通卫为君；芍药益阴敛营为臣；生姜助桂枝辛甘化阳，大枣益脾和胃、助芍药益阴以和营为佐；甘草补益中气、调和诸药（与桂、姜化阳，与芍、枣化阴）为使。玉屏风散，源自《丹溪心法》，其功效主要是益卫固表，柯琴在《古今名医方论》云："夫以防风之善驱风，得黄芪以固表，则外有所卫；得白术以固里，则内有所据。风邪去而不复来，此欲散风邪者，当倚如屏，珍如玉也。"脾肺气虚，卫表不固，腠理不密，风邪易入，自汗不止。方中黄芪补气实卫为君；白术培中固里为臣；防风佐黄芪扶正不留邪、助白术走表止自汗，并为佐使。除以上方义、药理，三方组合后形成多组药对：柴胡配白芍辛散酸敛、疏肝解郁；芍药配甘草酸甘化阴、缓急止痛；芍药配防风内调肝脾、外和营卫；桂枝配甘草助阳振宗、益营生脉；人参配白术补中益气、健脾止泻；半夏配生姜降逆止呕、化痰散结。三和汤方简药精，虽仅12味药，但经方方组合、药药配对，变化无穷，其功效实难概而括之。

心身疾病病机阶段理论可以追溯到《内经》，《素问·调经论》有类似的三阶段论，初起——"血气未并，五脏安定，邪客于形，洒淅起于毫毛，未入于经络也。故命曰神之微。"虽"有余有五，不足亦有五"，然"血气未并，五脏安定"，针法上"无出其血，无泄其气，以通其经，神气乃平"，治法可理解为：疏理气机、调养情志。病进——"阴与阳并，血气以并"，治法上"刺此者取之经隧。取血于营，取气于卫"，即：调和营卫，化气和阴阳。入里——"病形以成，阴阳相倾"，针则"泄实""补虚"，器质性病变已成，治宜扶正祛邪、调理脏腑。此篇虽论针法，但为后世研究意志异常的阶段性病理演变提供了理论依据。故三和汤治疗心身疾病以改变脏器功能性紊乱为主，旨在通过整体调和，在体内重建神经内分泌－免疫系统反馈机制的良性循环，因此，多用于血气未并或血气虽并阴阳未倾的第一、二阶段。

十一、体质辨证的临床运用

体质的差异性和变异性不仅贯穿于人体生命的生、长、壮、老、已全过程，而且主宰着疾病的发生、发展、转归和预后。因此，正确辨识体质，可以充分凸显中医学以人为本的治未病的思想特色。王师以此为要旨，在临床实践中根据体质理论，运用综合方法辨识患者体质类型的特征，分析其形成的原因，探求其与相关病证的发生、发展、转归的规律，积累了丰富的经验和体会。

体质是人体按时间持续变异特性展开的与机体生长发育同步的生命过程，这个过程表现为胎儿→婴儿→幼年→青年→壮年→老年程序的连续性与构成体质的全过程。不同体质的发展过程，由于先天禀赋的不同表现出个体间的差异性、特异性，其中影响较大的因素是性别差异、某些生理缺陷与遗传性特异体质。体质是特定躯体素质和特异心理素质的综合体，躯体素质和心理素质存在着相对稳定的特异性与一定的变异性关系，体质具有与生俱来的遗传稳定的特异性及变异性，具有受后天环境因素制约的可变性。先天的特异性、差异性与后天的获得性、可变性，决定了体质的可分性和可调性，从而为中医以人为本、辨体论治提供了理论指导依据。识别体质的原则：①遵循人体生命活动是形体层面、现象层面、精神意识层面有机构成的自然整体运动状态和运变规律的体质分类原则；②遵循中医学基础理论的思维特质的体质分类原则（即按阴阳、五行、藏象、经络、精气血津液及六淫、疫疠、情志、饮食劳倦、痰饮、瘀血等进行分类原则）；③遵循“三因制宜”（因人、因时、因地）和四维（自然－生物－心理－社会）医学模式的思想科学内涵进行体质分类的原则。

识别体质的方法：①望、问、闻、切资料综合辨证识别；②汲取多学科相关检查资料综合辨证识别；③上述两条结合识别—— 对性别、年龄、职业、禀赋、地区、体态、肤色、语言、气味、舌象、脉候、性格、心理活动、对自然气候适应能力、生活方式、饮食结构、社会地位、对医药的反应、现代多学科实证检查指标等进行综合分析而作出判断。

体质的分类：随着经济的发展、社会的进步、环境的变化、生活方式等的改变，人的体质亦随之发生变化。从临床接诊的患者人群来分（人种除外），大抵可分为十种体质类型：气虚质、阳虚质、阴虚质、阴阳营卫失调质、痰湿质、湿热质、瘀血质、气郁质、特禀质、寒热虚实互兼复杂质。

识别体质的临床意义：①体质与发病相关：如过敏性疾病、遗传性疾病与过敏体质、禀赋基因密切相关。②体质与病理相关：如体质类型往往决定对病邪的易感性和病变过程的倾向性，体质因素每每参与影响着不同证候与病机的形成，体质特性可影响着病性与转归。③体质与诊断相关：如辨体质可把握人体的自然整体精、气、神运动的生命状态，是中医诊断学的重要方法。不同体质皆有各自的体征，通过寒热虚实燥湿偏胜的表现构成诊断学的特点等。④根据体质类型个体化调体临床可根据患者的体质类型进行药物调体。

（一）药物调体的十大方法

1. 气虚体质的调体方法

体质成因：先天不足，后天失养或病后气亏。

体质特征：体形偏虚胖或胖瘦均有，可有乏力，少气，眼神少彩，面色微黄或㿠白，鼻梁淡黄，毛发不华，性格喜静懒言，或语音偏低。偏于肺气虚者，多喷嚏、流清涕、自汗、恶风等。

易患病证：感冒，哮喘，多兼有过敏质性病证。

调体方法：健脾益肺。

代表方：四君子汤，补中益气汤，参苓白术散，玉屏风散等。

2. 阳虚体质的调体方法

体质成因：先天不足，父母晚年得子，或母体妊娠调养失当；或后天失调，喂养不当，营养缺乏；或中年以后劳倦内伤，房事不节，到老年虚损及肾。

体质特征：体形肥胖，可有面色㿠白，耳背及耳垂色淡白，指甲色白，形寒怕冷，腰背为著，性格多偏静内向，精神萎靡，毛发稀少易落，大便多溏，小便清长或失约等。

易患病证：痰饮，肺胀，泄泻，阳痿，惊悸等。

调体方法：温补脾肾，益火归原。

代表方：金匮肾气丸，右归丸，附子理中丸，四神丸等。

3. 阴虚体质的调体方法

体质成因：先天不足，后天久病，失血，积劳伤阴有关。

体质特征：体形瘦长，可有眼圈暗淡，颧面色素暗滞或呈蝶形，或面色潮红，咽干口燥，心悸失眠，手心热色红，性格多急躁易怒，舌质偏红，脉多细弦等。

易患病证：神经衰弱，高血压，更年期综合征，糖尿病等。

调体方法：滋阴潜阳，壮水制火。

代表方：六味地黄丸，大补阴丸，杞菊地黄丸加二至丸、白芍、钩藤，知柏地黄丸加龙骨、牡蛎、瘪桃干等。

4. 阴阳失调（营卫失和）体质的调体方法

体质成因：素体精亏，阴阳营卫失和；或病后体虚营卫失和；或久病阴损及阳、阴阳失和；或更年期及年老精气虚衰，阴阳失和。

体质特征：体形或胖或瘦，头圆颈短，四肢骨骼偏大，可有颧面发红，鼻梁萎黄或淡青黄，眼神畏光，耳垂淡红或淡黄，语言声低或懒言，舌体淡胖等。

易患病证：多见于某些内分泌紊乱，免疫功能失调，自主神经功能紊乱及过敏性病症等。

调体方法：滋阴和阳，调和营卫。

代表方：复方二仙汤，自拟三和汤（柴胡、黄芩、白芍、太子参、桂枝、姜半夏、生黄芪、白术、防风、大枣、甘草），自拟宁心舒情汤（酸枣仁、淮小麦、野百合、青龙齿、辰麦冬、辰茯苓、川芎、香附、苍术、神曲、山栀）等。

5. 痰湿体质的调体方法

体质成因：先天遗传，后天过食肥甘，饮酒及病后水湿停聚。

体质特征：头圆颈粗，体形肥胖或呈将军肚或素肥今瘦，可有面色淡或暗，皮肤多脂多黏发亮，头发脱落无根，胸闷身重，肢体不爽，舌苔多滑腻等。

易患病证：消渴，中风，眩晕，胸痹，咳喘，痛风，痰饮等。

调体方法：健脾化湿，分清别浊。

代表方：参苓白术散，自拟降浊合剂（生黄芪、丹参、葛根、怀山药、绞股蓝、苍术、生扁豆、生白术、生鸡金、决明子）。

6. 湿热体质的调体方法

体质成因：先天遗传，或久居湿地，或长期夜作，或长时饮酒兼食辛辣油腻之品。

体质特征：面垢油光，易生痤疮，可有皮肤疹痒，脚丫湿气，口干、口苦、口臭，便干，尿赤，性格多急躁易怒，苔多黄腻等。

易患病证：疮疖，痤疮，疹团，乳胀痛，痛经，热淋，血衄，带下，风湿热痹等。

调体方法：分清别浊，清泄伏火。

代表方：丹栀逍遥散，五味消毒饮，甘露消毒丹，三仁汤，龙胆泻肝汤。如属阴虚湿热痹证者，可选用独活寄生汤，秦艽鳖甲汤等。

7. 瘀血体质的调体方法

体质成因：先天遗传，后天损伤，起居失度，久病血瘀等。

体质特征：体形以瘦人居多，可有鼻色、颧色暗滞而燥，易落发，耳轮廓色偏暗，耳背静脉暗淡，红丝攀睛，肌肤甲错或瘀斑，心悸、心烦、健忘，舌质偏暗，舌下静脉迂曲结节等。

易患病证：眩晕，胸痹，中风，癥瘕，有出血倾向等。

调体方法：活血祛瘀，疏经通络。

代表方：桃红四物汤，血府逐瘀汤，大黄䗪虫丸等。

8. 气郁体质的调体方法

体质成因：多与遗传及情志所伤有关。

体质特征：头长而颈细，体形瘦弱，可有面色黄而不泽，或暗淡少华，鼻梁淡青黄，眼神少光彩，性格内向脆弱，应急能力差，多思善虑，忧郁不乐，孤独，易惊悸，失眠多梦，胸闷、喉似物塞，善太息，或胸胁串痛等。

易患病证：郁证，脏躁，百合病，梅核气，不寐，癫证等。

调体方法：疏肝理气，解郁散结。

代表方：逍遥散，柴胡疏肝散，黄连温胆汤等。

9. 特禀体质的调体方法

体质成因：多由先天性或遗传因素形成。

体质特征：特异性过敏体质状态。

易患病证：先天性、遗传性生理缺陷，先天性、遗传性疾病，变态反应性疾病，原发性免疫缺陷性疾病。临床多见于过敏体质，对季节气候适应能力差，如易患花粉症，易发宿疾，易致药物或食物过敏等。过敏体质的病机主要有以下三种：①肺气不足，卫表不固，风邪外袭而致的风疹、咳喘等；②脾胃气虚，每于吃某些海鲜等生冷致敏物质而致过敏性肠炎等；③心肝阴虚血热，脾胃湿火内蕴，或肝肾阴虚于内，风寒湿痹阻于外的各种风寒湿热互兼夹杂病证。

调体方法：益气固表，养血消风；健脾和胃，调理肝脾；滋阴凉血，化湿清热。

代表方：可因人因证制宜分别选用：玉屏风散，消风散，清营汤，自拟止咳平喘汤（麻黄、杏仁、甘草、三叶青、枳壳、地龙、黄芩、桑白皮、山海螺、苏子、白芥子、莱菔子）；参苓白术散，四逆散，异功散，黄芩汤，葛根芩连汤；藿朴夏苓汤，四妙勇安汤，三仁汤，蒿芩清胆汤，秦艽鳖甲汤等。

10. 寒热虚实互兼复杂体质的调体方法

体质成因：多由久病多医杂治，或患者滥用保健之品，或平时起居失常，饮酒嗜烟，久而所致。

体质特征：体形胖瘦不一，自觉全身不适，主诉繁多，可有眼珠少神，眼睑虚浮，眼圈暗淡，颧面色素沉着，或萎黄少泽，鼻色暗淡或青黄，耳背静脉暗淡，性格内向外向相兼，大便细而不畅，小便多黄赤，舌质多红、苔多白腻或黄腻等。

易患病证：各种虚实夹杂、寒热互兼的多系统、多病位、多病机的疑难病证。

调体方法：从调治脾胃着手，以徐图缓求获效。

代表方：多选用复方组合，但药量宜轻，药性宜和，如四逆散合异功散、平胃散、保和丸，逍遥散合越鞠丸，小柴胡汤合桂枝汤，香砂六君子汤合香连丸等组合。

随着中医体质理论研究的不断深入，人的体质状态与相关疾病的研究得到日益重视，体质在治疗学上的意义因于不同体质类型与易患疾病相关，体现出“以人为本，治病求本”的治疗原则，成为立法处方和判断预后的重要依据。

（二）体质辨证的应用举隅

1. 阴虚湿热质

王师认为，所谓阴虚湿热体质，是指患者具有阴液亏损的潜在病理，又存在湿热蕴盛的外在病证，既矛盾对立又同存一体。其成因可有以下五种情况：①过食肥甘厚味，摄入多而运动少，水谷精微过度积累，蓄积体内则为湿邪，湿邪郁久化热，热盛久又必伤及阴液，故易为阴虚湿热；②工作紧张，精神压力过大，五志过极而化火伤阴，复因饮食助湿，久而形成阴虚湿热体质；③人体气血循环是一个天人相应的过程，白天卫气行于阳经，卫外而为固；夜间卫气行于阴经及五脏，人则卧床休息，睡眠是一个养阴的过程，睡眠时间短，故阴分易伤，又因饮食伤脾生湿，而形成阴虚湿热体质；④房事不节，纵欲伤精而为阴虚火旺，再因饮食失节，湿困脾胃而成阴虚湿热体质；⑤可因感受湿热毒邪伤阴，也可由湿热误治伤阴而成。其病位多在肝、肾、脾、胃，兼及其他脏腑，甚至五官九窍。病初起轻者，以体质偏颇为主，久而重者，表现为阴虚湿热病证。

王师认为，阴虚湿热体质的人按五行分类多以水形人、木形人为主。形体多虚弱，胖瘦不一，其人心中易烦，性情急躁，外向好动、活泼，多不耐热、不耐湿为其主要特点。望之可见面色偏红，或面垢油光，颜面、躯干、四肢疹痒，口舌糜烂，足部湿气；问之可有手足心热，烘热汗出，头晕耳鸣，睡眠较差，口苦口干，渴不多饮，或口中黏腻，牙龈肿痛，脘腹痞闷、纳呆，大便燥结，或黏滞不爽，小便短赤、混浊，亦可淋漓不畅，阴部瘙痒，妇女多黄白带下，气味腥，甚可黄疸浮肿；其舌象表现为舌质偏红，舌苔黄腻；脉象则为细濡或细滑。

阴虚湿热体质，阴虚不足以配阳，痰饮水湿随阴虚阳盛而化生为湿热，多先成亚健康者，如若失治或治而失当，日久化生为阴虚湿热体质的相关病证，可见有多系统器官疾病，如：各种皮疹、疔疮，急慢性胃炎、肠炎，胆囊炎，各种类型的病毒性肝炎，肾炎，尿道炎，盆腔炎、前列腺炎以及各种免疫系统疾病。恶性肿瘤亦有多发趋势。

治疗方法阴虚湿热体质病证的患者体内阴液亏虚为本，湿热内阻为标，治疗宜遵循急者治标、缓者治本、标本同治的原则，从膳食、运动、心理、药物等多个方面综合治疗，最后达到“阴平阳秘、精神乃治”。在辨证用药方面，王师多从肝、肾、脾、胃着手，认为五体中表现以土形为主者，多伤及脾胃，先以三仁汤、黄连温胆汤合平胃散、葛根芩连汤等方出入化裁以祛其邪，后期则以香连六君子汤加减以调其虚；而表现以木形、水形为主，伤及肝肾者，则以龙胆泻肝汤、三妙丸等方为主进行化裁，最后以知柏地黄丸善后。

2. 气虚痰浊质

随着生活方式的改变，饮食结构的不合理，运动量的减少，而致脾胃运化功能失调，水谷精微不能转输，痰浊内生，蓄积于体内，阻碍气机升降，致气机升降失调，气化失常，故多出现气虚痰浊体质。《内经》就有关于恣食肥甘对体质影响所做的具体描述，如《素问·奇病论》云：“肥者令人内热，甘者令人中满。”说明肥甘之品，多伤脾胃，使脾运失常，痰湿内生，阻碍气机，郁久化热，使人内热中满。脾恶湿，痰浊郁结日久必致脾气萎顿，耗损脾气，而逐渐形成气虚痰浊体质。

气虚痰浊体质特征：多头圆领粗，体形多肥胖丰溢或呈将军肚，神疲乏力，少气或懒言，自汗，町有面色淡黄或暗，皮肤多脂多黏发亮，头发脱落无根，目胞下垂呈袋状鲜明，胸闷身重，肢体不爽，大便稀溏，小便不畅或混浊，口黏腻或甜。舌质淡胖或边有齿印，苔多腻，脉虚缓或软或濡。根据临床所见，大凡气虚痰浊体质型患者，早期可无症状，有些患者亦有表现为体型肥胖而无不适症状，但多有父母肥胖遗传背景，因而其体内气化过程障碍，气血津液代谢失常、脏腑功能失调的先天基本病机已经潜在，随着年龄增大，加上饮食结构、生活方式不当，使这一基本病机愈演愈剧；至中期则可表现为高血压、高血脂、高血糖、高尿酸等病症；到后期表现为心、脑、肾等血管、神经一系列病变。究其根本原因还是痰、湿、浊、瘀伤气损络的基本病理变化，且与气虚痰浊体质类型的潜伏病机及后天失调的时段病机密切相关。据此，则为调体治未病，辨证治已病而创组的降浊合剂治疗气虚痰浊体质病证提出了理论和实践、生理与病理的依据。王师根据体质影响患病的辨证思维而创立降浊合剂，其方药由丹参、苍术、生薏苡仁、生麦芽、生扁豆、绞股蓝、鸡内金、生葛根、生山楂、怀山药、生黄芪、决明子组成。黄芪、苍术、生薏苡仁、生麦芽、生扁豆、鸡内金、生山楂、怀山药同用补气健脾化湿，补中有清，补而不滞；决明子利水通便化滞；绞股蓝补气养阴化浊；葛根功能升清，升提脾气；丹参性凉润，活血补血，通畅脾胃络脉结滞，恢复脾胃生化之能，充足脾胃气血之源。诸药合用，调动脾胃气化功能，升清降浊。现代药理学亦有研究表明，黄芪、葛根能改善胰岛素抵抗，绞股蓝能抑制血清中胆固醇、过氧化脂质的增加，苍术有降血糖之功，丹参可提高对胰岛素的敏感性、扩张周围血管而降低血压，生薏苡仁、生麦芽等具有降糖、降脂及改善胰岛素抵抗的作用，决明子有降血压、血糖，减肥的作用等。王师曾运用降浊合剂治疗气虚痰浊体质引起的代谢综合征达1000余例，尤其对处于消渴原始期及前驱期，血脂、血压、尿酸偏高的该体质者，始终贯彻“治未病”的原则，使用升清降浊法，逐渐清理体内痰、浊等病理产物，以达徐图缓求之功效。此方疗效颇佳，临床运用多能降脂、减重、降糖，能明显改善患者症状。

3. 血虚气郁质

血虚气郁体质是现代人群一个突出的体质类型，临床十分多见。

血虚气郁体质者往往因饮食不节、情志不畅或肝肾亏虚，而致气血生化乏源、气机郁结、冲任失调。临床上常见心悸、失眠、烘热汗出、四肢不温、急躁易怒、胸闷不舒、月经不调、经前/经行乳胀、皮疹易发等症状。以学习或工作压力较大、喜食辛辣之品的人群及更年期妇女为多见。该类患者常表现为肤色苍色，头小，面长，背部挺直，体型弱小，手足灵活，体力不强，多愁善感。肝能藏血，又主气机的疏泄和条达，故王师认为，血虚气郁体质病证当从肝论治，以疏肝理气、养血调气。丹栀逍遥散由《太平惠民和剂局方》中的逍遥散加味而来，王师经验方加味丹栀逍遥散即在此基础上加香附、川芎、丹参、蒲公英组成，方中柴胡疏肝解郁，当归、白芍养血柔肝安神，白术、茯苓健脾祛湿，薄荷用以增强主药的疏肝理脾之功，牡丹皮、焦山栀取其清散郁热之妙用，加以香附、川芎、丹参、蒲公英行气解郁活血清热，且当归、牡丹皮尚有化瘀之力，炙甘草益气补中、缓肝之急。全方养血健脾、疏肝清热，用治是证十分妥帖。现代研究证明，当归、茯苓、牡丹皮提取的多糖可增强细胞免疫功能；白术、白芍可作用于淋巴细胞促进淋巴细胞转化。逍遥散能对抗造模动物免疫功能紊乱、免疫力低下的状态。而香附有镇痛、保护肝细胞、轻度雌激素样活性、增强子宫收缩功能；川芎有增加冠脉血流、抗血栓形成、改善乳房局部血液循环功效；山栀、蒲公英均具有抗炎作用，蒲公英还有抗氧化、促进雌激素分泌的作用；丹参有清除氧自由基、降低血浆内毒素水平、调节磷脂代谢的效果。因此，加味丹栀逍遥散既与方中诸药所含成分特异性有关，更与诸药配伍后，从中枢、神经内分泌、免疫等多途径整体调节、改善机体免疫有关。

4. 土形体质

《尚书·洪范》有“土爰稼穑”一词，“稼”即春种，“穑”指秋收，“稼穑”就是农作物的播种和收获，因此，土具有受纳、承载、生化等特性。土形体质的特点由的特性所决定，五脏中脾（胃）的主要功能正是纳化，即饮食物经胃的受纳、腐熟及脾的运化、转输过程。中医学通过事物五行属性推演和归类，以五脏配属五行，脾主运化而归属于土，所以土的特性与脾的主要生理活动是一致的。脾主运化水谷精微，为气血生化之源，与土的受纳、承载、生化等具有相同功能。体质可以调节脾运，脾的变化亦可影响体质。生理上，土形体质者仅表现为土的特性；病理上，则多影响于脾，使之太过或不及，如遇致病因素，即可见土形体质脾病证。如土形体质者易感受湿邪，湿困脾土。运化失司，衍生一系列脾病症状，如神疲乏力、头晕目眩、倦怠、食欲不振、腹胀、便溏、腹泻、消瘦等。土形体质者，脾之功能易于变化。饮食不节之人，寒凉、辛辣、香燥、厚味、生硬诸味杂投，饥饱失宜，或喜于杯中之物，如又坐而少动，食入之物，聚而不化，升降失常，清浊不分，久而生湿酿痰，流于皮肉，犯于血脉，侵及筋骨，窜于脏腑，杂症生矣，正如“百病皆因痰作祟”是也；或情绪紧张、起居失常，暗耗阴液，肝失所藏，肝体失养，干犯脾胃，终而亦见此症；又有久居湿地，湿邪不化，传及经络，入于脾胃，兼之体弱，也可现于诸症。轻者仅表现为神疲乏力、肢体倦怠、喉中痰涎、腹胀纳少、大便溏薄等亚健康状态，可直接调体而愈，重者则见慢性胃炎、慢性肠炎、慢性肝病、慢性咳嗽、肥胖、高脂血症、糖尿病、高血压，甚至冠心病、脑血管意外等消化系统、呼吸系统、内分泌系统、心脑血管系统及肌肉方面疾病，此时土形体质脾病证成矣，需辨体－辨证－辨病相结合治疗才能改善。土形体质脾病证的治疗，王师强调药物治疗为主，膳食、运动、心理治疗为辅，药物治疗又以调气为主，兼以化浊，治疗的关键在于使人的物质代谢恢复。《素问·经脉别论》所说的“饮入于胃，游溢精气，上输于脾，脾气散精，上归于肺，通调水道，下输膀胱。水精四布，五经并行。合于四时五脏阴阳，揆度以为常也”那个过程，才可谓病愈。具体治法方面，仅伤于脾胃纳运功能者，多以参苓白术散或温胆汤等为主方。随症加减：如伤于皮肉及血脉、筋络，属症轻者。王师自拟升清降浊汤（生黄芪、丹参、葛根、怀山药、荷叶、生扁豆、生白术、生鸡内金等）化裁；病重者，或侵及心脉者，则选用王清任补阳还五汤。另外亦有一部分人既有土形体质，又夹阴虚湿热体质，治疗非常棘手，有以土形体质治疗为先的，也有以阴虚湿热体质为先的，更有两者同时治疗的。此时必须抓住病机的动态变化，有其证，用其药，不可生搬硬套。王师强调，以上仅是治疗常法，临床变化多端。治法亦有出入，必须扩展思维，不可限于条条框框之中。

5. 营卫失和体质（特禀体质）

特禀体质是由于先天性或遗传因素所形成的一种特殊体质状态，包括先天性、遗传性的生理缺陷与疾病，过敏反应等。其成因与先天禀赋不足、遗传因素、环境因素、药物因素等密切相关。特禀体质主要包括过敏体质、遗传病体质、胎传体质。该体质对季节气候适应能力差，易患花粉症，易引发宿疾，易引发药物过敏。其中，流涕、鼻塞、喷嚏、哮喘、皮疹、皮肤划痕征等过敏表现在特禀体质人群较非特禀质人群出现率要高。西医学在防治过敏疾病的措施上，多采用被动防御的躲避过敏原措施。而中医学认为，治病必求本，改变治疗“过敏病”的观念，确立治疗“过敏人”的思想，在对待过敏体质的问题上要采用“治未病”的措施，以调控过敏体质（即特禀体质）为根本来防治过敏性疾病。故调控特禀体质可以从根本上减少或杜绝过敏性疾病的发生。

在中医理论体系中，认为过敏性疾病是由于“肉不坚，腠理疏，则善病风”。卫气是机体抵御外邪的第一道防线，“卫气者，所以温分肉，充皮肤，肥腠理，司开阖也。”（《灵枢·本脏》），具有捍卫功能，主外御，它概括了机体所发生的抗原抗体反应及免疫应答和免疫调控功能，人体的防御功能与卫气强弱直接相关。而卫气防御捍卫功能的正常发挥，须依赖营卫两气的相互协调。正所谓“阳在外，阴之守也；阴在内，阳之使也”。卫气外护防营泄，营气内守为卫根，营卫之气相互协调则人体自安。反之，若营卫失和则卫气的防卫功能必然下降，易导致过敏性疾病的发生。而特禀体质的人群由于其体质的特殊性，对外界的抵御能力低于非特禀体质的人群，亦即卫气的固护能力更差，所以此类人群患病最易出现营卫失和之证。

鉴于特禀体质的病机多是营卫失和，体质是证的基础，故体质是异病同治的重要物质基础，临床上，凡是特禀体质的异病都可以通过调和营卫来辨证论治。

三和汤由玉屏风散、桂枝汤、小柴胡汤组成。玉屏风散和里固表，桂枝汤调和营卫，小柴胡汤和解少阳。三方均为调和之要剂，取名三和汤。方中黄芪益肺气固卫表；桂枝辛温达阳，激发卫气；芍药养血敛营；甘草、大枣助营卫，上述诸药共奏调和营卫之效；人参、白术健脾益气，半夏、生姜和胃降逆，调节脾胃气机，促进营卫生化之源；防风走表，祛风并御风邪，柴胡透邪达表，黄芩清泄郁热，三药相配令邪去，则营卫自安。可见三和汤集三方之精髓，融诸药之性能，主张调和营卫并予祛风邪、解郁热于和调之中。该组复方实为调和营卫，调体、治未病之良剂。

根据现代药理研究，玉屏风散具有抗变态反应的作用，方中黄芪、白术、防风等具抗组胺作用，能有效增强人体网状内皮系统的吞噬功能，调节人体免疫，阻断变态反应。桂枝汤具有解热、镇痛、抗炎、抑制流感病毒及双向调节体温的作用，有延迟皮肤排异及抑制超敏反应的作用，增强机体免疫功能的作用。小柴胡汤具有抗炎作用、免疫调节作用，对垂体－肾上腺皮质系统呈现双向调节作用。据此，三个方剂的现代药理研究结果，与中医理论通过“调和营卫”而调体质、治未病的思想相一致。兹举验案数例，以说明。

病案举例：

例一：过敏性鼻炎。

徐某，女，45岁，农民。

初诊：2008年11月18日。

主诉：反复流涕、鼻塞、喷嚏5年。

现病史：患者5年前曾因多次感冒而反复出现喷嚏、流清涕、鼻塞，每逢晨起或遇冷发作。曾在市某医院诊治，诊断为过敏性鼻炎，并做抗过敏治疗（具体不详），病情曾一度控制，但不久又作，并且发作频繁，而来求诊中医。

刻诊：现晨起或稍遇风寒则易鼻塞流清涕，打喷嚏，伴恶风，烦热，乍寒乍热，盗汗，失眠（长期服用安定）。患者已年近更年，月经不规则，胃纳尚可，二便尚调。舌苔薄白，舌质淡红，脉细虚。

家族史：母亲有过敏性哮喘病史。

诊断：西医诊断：过敏性鼻炎，围绝经期综合征；中医诊断：鼻鼽，经断前后诸证。

辩体：特禀体质。

辨证：营卫失和，阴阳失调。

治则：调和营卫，益阴敛阳。

处方：三和汤加减：黄芪20g，白术12g，防风10g，柴胡10g，姜半夏10g，桂枝6g，白芍20g，生甘草5g，大枣7枚，生姜3片，生龙骨30g（先煎），生牡蛎30g（先煎），碧桃干30g，野百合20g，淮小麦30g，苍耳子10g，蝉蜕6g，望春花10g。每天1剂，水煎，分上下午服。

7剂后，恶风、烦热、乍寒乍热、盗汗诸症显减，睡眠改善，鼻塞流清涕，打喷嚏似有缓解，苔脉如前。原方再进14剂，恶风、烦热、乍寒乍热、盗汗诸症已罢，夜寐安然，鼻塞流清涕、打喷嚏发作次数程度减轻。苔脉如前。原方去生龙骨、生牡蛎、碧桃干、野百合、淮小麦等药再进28剂，鼻塞流清涕、打喷嚏症状基本消除。

按语：过敏性鼻炎属中医学“鼻鼽”范畴，具有特禀体质特征，病情常反复发作，缠绵难愈。患者其母有过敏性哮喘病史，故具有先天禀赋不足、肺气素虚、卫外不固、营卫失和之遗传体质潜伏病机。按照中医理论，肺主皮毛，开窍于鼻，肺气虚不能宣发卫气，则营卫不和，机体卫外功能低下，易致外邪侵袭而患鼻病，出现流涕、鼻塞、喷嚏等症状。患者年处更年，肾气渐衰，冲任不足，导致气血失调，阴阳失调，营卫失和，出现恶风、烦热、乍寒乍热、盗汗、失眠。故需采用调和之法才能治之，方中三和汤调和营卫兼祛邪热为主方，配生龙骨、生牡蛎、碧桃干益阴敛阳，野百合、淮小麦养心安神，苍耳子、蝉蜕、望春花祛风宣窍而显效。

例二：荨麻疹。

李某，女，30岁。

初诊：2008年4月26日。

主诉：反复皮肤瘙痒，丘疹2个月。

现病史：2个月前无明显诱因下出现发热鼻塞流涕，咽痒痛，咳嗽，用抗生素、抗病毒制剂治疗后，外感诸症已愈，继之皮肤瘙痒，抓之即起丘疹成片，色红，晚间尤甚，难以入眠。去当地医院皮肤科就诊，服西可韦、酮替芬，静脉推注葡萄糖酸钙、硫代硫酸钠1周后稍有缓解，但未痊愈。医生建议使用糖皮质激素，患者因害怕其副作用，不敢采用。又求治多位中医以消风散加减治疗亦未见效。患者曾有低血糖病史，皮肤花粉过敏史。

刻诊：见患者皮肤散发淡红色丘疹，抓痕可见，自觉患处灼热，伴恶风，胃纳欠香，夜寐不安，二便尚调。舌苔薄白，舌质稍红，脉弦。

西医诊断：荨麻疹；中医诊断：瘾疹。

辨体：特禀体质。

辨证：营卫失和，复感风邪。

治则：调和营卫，祛风逐邪。

处方：三和汤加减：黄芪20g，白术12g，防风10g，柴胡10g，姜半夏10g，桂枝6g，白芍20g，生甘草5g，大枣7枚，女贞子30g，旱莲草15g，赤芍10g，丹参30g，蝉蜕6g，土茯苓20g。每天1剂，水煎，分上下午服。7剂后丘疹面积减小，恶风、瘙痒程度减轻，余症依然。再以原方续进14剂，诸症消除，纳增寐安。

按语：荨麻疹属中医学“瘾疹”范畴。皮肤为人身之藩篱，赖卫气护卫，营气濡养，外感风寒或风热之邪客于肌肤时，营卫运行失和，气血津液运行受阻，则皮肤上起风团痒疹。此乃正气不足，卫外不固，营卫失和，易受外邪侵袭，邪正相争，正不胜邪而发病，诚如《内经》所言：“邪之所凑，其气必虚。”“风雨寒热，不得虚，邪不能独伤人。”患者有花粉过敏病史，体质归属特禀体质，卫外功能素来低下，营卫难和。治疗上光驱邪不足以祛病，惟调和营卫为先，辅以祛除病邪，才能显效。又如《内经》所言：“正气存内，邪不可干。”故以三和汤调和营卫为主方扶住正气，佐以女贞子、旱莲草、赤芍、丹参、蝉蜕、土茯苓清热凉血祛风除湿，使得邪祛正安。

第四章

医案举隅

一、内分泌系统疾病

（一）糖尿病（消渴病）

1. 宁心舒情汤加味治疗消渴病郁证

郑某，男，40岁，行政管理人员。

初诊：2013年1月9日。

主诉：口干多饮多尿1年余，伴乏力失眠1个月。

病史：患者1年前无明显诱因下出现口渴欲饮，继则渴饮加剧，且出现小便次数增多等症，于当地医院就诊，查空腹血糖15.0mmol/L，诊断为“2型糖尿病”，口服降糖药物效果不佳（具体药物不详），半年前予以胰岛素治疗，目前予“门冬胰岛素30笔芯早18U晚16U餐时皮下注射”控制血糖，患者空腹血糖控制在8～9mmol/L，餐后2小时血糖控制在10～15mmol/L。1个月前，患者出现神疲乏力、失眠、性欲冷淡、情志抑郁等不适。

刻诊：神疲乏力，少寐健忘，口干口苦，心烦心悸，多思善虑，脘腹痞胀，二便尚调。

查体：眼圈发黑，苔薄白微黄，质暗红，中裂，脉弦细。

中医体质分类判断提示：偏颇体质（气虚质，血虚质，阴虚质，气郁质）。

辅检：糖化血红蛋白 7.8%，甲状腺功能检查未见异常。

诊断：中医诊断：消渴病，郁证；西医诊断：2 型糖尿病

辨证：心肝血虚，肝气郁滞。

治则：养血宁心，疏气达郁。

处方：酸枣仁 20g，淮小麦 30g，茯苓 15g，麦冬 15g，百合 30g，川芎 12g，苍术 15g，香附 10g，焦栀子 12g，青龙齿 30g（先煎），7 剂。

二诊：2013 年 1 月 16 日。投前法，患者夜能入睡 4 小时，心悸心烦较前减轻，余症同前，空腹血糖 7.7mmol/L，餐后血糖 10.2mmol/L。苔薄黄，质稍红，脉滑，上方（酸枣仁用 30g）再进 14 剂。

三诊：2013 年 1 月 30 日。上方再进 14 剂，患者睡眠较前明显改善，神疲乏力减轻，心悸心烦、口干口苦、脘腹痞胀已罢，空腹血糖 7.2mmol/L，餐后血糖 9.8mmol/L。上方再治疗 1 个月，查空腹血糖 6.2mmol/L，餐后血糖 8.0mmol/L，将门冬胰岛素 30 笔芯减量至早 14U 晚 10U 餐时皮下注射。随访 3 个月，患者血糖稳定，睡眠较前明显改善，无神疲乏力、口干口苦等不适。

按语：患者以神疲乏力、少寐健忘、口干口苦、心烦心悸、多思善虑、脘腹痞胀为主要表现，结合患者既往病史，属于中医学“消渴病”合并“郁证”范畴，对该类患者，王师往往并不一味着眼于降糖治疗，而是从调畅情志入手，自拟宁心舒情汤加减，以养血宁心、疏气达郁。方中以酸枣仁安神益肝养心为主，川芎调血以助枣仁养心，茯苓化痰宁心，以助枣仁安神，取“酸枣仁汤之意也”。青龙齿重镇安神，淮小麦善于养心以宁神志，麦冬可清心生津液，百合有清心宁神止渴之功，另取越鞠丸以行气解郁。《医宗金鉴·删补名医方论》云：“夫人以气为本，气和则上下不失其度，运行不停其机，

病从何生……故用香附以开气郁，苍术以除湿郁，川芎以行血郁，山栀以清火郁，神曲以消食郁。”故诸药合用可起到宁心安神、行气解郁之功效。中药的降糖作用是综合性的，临床用药不可专执滋阴清热苦寒，更应注重气机调畅，推动脏腑气化功能，才能取得良效。

2. 先益气泄浊、后滋补肝肾法调治消渴病

王某，男性，38岁，公司职员。

初诊：2012年6月2日。

主诉：反复口干多饮多尿2个月。

病史：患者2个月前无明显诱因下出现口干多饮多尿，测空腹血糖7～8mmol/L，餐后2小时血糖10～11mmol/L，服用二甲双胍片后空腹血糖降至6～7mmol/L，餐后2小时血糖8～10mmol/L，但口干多饮多尿症状依旧。其母亲有糖尿病史。平素多食肥甘油腻之物。

刻诊：神疲乏力，少气懒言，纳呆，全身困倦，头胀肢沉，睡眠尚可，大便尚调，小便黄，睡眠尚可。

查体：体型偏胖，BMI 27.60kg/m^2，腹壁脂肪肥厚。苔薄白，质淡胖，边齿痕，脉滑。

中医体质分类判断提示：偏颇体质（气虚质、痰湿质、湿热质）。

辅检：生化提示：TC 5.80mmol/L，TG 2.01mmol/L，空腹胰岛素10.60μIU/mL。

诊断：中医诊断：消渴病（消渴期）；西医诊断：2型糖尿病。

辨证：气虚痰浊证。

治则：益气健脾，升清降浊。

处方：降浊合剂加减：苍术30g，生薏苡仁30g，生麦芽30g，生扁豆30g，绞股蓝30g，鸡内金30g，葛根30g，生山楂30g，怀山药30g，丹参30g，生黄芪30g，荷叶20g，决明子15g。水煎服，每日1剂，分上下午服。

二诊：2012年6月9日。服用上方7剂后，患者诉神疲乏力、少气懒言、头昏重稍减，大便偏溏，纳开。苔薄白，质淡胖，边齿痕，脉细滑。原方去决明子进14剂。

三诊：2012年6月23日。患者自觉神清气爽，神振，乏力、少气懒言等诸症均减。苔薄白，舌质淡红，脉细。生化提示：TC 5.30mmol/L，TG 1.70mmol/L。改投知柏地黄汤加减：知母12g，黄柏10g，生地黄20g，山茱萸10g，怀山药30g，牡丹皮10g，茯苓15g，泽泻10g，黄芪30g，当归15g，绞股蓝30g。上方继服14剂，患者诸症已罢，血糖控制稳定，空腹血糖5～6mmol/L，餐后2小时血糖6～8mmol/L。

按语：该患者中年男性，平素饮食不节，多食肥甘油腻之品，脾胃受损，运化功能失司，痰浊内生，故体型偏胖；脾主升，胃主降，脾胃升降失调，痰湿中阻，上蒙清窍，故见头胀；湿性重浊黏腻，故见全身困倦，四肢沉重；神疲乏力、少气懒言，舌苔白腻，舌质淡胖，边有齿痕，脉滑。证属消渴病气虚痰浊证。气虚痰浊证是王师在国内首创提出的消渴证型，有很强的临床实用性，本案即为消渴病气虚痰浊的典型案例。本案治疗上王师先以自拟降浊合剂益气化浊升清，待痰浊化去，再以六味加减补益肝肾收功。痰浊之邪难以速去，本方久服常收奇功，临床还常用于辨证属气虚痰浊的代谢综合征、高脂血症等，可改善脂代谢、改善胰岛素抵抗、改善糖代谢。

3. 消渴降糖饮加味治疗消渴病

范某，男，41岁，农民。

初诊：2012年4月3日。

主诉：口干易饥多食，伴消瘦3个月。

病史：患者3个月前无明显诱因下出现口干易饥，每餐进主食250～300g，伴形体消瘦，体重下降约10kg，于外院检查示：空腹血糖15.07mmol/L，餐后血糖20.1mmol/L，糖化血红蛋白10.3%，予“门冬胰岛素30笔芯早20U晚12U”控制血糖，空腹血糖仍在10mmol/L左右，餐后血糖在15mmol/L。

刻诊：口干，每日饮开水3～4L，易饥多食，形体消瘦（3个月体重减轻10kg），目糊，寐可，二便调。

查体：面红垢亮，形体消瘦，BMI 19.50kg/m^2，苔薄黄腻，质暗红，脉沉细稍滑。

中医体质分类判断提示：偏颇体质（阴虚质，湿热质）。

辅检：空腹血糖15.07mmol/L，糖化血红蛋白10.3%，胰岛素抗体全套均阴性，甲状腺功能及肿瘤标志物无明显异常。

诊断：中医诊断：消渴病（消渴期）；西医诊断：2型糖尿病。

辨证：胃热津燥。

治则：清热生津润燥。

处方：玄参30g，生地黄30g，知母15g，苍术30g，黄芩15g，黄连10g，桑叶20g，生石膏30g（先煎），枸杞子30g，山药30g，7剂。

二诊：2012年4月10日。投前法，口干易饥多食罢，目糊依然，空腹血糖8.1mmol/L，苔薄黄腻，质暗红，脉沉细滑。

处方：玄参30g，生地黄30g，知母15g，苍术30g，黄芩15g，黄连10g，桑叶20g，生石膏30g（先煎），枸杞子30g，山药30g，7剂。

三诊：2012年4月17日。投前法，空腹血糖7.5mmol/L，苔薄黄腻，质红，脉沉细滑。前方再进7剂，将门冬胰岛素30笔芯减量至早16U晚10U。

四诊：2012年4月24日。投前法，空腹血糖6.1mmol/L，苔薄黄，质淡，脉细滑。上方再进7剂，将门冬胰岛素30笔芯减量至早14U晚10U。

五诊：2012年5月1日。投前法，空腹血糖5.3mmol/L，餐后2小时血糖5.6mmol/L，苔薄黄，质淡，脉细滑。上方加生姜15g（自备）7剂，将门冬胰岛素30笔芯减量至早12U晚10U。

六诊：2012年5月8日。投前法，空腹血糖5.8mmol/L，糖化血红蛋白8.9%。苔薄黄，质淡红，脉细滑。药证合拍，原方再进14剂，胰岛素剂量不变。随访1年，患者血糖控制稳定，口干易饥等症状不显。

按语：本病案患者以口干、多食、消瘦等为主要临床表现，属中医学“消渴病”范畴。消渴之为病病位以肺、胃、脾、肾等脏腑为主，根据证候不同，其肺燥、胃热、脾虚、肾亏的程度有所区别。王师认为，一般来说，津伤燥热多是肺胃的病变，阴精亏虚多责于肾，气阴两虚常是脾肾不足，阴阳两虚则更以脾肾衰惫为主。本案病位在肺、胃、脾、肝，尤以肺、胃为主，辨证当属胃热津燥。王师治疗消渴病胃热津燥证患者，多投以自拟“消渴降糖饮”为主方化裁。该方中主要由玄参、苍术、知母、石膏、黄芩、黄连、桑叶、生地黄、怀山药等药物组成。方中黄连、黄芩清热燥湿，玄参、知母、石膏、生地黄、桑叶清热生津润燥，怀山药益气健脾，苍术燥湿醒脾。该方除清热生津润燥之功外，尚兼养阴燥湿之能，兼顾了该患者阴虚湿热体质。现代药理学研究证明，上述药物均有较好的降糖作用。王师指出，黄连降糖效果明显，国内有学者用黄连甚至达 30～45g 之多，然其毕竟为苦寒之药，若久用之，可出现大便干燥或口淡乏味、口角流涎等不适，临证时当细细探究之。前者出现大便干燥，此乃黄连燥湿厚肠所致，当减其量，或以生姜 10～15g 反佐，又可取生姜之辛散，而起到“脾主为胃行其津液”之旨；若出现口淡乏味，口角流涎，此乃苦寒伤其脾阳也，当停黄连，或易健脾和胃之剂，以顾护脾阳，待脾阳来复，再少许徐服黄连之剂。

4. 从肝脾肾、络脉入手治疗消渴病尿浊

陈某，女，70 岁，退休工人。

初诊：2013 年 6 月 2 日。

主诉：发现泡沫尿半个月。

病史：患者半个月前无明显诱因下发现泡沫尿，伴有头晕、口干，腰膝酸软。既往糖尿病 8 年，高血压 20 年，脑梗死 1 年（未遗留肢体活动不利、言语不清等后遗症），目前予赖脯胰岛素 25 笔芯早 16U 晚 12U 餐时皮下注射，阿卡波糖片 50mg，每日 3 次控制血糖，空腹血糖 7～9mmol/L，餐后 2 小时血糖 12～15mmol/L，血压 130/80mmHg 左右。

刻诊：泡沫尿，腰酸，头晕，一过性发作，口干欲饮，近半年来，消瘦 6kg，目干涩糊，动则烘热汗出，无恶风怕冷，夜寐浅短易醒，纳可，大便调。

查体：BMI 24.20kg/m^2，苔薄白燥，质暗红，舌下静脉蓝紫，脉细弦。

辅检：尿四蛋白：尿微量白蛋白21.9mg/dL，尿转铁蛋白1.65mg/dL，尿α_1微球蛋白6.84 mg/dL，尿免疫球蛋白G 2.15mg/d。空腹血糖：9.64mmol/L，糖化血红蛋白9.6%。

中医体质分类判断提示：偏颇体质（气虚质，阴虚质，血瘀质）。

诊断：中医诊断：消渴病（逆归期）消渴肾病；西医诊断：2型糖尿病，糖尿病肾病，高血压，陈旧性脑梗死。

辨证：肝肾阴虚，脾肾气虚，脉络受损，精气下泄。

治则：滋肝益肾，健脾温肾，和营利络。

处方：生地黄30g，牡丹皮10g，茯苓12g，泽泻10g，山药30g，山茱萸12g，生黄芪30g，当归20g，知母12g，黄柏12g，蝉蜕10g，枸杞子30g，菊花12g，14剂。西医治疗上仍按原治疗方案。

二诊：2012年6月16日。服上方14剂，患者诉目干涩糊、烘热汗出较前减轻，腰酸、头晕有所好转，口干、泡沫尿仍存，神疲乏力。故去枸杞子和菊花，将黄芪量加至45g。再进14剂。

三诊：2012年6月30日。服上方14剂，患者目干涩糊、烘热汗出已罢，腰酸、头晕、口干、泡沫尿较前减轻，神疲乏力好转。复查尿四蛋白：尿微量白蛋白15.9mg/dL，尿转铁蛋白1.55mg/dL，尿α_1微球蛋白6.21 mg/dL，尿免疫球蛋白G 2.05mg/d。空腹血糖：6.90mmol/L。随访1年，患者血压、血糖控制平稳，复查尿四蛋白基本正常。

按语：患者老年女性，既往有糖尿病多年，发现泡沫尿半个月，结合西医辅助检查，证属中医“消渴（逆归期）、消渴肾病”范畴，消渴病至逆归期，气血阴阳逆乱，脏腑功能失调，变证纷纭。本例消渴日久，肝脾之气机运行失调愈甚，痰浊、瘀血等病理产物累及肾脏，加之肾中真元之气本不足，致肾气亏虚，肾精不固，精微下流，水湿内停，出现尿蛋白、水肿等临床表现，以肝肾阴虚、脾肾气虚、肾气不足之证多见。王师认为，对此期患者进行干预，中医中药大有可为。王师认为，本病患者先天禀赋不足，加之后天失养，年逾古稀，天癸已绝，肝肾不足，气阴两虚，气不化津，津亏日久，津液不能上承于口，故见口干；肾气不固，膀胱失约，则多尿；消渴病日久，损伤肾络，故见泡沫尿；消渴伤精耗血，清阳不升，浊阴不降，故见头晕。治疗上当补益肝肾、和营利络，方以知柏地黄丸合当归补血汤为基本方，并根据患者临床症状进行随症加减，前方重在滋补肝肾，后方重在益气养血、和营利络。方不在奇，以合于病机为善，两方合用，兼顾阴分、血分，能养阴，能活血，可益气，可通络，可清热，甚合消渴肾病之病机。此外，王师言，蝉蜕一味，可入肾络疏散风热，为退尿蛋白之良药。

5. 依病机分层治疗消渴病痹证

万某，男，52岁，工人。

初诊：2012年7月4日。

主诉：反复口干多饮多尿10年，加重伴肢体麻木、皮肤瘙痒2个月。

病史：有糖尿病史10年及胆囊结石手术摘除史6年，曾有烟酒史，现已戒烟。现服用达美康片60mg，每日1次；拜唐平片50mg，每日3次口服控制血糖，血糖控制尚可。2个月前出现双下肢麻木及皮肤瘙痒。

刻诊：双下肢肢体麻木，皮肤瘙痒，多食易饥，神疲，腰酸，大便干，尿淋漓不尽，夜寐不安。

查体：形体消瘦，面肤色素暗淡，苔薄白，质暗淡，脉细滑。

中医体质分类判断提示：偏颇体质（气虚质、阴虚质、阳虚质、湿热质、血瘀质）。

辅检：糖化血红蛋白7.5%，肌电图提示：腓总神经感觉神经、运动神经传导速度减慢，传导潜伏期延长。

诊断：中医诊断：消渴病（逆归期），消渴痹证；西医诊断：2型糖尿病，糖尿病周围神经病变。

辨证：脾肾气虚、脉络受损为基本病机，胃经燥热为即时病机。

治则：先以清胃生津润燥为主。

处方：玄参30g，生地黄30g，知母15g，苍术30g，黄芩15g，黄连10g，桑叶20g，石膏30g（先煎），生黄芪30g，山药30g，丹参30g，淡竹叶15g，生大黄6g（后下），14剂。

二诊：2012年7月18日。投前法，皮肤瘙痒已消，双下肢麻木减轻，多食易饥已罢，大便转润，尿频数瘥，神疲乏力、腰酸依然，面部暗疮。苔白腻，舌暗红，脉弦细。

辨证：脾肾气虚，脉络受损。

治则：健脾益肾，和营通络。

处方：生地黄30g，山茱萸12g，怀山药30g，牡丹皮10g，泽泻10g，茯苓15g，生黄芪30g，当归20g，鸡血藤30g，知母12g，黄柏10g。

食疗方：薏苡仁30g，玉米30g，山药30g，粳米30g，煮干粥服用。

随访半年，患者双下肢麻木、皮肤瘙痒等症状均未再发作。

按语：本病案患者以口干多饮、多尿、肢体麻木、皮肤瘙痒为主要临床表现，属中医学“消渴痹证”范畴。王师认为，此病常为消渴日久伤精耗血，脾肾两亏，脉络受损，不能濡养肢体肌肉所致。然本病患者除肢体麻木、皮肤瘙痒等不适外，尚有多食易饥、大便干、夜寐不安等症状，故有胃经燥热为即时病机，脾肾气虚，脉络受损为基本病机，当先以解决即时病机为主，故先以自拟消渴降糖饮加味以清胃生津润燥，待胃经燥热罢，投以健脾益肾、和营通络之剂以针对其基本病机。病机分层理论为王师长年临证的真知灼见，当病情复杂，基本病机与即时病机甚至阶段病机、潜伏病机共存一体，用药若是面面俱到，则结果可能是面面不到。此案中，王师从即时病机入手，先投清胃生津润燥之剂，其基本病机症状也同时有所改善，此即王师所言，处理即时病机的同时是有利基本病机治疗的，看似矛盾，实则统一。此案若入手即“有是证用是药”，清、补、通络同用，定药杂味多，互相掣肘，难得良效。

（二）代谢综合征（虚劳病）

1. 降浊合剂加减治疗虚劳病

王某，女，43岁，公司职员。

初诊：2012年4月20日。

主诉：神疲乏力、四肢酸软 3 个月。

病史：患者 3 个月前无明显诱因下出现神疲乏力，四肢酸软，自觉体形肥胖较快，喜食甜食，大便偏溏，每日 3～4 次，月经先期，量少淋漓，色淡红，经后白带量多。

刻诊：神疲乏力，四肢酸软，大便偏溏，胃纳可，小便黄，寐可。

查体：血压 150/100mmHg，BMI 31.5kg/m^2，体形矮胖，腹壁脂肪肥厚，颧面色素暗淡，鼻梁及两旁色淡青黄，舌质淡胖，边齿印，舌苔白腻，脉细滑。

辅检：空腹血糖 6.4mmol/L，甘油三酯 5.6mmol/L，尿酸 466mmol/L，谷丙转氨酶 98U/L，谷草转氨酶 102U/L。

中医体质分类判断提示：偏颇体质（气虚质、痰湿质）。

诊断：中医诊断：虚劳病；西医诊断：代谢综合征。

辨证：脾气虚弱，痰浊阻滞。

治则：健脾益气，升清降浊。

处方：降浊合剂去决明子加制首乌：生黄芪 30g，生薏苡仁 30g，炒麦芽 30g，生葛根 30g，生山楂 30g，绞股蓝 30g，丹参 30g，山药 30g，制首乌 30g，炒扁豆 20g，苍术 20g，生鸡内金 15g，每日 1 剂，14 剂，嘱患者注意控制饮食，适量运动。

二诊：2012 年 5 月 5 日。上方连服 14 剂后，患者自觉神疲乏力减轻，四肢仍有酸软，胃纳可，二便调。舌质淡胖，边齿印，舌苔白腻，脉滑。继服前方 28 剂。

三诊：2012 年 6 月 3 日。再予原方 28 剂后，神振，四肢酸软显减，月经量增多，色转红。血压 135/80mmHg，BMI 29.2kg/m^2。生化检查提示空腹血糖 5.8mmol/L，甘油三酯 2.8mmol/L，尿酸 362mmol/L，谷丙转氨酶 42U/L，谷草转氨酶 46U/L。

随访 1 年，患者上述症状未作，多次复查均提示血糖、血脂、血压控制可，BMI 较前明显下降。

按语：随着人们生活水平的提高，生活方式的改变，饮食结构的不合理，运动量的减少，而致脾胃运化功能失调，水谷精微不能转输，痰浊内生，积于体内，阻碍气机升降，致气机升降失调，气化失常，故出现气虚痰湿体质，与现代医学中的代谢综合征相类似。早在《内经》中就有对上述情况的描述，如《素问·奇病论》云："肥者令人内热，甘者令人中满。"说明肥甘之品，多伤脾胃，使脾胃运化失司，痰湿内生，阻碍气机。王师根据《内经》气化理论作为指导，自创降浊合剂，方中黄芪、苍术、薏苡仁、生麦芽、生扁豆、鸡内金、怀山药同用，益气健脾化湿，补中有清，补而不滞；绞股蓝益气养阴化浊；葛根升清，提升脾气；丹参性凉润，活血补血，通畅脾胃络脉瘀滞，恢复脾胃生化之功，充足脾胃气血之源。现代药理学表明，黄芪、葛根能改善胰岛素抵抗，绞股蓝能抑制血清中胆固醇、过氧化脂质的增加，苍术有降血糖之效，丹参可提高对胰岛素的敏感性、扩张周围血管而降低血压，生薏苡仁、生麦芽等具有降糖、降脂及改善胰岛素抵抗的作用。诸药合用可健脾益气，升清降浊，对气虚痰浊之证疗效确切。

2. 从病机分层调治虚劳病

应某，男，39岁，公司职员。

初诊：2010年3月30日。

主诉：反复乏力、口干8年。

病史：患者罹患糖尿病8年，长期服用二甲双胍片和罗格列酮片治疗，血糖控制一般；近1年来又发现血脂、尿酸异常，未服用任何降脂及控制尿酸药物；素有脂肪肝、慢性胃炎及长期饮酒史。

刻诊：大便黏腻不畅，呕泛酸水，胃纳尚可，小便黄，寐可。

查体：血压150/100mmHg，BMI 30.5kg/m^2，体形矮胖，腹壁脂肪肥厚，面肤垢亮，舌质稍红，舌苔薄黄，脉弦细滑。

辅检：空腹血糖6.9mmol/L，甘油三酯7.1mmol/L，尿酸480mmol/L，谷肽谷酰氨酶100U/L。

中医体质分类判断提示：偏颇体质（阴虚质、湿热质、痰湿质）。

诊断：中医诊断：虚劳病；西医诊断：代谢综合征。

辨证：四诊合参，气虚痰浊为基本病机，阴虚湿热为阶段病机，胆胃失和为兼夹病机。

治则：泄胆和胃。

处方：黄连7g，制半夏10g，茯苓15g，陈皮10g，生甘草5g，炒枳壳10g，淡竹茹15g，淡豆豉10g，焦山栀10g，浙贝母10g，海螵蛸30g，炒扁豆20g，生薏苡仁30g，每日1剂。

二诊：2010年4月17日。上方连服18剂后，呕泛酸水明显缓解，又见腰酸。舌质红，舌苔微薄黄，脉细滑。治拟滋阴清热利湿。

处方：知母10g，黄柏10g，生地黄20g，牡丹皮10g，泽泻10g，茯苓10g，山茱萸10g，山药30g，女贞子30g，旱莲草15g，桑寄生15g，怀牛膝15g，每日1剂。

三诊：2010年5月2日。续进上方14剂，大便畅，腰酸减。舌质红，舌苔薄白，脉细滑。目前以气虚痰浊为主证，治以降浊合剂出入。

处方：生黄芪30g，生薏苡仁30g，炒麦芽30g，生葛根30g，生山楂30g，绞股蓝30g，决明子30g，丹参30g，山药30g，制首乌30g，炒扁豆20g，苍术20g，生鸡内金15g，每日1剂。

从气虚痰浊治疗1个月后，体重减轻5kg，BMI为28.7kg/m^2，查空腹血糖5.8mmol/L、甘油三酯4.1 mmol/L、尿酸360 mmol/L、谷肽谷酰氨酶60U/L。服用中药期间，始终未服任何降脂及控制尿酸西药。

随访1年，每于酒后血糖、血脂、尿酸及谷肽谷酰氨酶少许升高，服用益气升清降浊汤即能降低，除继续服用降糖药物，未服其他西药。

按语：本案患者素体脾虚失运、痰浊阻滞，又因长期饮酒，久则湿遏脾阳，气化不利，郁而化热，湿热痰浊交阻，而见大便粘连不畅，呕泛酸水，面肤垢亮，腹壁脂肪肥厚及血糖、血脂、尿酸、肝功能等异常。王师认为，上述脾胃症状是气阴两虚、胆胃湿热之阶段病机与兼夹病机共存而演变为主体病机的表现，故先以黄连温胆汤加味治之，待脾胃症状减轻，兼夹病机消失，则改用滋阴清热利湿法，而着眼调治阶段病机，最后选用益气升清降浊法，还治基本病机。王师临证善理病机，杂乱无章的病证经王师梳理分类、辨明轻重缓急后，治则即跃然而出，处方用药心中笃定，从此案中可见一斑。

（三）甲状腺疾病（瘿病）

1. 丹栀逍遥散加味治疗瘿病

岳某，女，32岁，公司职员。

初诊：2012年3月20日。

主诉：颈前肿大伴心悸1个月。

病史：患者1个月前因工作压力及劳累后下出现双颈前肿大，伴心悸，急躁易怒，烦热，手指震颤。

刻诊：颈前肿大，心悸，急躁易怒，烦热，手指震颤，胸闷胁痛，攻窜两胁，双乳胀痛，月经不规律，多食善饥，大便偏干，小便黄。

查体：双侧甲状腺弥漫性肿大，形体消瘦，心率110次/分，舌质红，苔薄黄，脉弦数。

辅检：甲状腺功能：TT_3 5.67ng/mL，TT_4 21.50μg/dL，FT_3 10.21pg/mL，FT_4 28.86pmol/L，TSH 0.02μIU/mL，甲状腺抗体未见异常。甲状腺彩超：甲状腺增大，甲状腺内回声增强增粗，内回声欠均匀，甲状腺内可见丰富的血流信号。

中医体质分类判断提示：偏颇体质（气郁质、阴虚质、痰湿质）。

诊断：中医诊断：瘿病；西医诊断：甲状腺功能亢进症。

辨证：气郁痰结。

治则：疏肝解郁，化痰散结。

处方：牡丹皮12g，焦栀子12g，当归15g，赤芍15g，柴胡10g，茯苓15g，炒白术15g，生甘草5g，薄荷6g，浙贝母15g，夏枯草20g，玄参20g，生地黄30g。西药予甲巯咪唑7.5mg，每日1次抗甲亢治疗，普萘洛尔片10mg，每日3次控制心率。

二诊：2012年4月4日。药用14剂后，患者自觉心悸、烦躁易怒、手指震颤较前好转，仍偶有胸闷胁痛，双乳胀痛，大便偏溏，小便调。前方去生地黄，橘叶12g，再进14剂。西药仍按原剂量服用。

三诊：2012年4月18日。药用1个月后复查甲状腺功能：TT_3 3.27ng/mL，TT_4 15.21μg/dL，FT_3 5.22pg/mL，FT_4 19.23pmol/L，TSH 0.04μIU/mL。患者自觉心悸、烦躁易怒、心烦、手指震颤，胸闷胁痛、双乳胀痛较前好转，胃纳可，二便调。西药予甲巯咪唑5mg，每日1次抗甲亢治疗，普萘洛尔片10mg，每日2次，控制心率。前方去牡丹皮、焦栀子、橘叶。

随访1年，患者颈部肿大较前好转，余症已罢，复查甲状腺功能已正常。

按语：患者以颈前肿大，心悸，急躁易怒，烦热，手指震颤为主要临床表现，属中医学“瘿病”范畴。近年来，随着人们生活及工作节奏的改变，该病的发病率有逐年增高的趋势。体质因素是瘿病形成的内在原因，而引起瘿病的诱因则与情志失调有关。王师认为，本病案的患者素体阴虚，加之工作压力过大及劳累，致使肝气郁结，疏泄失常，故见胸闷胁痛、攻窜两肋、急躁易怒、双乳胀痛、月经不调等症；气机郁滞，津液不运，壅滞成痰而有颈前肿大；气滞痰结化热，则见烦热；热邪上扰心神，而见心悸，消灼胃液故见多食易饥。治以丹栀逍遥散合软坚散结中药加减。方中柴胡疏肝解郁，当归、赤芍养血调肝，白术、茯苓、甘草理脾运湿，牡丹皮、焦栀子清解郁热，玄参清热泻火，养阴润燥，合浙贝母、夏枯草化痰软坚散结。诸药合用，共奏疏肝解郁、清热化痰、软坚散结之能。

2. 从肝胃治疗瘿病

郑某，男，70岁，退休工人 。

初诊：2012年5月28日。

主诉：乏力手抖1年余。

病史：患者1年前无明显诱因下出现乏力、手抖，伴有心悸，烦躁易怒，于宁波市第一医院就诊，行甲状腺功能检查提示“甲状腺功能亢进”（具体数值不详）。既往十二指肠球部溃疡，慢性浅表性胃炎，食道炎病史3年。

刻诊：乏力、手抖、膝冷，心悸，脘痞胸闷，嗳气，颈部肿大，右侧明显，纳可，大便偏稀，小便调。

查体：面肤垢亮，眼圈发黑，口唇色素暗滞。苔薄白，质淡红，舌下静脉淡紫，脉细滑数。

辅检：甲状腺功能：TT_3 >7.94ng/mL，TT_4 248.86ng/mL，TSH 0.02μIU/mL。

中医体质分类判断提示：偏颇体质（气虚质、阴虚质、湿热质、特禀质）。

诊断：中医诊断：瘿病；西医诊断：甲状腺功能亢进症。

辨证：肝阴不足，脾气虚弱，肝阳犯胃，痰瘀搏结。

治则：养阴平肝，和胃降逆，软坚散结。

处方：生白芍30g，枸杞子30g，当归20g，玄参20g，旋覆花20g，半夏12g，竹茹15g，浙贝母20g，煅瓦楞子30g（先煎），山慈菇15g，苏梗12g，怀山药30g，7剂。西医治疗：丙硫氧嘧啶100mg，每日3次控制甲亢，铝碳酸镁片0.5g，每日3次保护胃黏膜。

二诊：2012年6月5日。服上药7剂，患者诉脘痞胸闷、嗳气已罢，乏力、手抖、心悸、心烦易怒同前，睡眠较差，前方去半夏、竹茹、煅瓦楞子、苏梗，加酸枣仁20g，淮小麦30g。再进14剂。

三诊：2012年6月19日。服上药14剂，患者诉睡眠可，乏力、手抖、心悸、心烦易怒较前减轻，前方去酸枣仁、淮小麦，加夏枯草20g、猫爪草15g，再进14剂。

四诊：2012年7月2日。患者复诊，自诉乏力、心悸、手抖、烦躁易怒已罢，复查甲状腺功能：TT_3、TT_4、FT_3、FT_4 均已正常，TSH 0.04μIU/mL。继以软坚散结汤为基本方以善其后。

按语：患者以乏力、手抖、心悸、烦躁易怒为主要表现，甲状腺功能提示甲亢，属中医学“瘿病”范畴。患者一体多病，病机复杂。王师指出，看病需抓住以下几个病机：①牢牢把握基本病机；②动态掌握阶段病机；③精细梳理兼夹病机；④果断处理即时病机；⑤追根捕捉潜伏病机。结合本病案，该患者基本病机为肝阴不足，兼夹病机为脾气虚弱，即时病机为肝阳犯胃、痰瘀搏结，病位在肝、胃、脾。故先以养阴平肝、和胃降逆、软坚散结为主，方用白芍、枸杞子、当归养肝阴，旋覆花、半夏、竹茹和胃降逆，怀山药健脾，煅瓦楞子抑酸，浙贝母、山慈菇软坚散结。待患者胃脘部不适罢，去半夏、煅瓦楞子等药物，投以宁心安神之酸枣仁、淮小麦，待患者睡眠改善，加用猫爪草、夏枯草之辈以增强化痰散结之效。本案患者除阴虚阳亢诸证外，尚见肝阳犯胃证，王师处方极顾胃腑，故首诊即从调肝和胃入手，同时兼顾辨病用药。

3. 益气养阴、软坚散结治疗瘿病

张某，女，40岁，公务员。

初诊：2012年5月30日。

主诉：颈前出现肿块1年。

病史：患者1年前无明显诱因下出现颈前部肿块，按之较硬，伴心烦易怒，神疲乏力。

刻诊：形体消瘦，神疲乏力，四肢欠温，大便干燥，3日一行。

查体：双侧甲状腺弥漫性肿大，舌质红，苔少，脉细。

辅检：甲状腺功能：FT_3 2.51pg/mL，FT_4 7.23pmol/L，TSH 7.83μIU/mL，TgAb 237IU/mL，TPOAb＞600IU/mL。甲状腺彩超：甲状腺实质回声不均，血流显示少量血流信号，双侧颈部淋巴结轻度肿大。甲状腺病理：大量淋巴细胞及浆细胞，少量纤维组织增生。

中医体质分类判断提示：偏颇体质（气虚质、阴虚质、痰湿质、血瘀质）。

诊断：中医诊断：瘿病；西医诊断：桥本甲状腺炎。

辨证：气阴两虚，痰瘀搏结。

治则：益气养阴，软坚散结。

处方：黄芪30g，绞股蓝30g，夏枯草20g，三棱10g、莪术10g，猫爪草15g，山慈菇10g，元参20g，浙贝母15g，生地黄20g，麦冬15g。

二诊：2012年6月6日。药用7剂后症状明显改善。原方再进21剂。

三诊：2012年7月6日。药用1个月后复查甲状腺功能：FT_3 3.34pg/mL，FT_4 8.46pmol/L，TSH 4.86μIU/mL，TgAb 101.42IU/mL，TPOAb 492.24IU/mL。予以自拟三和汤。

处方：柴胡10g，黄芩10g，太子参20g，半夏10g，甘草5g，桂枝6g，白芍15g，黄芪30g，白术10g，防风10g，生姜3片，红枣6枚，加元参20g，象贝15g，夏枯草20g，以善其后。随访半年，患者颈部肿大较前好转，神疲乏力、心烦易怒已罢。

按语：桥本甲状腺炎属自身免疫性甲状腺疾病，以颈前肿大不适为主要症状，王师认为，可将桥本甲状腺炎以西医诊断分为3期，即甲亢期（相对应中医的阴虚阳旺期）、甲状腺功能正常期（相对应中医的痰瘀互结期）、甲减期（相对应中医的正虚邪实期），对本病进行中医辨证治疗，可充分调动人体的自我免疫调节能力，有明显的优势和稳定的疗效，亦可减少西药用量，从而减轻其毒副作用，使甲状腺功能逐渐恢复。本例患者属正虚邪实期，故治疗上以益气养阴法扶正，以软坚散结法化痰瘀而祛邪，以调和阴阳气血法收全功。此期扶正应贯穿整个治疗过程。

（四）围绝经期综合征

1. 酸甘宁心汤加味治疗绝经前后诸证

戴某，女，49岁，无业。

初诊：2013年5月8日。

主诉：胸口、背部、小腹游走性闷痛1个月余。

病史：素有矽肺病史。

刻诊：胸口、背部、小腹游走性闷痛，阵发性烘热汗出，迎风畏寒打喷嚏，偶痒咳嗽痰白，夜寐多梦，心烦易怒，年至更年，停经2个月，育1流2，二便调。

查体：舌质淡，舌苔薄白，脉细。

辅检：胸部CT：两上肺结核考虑，右肺门及纵隔区淋巴结钙化。结核感染T细胞检查：阳性。心电图及支气管镜检查无殊。

诊断：中医诊断：虚劳；西医诊断：围绝经期综合征。

辨证：心肝血虚，肺阴不足，肺失润降，营卫失调

治则：养血宁心，润肺化痰，调和营卫。

处方：枣仁20g，淮小麦30g，生龙骨30g（先煎），百合30g，麦冬20g，茯苓15g，生地30g，夜交藤30g，延胡索30g，旋覆花10g（包煎），柴胡12g，川芎12g，枇杷叶20g（包煎），功劳叶20g，7剂。

二诊：2013年6月22日。上方连投1个月余，心悸、游走性闷痛大减，夜寐好转。舌质淡红，舌苔薄白、根微黄，脉细。上方续进7剂。

按语：围绝经期为女性生理过程的一个阶段，多发生于45~55岁，认为肾气由盛渐衰，天癸由少渐竭，冲任二脉衰少为其主因。由于不同女性个体差异很大，因此症状复杂，病位也有区别。本案患者虽有职业性肺病史，且CT及结核感染T细胞检查均可证明肺部病变，然前经呼吸科中药治疗2个月余未见明显改善，遂求医于王师。王师认为，本案病位主要在肺，但与肝失濡润密切相关。肺主气、司呼吸，又主治节，肺之功能正常，才能完成正常的宣发、肃降功能，实现清浊之气的交换，假若肺气失调，升降失司，则见气机闭塞，胸背闷痛、咳嗽即作，正如《内经》所云："诸气膹郁，皆属于肺。"肝主疏泄，调节全身气机，肝气不舒，气机不展，既可窜于胸背，又可停于小腹，而见诸多痛证。本案患者肾气已衰，阴血不足，肝体失养，克逆犯肺，故见胸口、背部、小腹游走性闷痛，咳嗽痰白，迎风畏寒打嚏，阵发性烘热汗出；肝藏血，心主血而藏神，肝血不足，心神失养，而见夜寐多梦，心烦易怒。治疗当以养心肝、润肺叶、调气机为主。酸甘宁心汤为王师专为心肝血虚而设的经验方，枣仁养肝血，淮小麦缓肝急，枣仁、淮小麦酸甘合用以养肝体，百合、麦冬滋养心肺，合茯苓以生化心血；龙骨一味镇敛浮阳，以应血虚阳浮之机。六味药皆有宁心安神之效，临床用之效专力宏，若兼有阴虚见证，尚可加入生地黄以滋肾水。本案用之养心滋肝、润肺益肾切合病机，此外，本案尚须调畅肝肺气机方能建功，故以柴胡之升配旋覆花、枇杷

叶、功劳叶之降调肝肺气机，加川芎、延胡索入血以行血之滞。全方养阴血，调气机，和气血并举，患者服药1个月余病缓而获良效。

2. 滋阴养火法治疗绝经前后诸证

童某，女，56岁，教师。

初诊：2011年7月16日。

主诉：反复腰腿酸软发冷，关节酸胀1年。

刻诊：腰腿酸软发冷，关节酸胀，烘热多汗，失眠多梦，头昏耳鸣，性格外向，岁及更年，月事已断。

查体：舌质暗淡，舌苔薄白，舌下静脉蓝紫结节，脉细虚。

诊断：中医诊断：虚劳；西医诊断：围绝经期综合征。

辨证：肾精不足，阴阳失衡，阴虚于下，阳浮于上。

治则：育阴潜阳，引火归原。

处方：生地黄30g，山药30g，牡丹皮10g，泽泻10g，山茱萸12g，茯苓12g，附子5g（先煎），桂枝8g，鳖甲20g（先煎），怀牛膝15g，青龙齿30g（先煎），丹参30g，7剂。

二诊：2011年7月23日。前投金匮肾气丸加味中药1个月余，腰腿酸冷、烘热汗出已减，失眠、耳鸣依然。舌质暗淡，舌苔薄白，脉沉细虚。前法有效，续以原法出入，徐图缓求，以培其本。

处方：生地黄30g，山药30g，牡丹皮10g，泽泻10g，山茱萸12g，茯苓12g，附子5g（先煎），桂枝8g，鳖甲（先煎）20g，怀牛膝15g，青龙齿30g（先煎），石菖蒲10g，远志8g，五味子8g，7剂。

三诊：2011年9月24日。连进育阴潜阳、引火归原中药2个月余，烘热、失眠显减，耳鸣偶作，关节酸胀。舌质淡红，舌苔薄白，脉细虚。

处方：生地黄30g，山药30g，牡丹皮10g，泽泻10g，山茱萸12g，茯苓12g，附子5g（先煎），鳖甲20g（先煎），怀牛膝15g，青龙齿（先煎）30g，生黄芪30g，当归20g，7剂。

前方进退服用半年，诸症皆罢，随访1年，未见复发。

按语：王师认为，围绝经期乃女性生理过程的一个阶段，此时冲任、天癸虽竭，如体质强健，无外界不良刺激影响，仍可维持阴阳相对平衡，但体质偏颇、饮食偏嗜、环境扰乱、心理刺激等，多可使其致病。病初有形之阴易耗，多见阴衰阳长现象，若调摄不当、失治或误治，则阳气亢奋，进而化火，阴液更伤，而见阴虚火旺诸症，又阴阳互根互用，阴虚日久必及阳气，更见阴阳俱损，最终导致真阳失却潜藏、浮越于外的病理现象。病入极期，患者可出现神倦乏力、腰膝酸冷、形寒肢冷、性欲减退、月经紊乱、面部潮红、夜卧不宁、情绪不稳等围绝经期症状。

本例患者常年从事教育工作，伏案、思索较多，阴液多有亏虚，正值围绝经期，天癸渐竭，冲任不充，又失于调摄，久而阴损及阳，肾阴肾阳俱虚。偏于阳虚者见于腰腿酸软发冷、关节酸胀；偏于阴虚者则见烘热多汗、失眠多梦、头昏、耳鸣诸症。治疗当以阴阳兼顾，用六味地黄汤加鳖甲滋养肾阴，桂枝、附子温养命火，龙齿摄纳离经相火，怀牛膝引火下行，增加龙齿药效，五味子助肾摄纳，石菖蒲、远志开通耳窍，引耳聋左慈丸意。阴阳失调者，气血亦衰也，故后期除调阴阳外，亦需益气养血，黄芪、当归为最佳选择。本例当属中医“虚劳”范畴，患病非一日而得，治疗亦需长期守方，方能取得满意的疗效。

3. 益气养阴清热法治疗口疮

王某，女性，46岁，职工。

初诊：2012年4月14日。

主诉：反复口腔溃疡30余年，加重1年。

病史：患者30年前每于劳累、生气后出现口腔溃疡，近1年来加重，伴有月经先后无定期，经色鲜红，量少。

刻诊：口苦，乏力，面色潮红，烘热汗出，畏寒，迎风胃脘冷，饮食辛辣之品后口腔溃疡加重，伴低热，咽痛，纳可，睡眠不佳，难以入睡，小便调，大便干，每予清火药物则上症无明显改善，育1生1。

查体：眼睑浮肿，面部色素沉着，苔薄白，质淡红，边稍红，脉沉细虚。

诊断：中医诊断：绝经前后诸证（精衰呈现期），口疮；西医诊断：更年期综合征，复发性口腔溃疡。

辨证：肺脾气虚，胃阴不足，心胃火旺。

治则：健脾益气，滋阴和胃。

处方：升阳益胃汤合竹叶石膏汤加减：太子参15g，麦冬20g，生甘草6g，半夏12g，升麻6g，川黄连7g，淡竹叶15g，石膏30g，怀山药30g。

二诊：服用上方7剂后，诉烘热汗出、口腔溃疡减轻，但乏力、口苦及睡眠情况未见改善。原方加炒白术15g，再进7剂。

三诊：服用上方后，患者诉口腔溃疡显减，乏力、口苦有所减轻，月经量增多，周期规律，但睡眠未见改善，上方加肉桂粉3g，分2次冲服，再进7剂。

四诊：投前方，患者口腔溃疡、畏寒显减，但觉寐中易醒，精神欠佳，偶有口苦，苔薄白，质淡红，脉沉细。前方去肉桂，加酸枣仁20g，再进7剂。患者烘热汗出、畏寒、口腔溃疡罢，神振、睡眠佳，口苦、咽痛等症未作。

按语：本案属脾虚下陷所致“阴火”证，脾虚下陷，挤占相火位，相火离经上乘，灼阴炼津，而见胃阴不足，心肾火旺；脾虚，土不生金，故兼见肺气虚，王师常以升阳益胃汤合竹叶石膏汤加减治疗此证，每获良效。方中太子参配麦冬补气养阴生津，怀山药、炒白术、生甘草健脾益气，半夏和胃降逆，加用升麻提升中气，恢复脾胃升降之功能，并加入少许黄连以清心胃之火，淡竹叶配石膏清透气分余热。服上药后，患者烘热、口腔溃疡显减，然睡眠情况不佳，乃相火离位上乘，心肾不交所致，因此加入少许肉桂粉，配合黄连，乃“交泰丸”之意，方中黄连清心泻火以制偏亢之心阳，用肉桂温补下元以扶不足之肾阳，心火不炽则心阳自能下降，肾阳得扶则肾水上承自有动力。水火既济，交泰之象遂成，夜寐不宁等症便可自除。然肉桂乃辛热之品，长期服用易伤阴液，故7剂后去肉桂，加酸枣仁以滋阴宁心安神。服用28剂后，患者诸症已罢，此时脾气得升，“相火”归位，“阴火”得除。王师言，“阴火”之证，临床必仔细分辨，若见火清火，其症愈剧，医之过也。

4. 调补阴阳，化瘀泄浊法调治绝经前后诸证

张某，女，48岁，职工。

初诊：2013年6月4日。

刻诊：烘热汗出，畏寒肢冷，小便频数清长，夜尿多，五心烦热，失眠多梦，腰膝酸痛，睑面浮肿，带下量多，胃纳尚可，大便尚调。

查体：舌质淡红，舌体胖大，苔薄白，舌下静脉暗淡，脉沉细 。

诊断：中医诊断：绝经前后诸证（精气亏虚期）；西医诊断：更年期综合征。

辨证：元阴元阳俱虚，痰浊瘀阻。

治则：滋肾阴，补肾阳，化瘀泄浊。

处方：地黄饮子加减：熟地黄15g，巴戟天20g，山茱萸12g，肉苁蓉20g，淡附片6g（先煎），石斛12g，五味子7g，肉桂3g，茯苓15g，麦冬15g，远志10g，石菖蒲15g，7剂。

二诊：2012年5月25日。患者已服汤药2个月，烘热汗出、失眠多梦、畏寒肢冷、腰膝酸软等症状显著好转，月经量少，但基本规则。上方加减，服药5个月后随访，患者诸症已罢，月经已断。

按语：肾为水火之宅，藏元阴而寓元阳，若阴虚日久，阴损及阳，出现元阴元阳俱虚之证。然久病必虚，久病必瘀，终致虚邪丛生，痰浊瘀阻于内之候。治疗上当以填精充督，补益元阴元阳，调畅五脏气机，化瘀泄浊通络，标本兼顾，徐图缓求，方用地黄饮子加减。方中熟地黄、山茱萸补肾填精，肉苁蓉、巴戟天温壮肾阳，四药合用以治下元虚衰之本；附子、肉桂助阳益火，协肉苁蓉、巴戟天温暖下元、补肾壮阳，并可摄纳浮阳，引火归原；石斛、麦冬滋阴益胃，补后天以充养先天；五味子酸涩收敛，合山茱萸可固肾涩精，伍肉桂能摄纳浮阳，纳气归肾；石菖蒲、郁金、茯苓化痰开窍，以治痰浊阻窍之标，且与诸补肾药相伍，又可交通心肾。煎药时少加姜、枣以和胃补中，调和药性。诸药配伍，使下元得以补养，浮阳得以摄纳，水火相济，诸症可瘥。

（五）月经病

1. 塞流、澄源、复旧法治疗崩漏

周某，女，50 岁，退休职工。

初诊：2012 年 8 月 29 日。

主诉：月事紊乱 3 年。

病史：素有高血压病史及血崩史，曾因阴道大量出血行诊断性刮宫 2 次。

刻诊：年逾更年，月事紊乱，经期 5 ~ 10 天，经来量多，末次月经本月 19 日，行经 11 天未净。胃纳可，二便调，夜寐安。23 岁结婚，育 2。

查体：面色虚红，面部色素暗淡，舌质暗淡，舌苔薄白，脉弦细滑。

辅检：B 超：子宫内膜息肉，甲状腺结节。

诊断：崩漏。

辨证：精气不足，气血两虚，胞络受损，冲任失调。

治则：益气养阴，养血和络止血。

处方：生地炭 30g，川芎 10g，炒白芍 15g，炒当归 12g，生黄芪 30g，阿胶 15g（烊化），艾叶 10g，三七粉 3g（冲服），女贞子 30g，旱莲草 15g，7 剂。

二诊：2012 年 9 月 5 日。投前方后，阴道出血已止，无他不适。舌质暗淡，舌苔薄白，脉沉细滑。去止血剂，改以益气养阴，调理冲任。

处方：太子参 20g，白术 15g，茯苓 15g，生甘草 5g，川芎 10g，当归 15g，生地黄 20g，炒白芍 20g，女贞子 30g，旱莲草 15g，陈皮 10g，7 剂。

按语：崩漏为女性常见的妇科疾病，以来势急、出血量多的称为崩，出血量少或淋漓不断的谓之漏，常见于功能性子宫出血、女性生殖器炎症、肿瘤等疾患，出血过多又可见面色苍白、头晕目眩、神疲乏力、心悸失眠等诸多症状，给日常生活带来不便。本案患者为围绝经期女性，本已步入肾气渐亏，阴阳失和，月事乱而未断之时，复因崩中两次，更伤其血，气随血衰，精随血耗，固摄失职，而见经来量多，经期延长、淋沥不净、面色虚红、面

部色素暗淡之症。王师遵“塞流、澄源、复旧”原则，初诊先以黄芪、炒当归、阿胶、白芍、生地炭、艾叶、旱莲草等益气养血摄血，并以女贞子、旱莲草平补奇经、调理冲任，妙在使用川芎、三七两味，看似活血散血，更伤其血，然如只投止血涩血之剂又易瘀阻血脉，故而收中有散，以收为主，以散为辅方为正治，药后血止即是明证。复诊时患者阴道出血已止，余无不适，再予八珍汤合二至丸益气养血、调理冲任以复其旧、善其后，终而药到病除。

2. 八珍汤加黄芪治疗月经过少

周某，女，32 岁，职工。

初诊：2012 年 7 月 18 日。

主诉：月经量少，面部色素沉着近 1 年。

病史：素有直肠、乙状结肠溃疡，慢性浅表性胃炎伴隆起糜烂，十二指肠球部溃疡（A2 期）史；另有宫颈息肉电摘史。

刻诊：月经量少，神疲欲睡，素来恶风，入冬四肢欠温。二便调，育 1 流 1。

查体：颧面色素暗滞，呈蝶形，舌质暗淡，边齿印，舌苔薄白，舌下静脉淡紫，脉细虚缓。

诊断：月经过少。

辨证：心肝血虚，脾气虚弱。

治则：养血益气。

处方：当归 20g，川芎 12g，生白芍 20g，生地黄 30g，太子参 20g，茯苓 12g，生白术 12g，生甘草 5g，炙黄芪 20g，香附 10g，玫瑰花 12g，佛手 10g，7 剂。

二诊：2012 年 7 月 25 日。面部色素转淡，神疲减，夜寐安。舌质淡红，舌苔薄白，脉细弦。处方：上方加苏梗 12g，14 剂。

三诊：2012 年 8 月 22 日。面部色素转淡，本次月经本月 15 日来潮，量转多，色转红。舌质淡红，舌苔薄白，脉细虚。此乃血海得充，冲任得调之佳象，药证合拍，原法追踪，上方 7 剂。

按语：月经过少是指月经周期正常，经量明显少于既往，不足2天，甚至点滴即净者，可有虚实之分，虚者多为血虚肾亏，冲任失养；实者则是寒凝血瘀，冲任失畅。王师门诊常以精血不足为多见，而调精血者，必调气血，故八珍汤为常用处方。本案患者月经量少，又兼神疲恶风、四肢欠温，此为气血两虚之象，舌脉亦可证明其证，因此处以八珍汤为主，而“气为血帅”，养血需益其气，故黄芪必用。患者虚中又有实证，颧面色素暗滞、蝶形为肝气怫郁失展之象，故而使用香附、玫瑰花调畅气血，又可防止芪、芍、地、归等药滋养太过，碍运中州。

3. 从湿热郁火治疗赤白带下

吴某，女，34岁，商人。

初诊：2012年12月26日。

主诉：赤白带下2年。

病史：素有霉菌性阴道炎史2年。

刻诊：赤白带下，量多，呈豆渣样，前阴瘙痒。月经量少延期，8天方净，经来乳胀，本次月经适来2天。大便2日一行，尿常，多梦易醒。

查体：舌质稍红，舌苔薄黄，脉细虚。

诊断：赤白带下。

辨证：肝热脾湿。

治则：清肝泄肝，健脾化湿。

处方：黄芩15g，蒲公英30g，炒白术30g，苍术30g，草果仁10g，土茯苓30g，海螵蛸30g，茜草20g，薏苡仁30g，赤芍20g，小青皮12g，橘叶15g，7剂。

二诊：2013年1月9日。外阴瘙痒已减，带下转清。近来咽痛咳嗽黄痰，腹痛肠鸣，便稀不畅。舌质暗红，舌苔薄白、微黄，脉滑数。辨证：肺经痰热，肝脾失调。治则：清肺化痰，调肝理脾。

处方：金银花20g，连翘20g，淡竹叶15g，荆芥12g，淡豆豉15g，牛蒡子10g，桔梗5g，生甘草5g，芦根20g，陈皮10g，生白术12g，生白芍18g，防风10g，5剂。

三诊：2013 年 1 月 16 日。咳嗽咳痰好转，大便 2 日 1 行。前阴瘙痒，赤白带下复作，少腹坠胀，夜寐浅短易醒。舌质稍红，舌苔薄黄，脉弦细滑。辨证：湿热下注，表邪未清。

处方：炒白术 30g，山药 30g，苍术 20g，车前子 30g（包煎），荆芥 10g，柴胡 12g，青皮 12g，生甘草 6g，炒黄芩 15g，茜草 15g，赤芍 20g，象贝 12g，海螵蛸 30g，14 剂。

四诊：2013 年 1 月 30 日。咳嗽、少腹坠胀已罢，前阴瘙痒有减，夜寐转安，赤白带下依然，寐中盗汗，本次月经方净。舌质淡红，舌苔薄黄，脉弦细滑。辨证：阴虚阳亢，湿热下注。

处方：炒白术 30g，山药 30g，苍术 20g，车前子 30g（包煎），荆芥 10g，柴胡 12g，青皮 12g，生甘草 6g，炒黄芩 15g，茜草 15g，赤芍 20g，海螵蛸 30g，女贞子 30g，旱莲草 15g，14 剂。

五诊：2013 年 2 月 27 日。前阴瘙痒及白带均减，末次月经本月 22 日。舌质淡红，舌苔薄白，脉弦滑。

处方：炒白术 30g，山药 30g，苍术 20g，荆芥 10g，柴胡 12g，青皮 12g，生甘草 6g，炒黄芩 15g，茜草 15g，赤芍 20g，海螵蛸 30g，女贞子 30g，旱莲草 15g，苦参 15g，14 剂。

按语：带下病为妇科常见的疾病之一，总属任脉损伤，带脉失约所致，以湿邪为主因。赤带为带下一种，以白带或黄带为主，兼有红色，似血而色不纯为特点。王师认为该病以湿热兼郁火相合而成，正如《傅青主女科》所述："肝经之郁火内炽，下克脾土，脾土不能运化，致湿热之气，蕴于带脉之间，而肝不藏血，亦渗于带脉之内，皆由脾气受伤，运化无力，湿热之气，随气下陷，同血俱下。"治疗总以调肝健脾为主，黄芩、蒲公英、土茯苓清热利湿，苍（白）术、薏苡仁健脾渗湿，柴胡、青皮、橘叶疏调肝气，赤芍、茜草凉血散血，其中茜草一味又可止血，治多种出血，《日华子本草》所云"止鼻洪，带下，产后血运，乳结，月经不止，肠风、痔瘘，排脓，治疮疖，泄精，尿血，仆损瘀血"即是，配合荆芥以增止血之功。海螵蛸，又名乌贼骨，为乌贼科动物无针乌贼或金乌贼的内壳，固精止带效优，《本经》有云："主女子漏下赤白经汁，血闭，阴蚀肿痛，寒热癥瘕，无子。"四诊以后患者湿热郁火显减，肝阴不足显现，故予二至丸以补益肝肾，滋阴止血，药证合拍，效如桴鼓。

4. 运用"四调法"治疗月经过少

王某，女，42岁，文员。

初诊：2012年5月30日。

主诉：月经量少，伴有异味3个月。

病史：初潮14岁5±/30日，量中，色暗，有小血块，偶有痛经。24岁结婚，2-0-3-2。

刻诊：近3个月来，行经期经量偏少，色暗，伴有异味，偶有血块，5天即净，周期正常。经来神疲乏力，烦躁易怒，自觉口臭。面部灰滞，色素沉着，体型偏胖。就诊时，本次月经适来2天。胃纳可，夜寐浅短易醒梦扰，小便调，大便不畅。

查体：舌苔薄白，舌质淡红，脉象弦细。

辅检：妇科检查无明显异常。

诊断：月经病（月经过少）。

辨证：肝肾阴虚，湿热阻络。

治则：滋肝养肾，清利湿热，考虑月经方潮，因势利导，推陈出新。

处方：丹栀逍遥散加味：牡丹皮15g，当归15g，赤芍20g，柴胡12g，茯苓15g，生白术12g，生甘草5g，丹参30g，焦栀子15g，蒲公英30g，生地黄30g，玄参30g，桃仁15g，枳壳15g。水煎服，7剂。

二诊：2012年6月6日。服用上方2剂后，经量略见增加，经期烦躁易怒减，2012年6月4日月经干净，未见血块，异味感依然，大便稍通，口臭减，神渐振，夜寐未见改善，胃纳可，小便调。舌苔薄白，舌质淡红，脉象弦细。考虑月经方净，阴尽阳初，血海不充，应以"养调"为主。治宜补益气血，调理冲任。

处方：八珍汤加减：太子参 20g，白术 15g，茯苓 12g，甘草 5g，川芎 12g，当归 15g，生地黄 20g，炒白芍 15g，炒麦芽 30g，炒山楂 20g，六神曲 12g，厚朴 15g。水煎服，7 剂。

三诊：2012 年 6 月 13 日。服用 7 剂后，精神渐爽，夜寐渐深，大便畅通，口气清爽，面色转润，色素渐淡，胃纳可，小便调。舌苔薄白，舌质淡红，脉细。考虑时值排卵期，阴生阳长，宜以"疏调"为法。治以疏通血气，促进排卵。

处方：二子二仙汤合大补元煎加减：仙茅 15g，仙灵脾 20g，枸杞子 20g，党参 15g，山药 30g，生地黄 30g，炒当归 15g，黄芪 20g，山茱萸 15g，延胡索 30g，生甘草 5g。

四诊：2012 年 6 月 20 日。药后，诸症悉减，神振寐安。舌苔薄白，舌质淡红，脉细。时值黄体期，阴盛阳旺，以"平调"为法。治以平衡阴阳，和调气血。

处方：归芍六味合二至丸加减：当归 15g，炒白芍 20g，生地黄 30g，山茱萸 15g，山药 30g，牡丹皮 12g，泽泻 10g，茯苓 15g，女贞子 30g，旱莲草 15g，酸枣仁 20g，淮小麦 30g。水煎服，7 剂。

五诊：2012 年 6 月 27 日。适逢月经方潮，月经量中，色红，异味消失，未见血块，自觉神振心宁，口中清爽。面色转润，色素变淡。四调之后，盖冲任渐趋流利，以逍遥散养血健脾，轻清疏解，理气达郁，以善其后。随访 2 个月，诸症均未见反复。

按语：《本草纲目·妇人月水》有云："女子，阴类也，以血为主，其血上应太阴，下应海潮。月有盈亏，潮有朝夕，月事一月一行，与之相符，故谓之月水，月信，月经。"月有盈亏，海有朝夕，天人合一。近年来杏林之中不少良医对月经周期有深入研究，论证了时间医学对月经周期的重要性。夏桂成、章恪、赵宏利等以阴阳太极图为轴，分别论述了月经各期与时间、阴阳的关系。王师则在此基础上，根据人体阴阳涨落更替之势，进一步完善肾－天癸－冲任－胞宫轴，提出"四调法"，即"势调""养调""疏调""平调”。

本例患者年近更年，孕5流3，血海空虚，阴血不足，胞络受损，久病必瘀，则经量偏少，色暗，偶有血块；体型肥胖，胖人多痰湿，痰湿内停，遏阻中焦，郁久化热，则有口臭；下走胞宫，痰瘀互搏，则经血有异味；再则体阴亏耗，无以濡养肝体，疏泄失常，肝郁气滞，则经期烦躁易怒，面部灰滞，色素沉着，大便不畅，脉象弦细。综其症状，肝脾肾皆虚，阴阳气血皆失调，病机复杂。考虑初诊时月经方潮，故而王师以“势调”为法，因势利导、疏肝解郁、祛瘀生新、清热利湿、泄浊清滞，以期血海满盈之时。二诊以“养调”为法，补气养血，健脾和胃，以充血海。三诊以“疏调”为法，疏通气血，促进排卵。四诊以“平调”为法，平衡阴阳，和调气血。五诊因冲调任通，诸症已罢，故去清热凉血之品，养血健脾，轻清疏解，理气达郁，以固其效。

月经病虽然是妇科疾病中常见病、多发病，然而其诱因多样，应熟悉掌握月经四期规律，详细询问病史，结合实验室检查，才能拨云见日。

5. 丹栀逍遥散加味治疗痛经

沃某，女，27岁，公务员。

初诊：2013年7月10日。

主诉：经行腹痛、夹块3年。

病史：患者3年前无明显诱因下出现经行腹痛，月经量偏少，色暗，夹块，发现CA199增高2年（具体数值自述不详）。

刻诊：经行腹痛、夹块，每于疲劳加剧，末次月经6月23日，偶有脘痞，大小便调，夜寐浅短易醒、梦扰。性格外向，容易激动。

查体：舌质暗红，舌苔薄白腻，舌下静脉蓝紫，脉弦细滑。

中医体质分类判断提示：偏颇体质（气郁质、血虚质）。

诊断：中医诊断：痛经；西医诊断：痛经。

辨证：血虚气郁。

治则：养血疏肝。

处方：牡丹皮12g，当归15g，赤芍15g，柴胡12g，茯苓15g，白术15g，生甘草5g，焦栀子12g，薄荷5g（后下），青皮12g，橘叶10g，月季花15g，7剂。

二诊：2013年7月17日。脉证同前，月经将潮，上方再进7剂。

三诊：2013年7月31日。本次月经方净，经行腹痛已减，血块较多，夜寐较晚，大便调畅。舌质暗红，舌苔薄白，边齿痕，脉细滑。

处方：枣仁20g，淮小麦30g，茯苓15g，麦冬15g，百合30g，川芎12g，苍术10g，香附10g，焦栀子12g，六曲12g，青龙齿30g（先煎），丹参30g，7剂。

按语：本案患者素体心肝血虚，神魂不安，兼之工作繁忙，入睡较晚，更耗阴血，故而夜眠不安，易醒多梦；阴血不足，肝体失养，刚烈之性亢而无制，气郁化火，克犯脾胃，共见情绪激动、胃脘痞闷等症；月事之时，血入胞宫，肝中所藏之血更显不足，少腹又为肝脉循行之所，进而可见经行腹痛。治疗遵“经前以通”“经后以养”原则，先以丹栀逍遥散加味以调其经，后再酸甘宁心汤合越鞠丸加丹参以养其血。患者如需防止复发，还需继续用药以杜其源。

二、疑难病例系列

（一）精神分裂症（癫狂）

周某，男，23岁，无业。

初诊：2013年3月20日。

主诉：情绪焦虑、抑郁易怒10余年。

病史：素有吸烟史。

刻诊：情绪焦虑、抑郁易怒，甚则狂躁打架，或悲伤欲哭，夜寐不安，多噩梦，口角流涎，皮肤瘙痒，尿黄。

查体：舌质暗红，舌苔薄黄，脉滑。

诊断：癫狂。

辨证：心肝血虚，气郁痰火，上扰心神。

治则：养血宁心，疏气达郁，降火涤痰。

处方：制半夏10g，陈皮12g，茯苓15g，枳壳12g，胆南星10g，淡竹茹10g，生铁落60g（先煎代水），郁金12g，石菖蒲10g，青龙齿30g（先煎代水），酸枣仁20g，远志10g，7剂。

二诊：2013年3月27日。症状好转，夜能入睡，烦躁亦减。

处方：制半夏10g，陈皮12g，茯苓15g，枳壳12g，胆南星10g，淡竹茹20g，生铁落30g（先煎代水），郁金12g，石菖蒲10g，青龙齿30g（先煎代水），酸枣仁20g，远志10g，生地黄30g，丹参30g，7剂。

三诊：2013年4月17日。上方连服21剂，狂躁4天未作，多思善虑，不寐依然。舌质红，舌苔薄黄，脉细滑。

处方：制半夏10g，陈皮12g，茯苓15g，枳壳12g，胆南星10g，淡竹茹20g，生铁落30g（先煎代水），郁金12g，石菖蒲10g，青龙齿30g（先煎代水），酸枣仁20g，远志10g，生地黄30g，丹参30g，黄连6g，14剂。

四诊：2013年5月29日。进服中药2个月余，诸症显减，原法续服。

处方：制半夏10g，陈皮12g，茯苓15g，枳壳12g，胆南星10g，淡竹茹20g，生铁落30g（先煎代水），青龙齿30g（先煎代水），酸枣仁30g，远志10g，生地黄30g，丹参30g，黄连9g，旋覆花10g（包煎），代赭石30g（先煎），14剂。

按语：癫狂属精神系统疾患，前者以沉默痴呆、语无伦次、静而多喜为特征，后者则以喧扰不宁、躁妄打骂、动而多怒为主症，究其病因，前者多与痰有关，后者又以火为先，正如唐宗海《血证论》所述："痰入心则癫，火乱心则狂。"

本案患者为典型的狂证，症由虚、郁、痰、火交织而成。其禀体心肝不足，兼性格沉默寡言、多思善虑，夜玩游戏、睡眠较少，更耗阴血，而致肝体失养，气郁不达，又因受伙伴欺负加剧；形体肥胖，食多懒动，却又焦烟熏耗，痰浊久而化火；诸因相杂，终成心肝血虚，气郁痰火上扰心神之证。

初诊即以导痰汤合菖蒲郁金汤、竹茹豁痰开窍，酸枣仁、远志、青龙齿、生铁落宁心安神。生铁落为生铁煅至红赤，外层氧化时被锤落的铁屑，其性辛而凉，入心肝经，具平肝镇静功效，《本草纲目》认为其“平肝去怯，治善怒发狂”，《日华子本草》亦认为“治惊邪癫痫，小儿客忤，消食及冷气，并煎汁服之”，现代药理研究证明其有良好的镇静作用，宜大剂量先煎而服，复诊患者症状缓解即可证实。火为阳邪，易动血脉，故二诊增生地黄、丹参以滋阴凉血；三诊入黄连清心泻火。

服药后，患者症状虽大有改善，但仍需调节情志、改变生活起居，才可进一步缓解病情，以致痊愈。

（二）孕期盗汗

郑某，女，30岁，文员。

初诊：2012年11月21日。

主诉：盗汗1周。

病史：盗汗，前医给服益气养阴收敛中药，盗汗不止。怀孕34周。

刻诊：盗汗，头部及上半身为主，夜寐口干欲饮，饮水量多，大小便调。

查体：舌质暗淡，舌苔薄、微黄，脉细滑。

诊断：盗汗。

辨证：湿遏热伏，阳加于阴。

治则：疏风透湿，清热安胎。

处方：苏叶10g，淡竹叶10g，桑叶12g，黄芩12g，炒白术15g，黄连5g，焦栀子12g，鲜石斛7g，葛花10g，3剂。

二诊：2012年11月24日。盗汗减少，口干依然，夜寐欠香。

处方：苏梗12g，淡竹叶12g，桑叶12g，黄芩15g，炒白术15g，玫瑰花10g，合欢花10g，淮小麦20g，3剂。

三诊：2012年11月28日。盗汗显减，腰酸。

处方：苏梗10g，玫瑰花10g，淮小麦30g，桑寄生12g，怀山药30g，黄芩10g，炒白术10g，枣仁10g，3剂。

四诊：2013年5月15日。前服中药9剂，盗汗已罢，并予年初平安产下1子。目前夜寐浅短易醒、多梦，时兼入睡困难，每晚需服舒乐西泮片1粒才能安睡，腰两侧麻木，手脚心汗出，恶风畏寒，经期紊乱，末次月经4月15日。舌质暗淡，舌苔薄净，脉细虚。

处方：生黄芪30g，当归20g，桂枝8g，炒白芍20g，生甘草6g，炒白术15g，防风12g，生龙骨30g（先煎），生牡蛎30g（先煎），枣仁20g，淮小麦30g，红枣6枚，生姜3片（自备），7剂。

按语：盗汗乃夜间寐中潮热汗出，醒后自止的一种疾病，究其病因，多为阴虚火旺、湿热内盛所致。本案患者不仅有湿热内盛表现，而又怀孕34周，本身胎热就重，二热相合，病情加剧，治疗颇为棘手。初诊时，王师遵叶天士“或透风于热外，或渗湿于热下。不与热相搏，势必孤矣”之意，予苏叶、淡竹叶、桑叶疏风透湿，黄芩、黄连、焦山栀清热燥湿，其中黄芩配伍苏叶、白术又可安胎，辨证无误，用药合理，故仅3剂即已见效；复诊时予玫瑰花、合欢花、枣仁、淮小麦安神解郁，桑寄生、怀山药补肾安胎。王师有云：“孕妇用药分禁用与慎用，慎用多为祛瘀、行气、攻下、温里之类，案中黄连、焦山栀虽为苦寒，未属慎用范畴，适当用之，中病即止，未必不可，玫瑰花、合欢花虽属活血，作用甚微，亦可少许与之。”药后，患者汗止，平安产子即为明证。张景岳云：“气化而愈，愈出自然；攻伐而愈，愈出勉强。”因此，王师仅予疏风透湿、清热安胎之品而汗自解，前医给服大量益气养阴、收敛止汗之剂症反增剧。

（三）干燥综合征（燥证）

刘某，女，48岁，职员。

初诊：2013年5月15日。

主诉：口眼鼻干燥3年余。

病史：素有子宫切除史10年，肝功能异常3年。

刻诊：口眼鼻干燥，口渴欲饮，不能久视。前经泻黄散、清胃散、竹叶石膏汤诸方合用加减，其燥有减，另有喉如物塞，神疲乏力等症。夜尿1～2次，大便调，寐不香。

查体：舌质暗红，舌苔根薄黄，脉弦细。

辅检：自身抗体：抗核抗体（+），抗着丝点抗体（+）。唇腺活检1巢淋巴细胞聚集（大于50个）。

诊断：中医诊断：燥证；西医诊断：干燥综合征。

辨证：气阴两虚，阴火夹湿。

治则：益气养阴，清利湿热，引火归原。

处方：升麻6g，黄连7g，藿香10g，焦栀子12g，石膏30g（先煎），淡竹叶15g，鲜石斛6g，制半夏12g，麦冬12g，知母12g，枣仁20g，太子参20g，7剂。

二诊：2013年5月22日。进前方后，症状稳定。药证合拍，原方化裁，徐图缓求，细水长流。

处方：升麻6g，黄连7g，藿香10g，焦栀子12g，石膏30g（先煎），淡竹叶15g，鲜石斛9g，制半夏12g，麦冬12g，知母12g，枣仁20g，太子参20g，苏叶10g，7剂。

三诊：2013年5月29日。汗易出，神疲，大便干燥依然。舌质淡红，舌苔薄白。上方再进7剂。

四诊：2013年6月12日。口渴燥饮、目干涩糊、夜寐较前好转，情志激动则喉部异物感。上方加玫瑰花12g，7剂。

五诊：2013年7月3日。口干好转，汗出则舒，神疲，喉如物塞，思虑紧张则寐不香。舌质淡红，舌苔白腻，脉细弦。

处方：黄连7g，藿香10g，焦栀子12g，石膏30g（先煎），淡竹叶15g，鲜石斛9g，麦冬12g，知母12g，枣仁20g，太子参20g，玫瑰花12g，绿梅花12g，决明子30g，橘络12g，7剂。

六诊：2013年8月14日。干燥综合征，经上药治疗一度好转，近因情志波动，而致前症复作，喉如痰塞，皮肤荨麻疹。舌质淡红，舌苔薄微黄，脉细虚。辨证：阴虚血热，气机不畅。

处方：枣仁20g，淮小麦30g，茯苓15g，麦冬15g，青龙齿30g（先煎），百合30g，苏梗10g，佛手10g，玫瑰花10g，绿梅花10g，生地黄20g，千里光15g，7剂。

按语：干燥综合征系一种主要累及外分泌腺体的慢性炎症性自身免疫病，初期主要表现为口眼鼻干燥，需经过免疫系统检查以明确诊断，该病后期可累及肺、胃、肾，皮肤、血液、骨骼、神经等多系统，造成严重并发症，究其病因和发病机制尚不清楚，故而治疗颇为棘手，目前多以激素治疗或对症治疗为主，而中医通过辨证施治，给予对应治疗，可缓解激素治疗所造成的不良反应，因此求诊者较多。

本案患者症状不多，病机较为复杂，既有脾气下陷、挤压相火、离经上移之火，亦有肝肾阴虚、虚火上炎，甚者还有气机不畅、久郁之火，故而治疗颇为棘手，总体均以益气阴、疏肝气、泄气热为原则，泻黄散、清胃散、竹叶石膏汤合方化裁。泻黄散出自《小儿药证直诀》，由藿香、栀子、石膏、防风、甘草组成，主散脾胃伏火；清胃散出自《脾胃论》，由升麻、生地黄、当归、黄连、牡丹皮组成，主泄胃经实火；竹叶石膏汤出自《伤寒论》，由竹叶、石膏、半夏、麦冬、人参、甘草、粳米组成，主清脾胃湿火。三方相合，主治邪热内盛、气液已伤之证。另外，石斛、知母、枣仁以润五脏；玫瑰花、绿梅花主疏肝气，以防气郁之火。诸药合用，证治相符，效如桴鼓。

（四）慢性肾衰竭（关格）

付某，女，59岁，农民。

初诊：2013年5月8日。

主诉：神疲乏力、头晕、尿少1年。

病史：素有糖尿病、糖尿病肾病、高血压、高脂血症史，目前服用硝苯地平控释片、厄贝沙坦片降压，拜唐平片降糖，爱西特片抑制毒素吸收，大黄碳酸氢纳片促进毒素排出，拜阿司匹林片抗血小板聚集。

刻诊：神疲乏力，头晕，尿少，大便不畅，昏昏欲睡，寐而不熟，时而恶心，口角流涎，四肢麻木，腓肠肌痉挛，肾区作痛。

查体：下肢浮肿，舌质暗红，舌苔薄白，舌下脉络蓝紫，脉沉细。

辅检：空腹血糖 9.45mmol/L，餐后 2 小时血糖 14.82mmol/L，肌酐 207.1μmol/L，尿酸 445.7μmol/L，尿素氮 12.07mmol/L。今查：尿常规：潜血（++），蛋白质（+++）；肾功能：肌酐 276μmol/L，尿酸 493μmol/L，尿素氮 14.62mmol/L；电解质：钾 5.6mmol/L，氯 111mmol/L。

诊断：中医诊断：关格；西医诊断：慢性肾衰竭。

辨证：脾肾阳虚，浊邪内盛，肾络瘀阻，开阖失司。

治则：急者治标，先拟温肾通阳，化瘀泄浊。

处方：生大黄 12g（后下），附子 8g（先煎），黄连 7g，淡竹茹 15g，制半夏 15g，枳壳 12g，陈皮 12g，茯苓 12g，生甘草 5g，生白芍 30g，生姜汁 15mL（冲入），3 剂。

二诊：2013 年 5 月 11 日。进上方后，大便日解 5～6 次，诸症稍减，原方再进 3 剂。

三诊：2013 年 5 月 15 日。恶心、头昏痛依然，口干，昨日停药便秘复作。舌质暗淡，舌苔薄白，脉弦细。此乃真阳式微，气化力弱，浊阴潴留上泛，有上蒙清窍之势，当拟温阳泄浊。

处方：生大黄 12g（后下），附子 8g（先煎），黄连 7g，淡竹茹 15g，制半夏 15g，枳壳 12g，陈皮 12g，茯苓 12g，生甘草 5g，生白芍 30g，生牡蛎 30g（先煎），生姜汁 15mL（冲入），7 剂。

另服药膳：鲤鱼 500g（去鱼肠），冬瓜皮 30g，煎汤。

四诊：2013 年 5 月 22 日。症状稳定，目前肌酐 155μmol/L，尿素氮：13.84mmol/L，钾：5.2mmol/L。大便 6～7 次/日，恶心，食欲减退。

处方：生大黄 12g（后下），附子 8g（先煎），黄连 7g，淡竹茹 15g，制半夏 15g，枳壳 12g，陈皮 12g，茯苓 12g，生甘草 5g，生白芍 30g，生牡蛎

30g（先煎），生姜汁15ml（冲入），7剂。

按语：本案患者有明确的疾病史，另有实验室检查报告，诊断较为明确。初诊时，患者既表现为神疲乏力、头晕、腓肠肌痉挛等诸多不足，又表现为肢肿、尿少、便干、昏昏欲睡、寐而不熟、时而恶心、口角流涎、四肢麻木、肾区作痛、舌暗、舌下脉络蓝紫等一派实象，王师认为病位在脾、肾，起于阳气不足，进而邪浊内盛，肾络瘀阻，开阖失司，而成诸症，可谓险象环生。《素问·汤液醪醴论》有云："五脏阳已竭也……去菀陈莝，开鬼门，洁净府。"《素问·水热穴论》又云："肾者，胃之关也，关门不利，故聚水而从其类也。"故当温肾通阳，化瘀泄浊。处方以大黄附子汤合黄连温胆汤加味为主。前者出自《金匮要略·腹痛寒疝宿食病脉证治》，主治寒实内结胁腹之证，王师用其治疗本案寒水内停肾络之证，证虽异，理却同，故而药后即见大便通畅，血肌酐、尿素氮下降。后方乃温胆汤加黄连而成，主治浊阴上泛脾胃之证。另外，方中加白芍，合附子、生姜、茯苓取"真武汤"之意以制水，又可养肝，缓解腓肠肌筋挛之痛，重用生姜汁以通利胃肠、和胃止呕，以防受纳障碍。上方连服6剂，浊阴上泛未除，为防犯于脑窍，三诊又增牡蛎，王师认为该药不仅平肝，又可利水，用于此症甚佳。本案为肾功能不全重症，病已不可逆转，如能饮食有节、起居有常、按时服药，尚可延长生命，稍有不慎，即可阴阳离决，慎之慎之。

（五）血管神经性头痛（头痛）

刘某，男，40岁，商人。

初诊：2013年6月26日。

主诉：头痛，伴头部紧束如裹20余天。

病史：素患头痛史20余年，母亲也有头痛史。

刻诊：头痛，头部紧束如裹，以太阳跳痛为甚，心烦易怒，神疲乏力，健忘，大便偏溏，小便偏黄，夜寐多梦，性功能减退。

查体：舌质暗红，舌苔薄白，脉弦细。

辅检：胃镜：①反流性食管炎（A级）；②慢性浅表性胃炎；③十二指肠球部炎症，幽门螺杆菌（+）。生化示：谷丙转氨酶55U/L，甘油三酯2.54mmol/L。

诊断：头痛。

辨证：肝肾阴虚，肝阳偏旺，湿热中阻，清阳不升。

治则：平肝潜阳，升清降浊。

处方：荷叶20g，苍术30g，升麻6g，生白芍30g，甘草6g，丹参30g，葛根30g，川芎10g，菊花15g，钩藤20g（后下），天麻15g，珍珠母30g（先煎），全蝎粉6g（冲服），怀牛膝20g，7剂。

二诊：2013年7月3日。头部紧束感罢，头昏神疲依然。舌质淡红，舌边齿印，舌苔薄白，脉细缓。辨证：阴血不足，脉络失养之证显露，当拟从本论治。

处方：生黄芪45g，川芎15g，当归20g，生地黄30g，炒白芍30g，生甘草6g，全蝎粉6g（冲服），僵蚕10g，生龙骨30g（先煎），枸杞子30g，菊花15g，7剂。

三诊：2013年7月10日。头昏罢，神稍振，头痛本周发作2次，痛连前额后脑，发作无明显诱因。

处方：生黄芪45g，川芎15g，当归20g，生地黄30g，生白芍45g，生甘草10g，全蝎粉6g（冲服），僵蚕10g，生龙骨30g（先煎），枸杞子30g，菊花15g，蔓荆子30g，藁本15g，7剂。

四诊：2013年7月17日。头痛复作，烦躁，夜不能睡。舌质稍红，舌苔薄黄，脉弦细。治则：另辟蹊径，从瘀络阳亢论治。

处方：龙胆草10g，北细辛5g，土鳖虫7g，磁石30g（先煎），煅自然铜30g（先煎），全蝎粉6g（冲服），青龙齿30g（先煎），苍术30g，荷叶20g，升麻10g，羌活15g，川芎12g，4剂。

五诊：2013年7月24日。头痛如裹消。舌苔薄白，舌质淡红，脉细虚。此乃湿邪已去，阴虚阳亢，络脉不畅证显露。治则：平肝潜阳，搜风通络。

处方：龙胆草 10g，北细辛 5g，土鳖虫 7g，煅磁石 30g（先煎），煅自然铜 30g（先煎），全蝎 2g，青龙齿 30g（先煎），川芎 15g，防风 10g，生白芍 45g，生甘草 6g，骨碎补 15g，乌梢蛇 15g，7 剂。

六诊：2013 年 7 月 31 日。头痛已罢，夜寐不佳依然，大便烂。

处方：龙胆草 10g，北细辛 5g，土鳖虫 7g，煅磁石 30g（先煎），煅自然铜 30g（先煎），全蝎 2g，青龙齿 30g（先煎），川芎 15g，防风 12g，生白芍 45g，生甘草 6g，骨碎补 15g，乌梢蛇 15g，炒白术 20g，7 剂。

按语：本案患者头痛有两个特点，一为太阳跳痛，一为头部紧束如裹，前者与风、与瘀有关，后者与湿相关。而其又有性情急躁，夜寐不佳，神疲乏力，尿黄便溏，故而认为此乃肝肾阴虚，肝阳夹风夹瘀，湿热中阻，清阳不升相兼为病，初诊即以生白芍、生甘草、菊花、钩藤、天麻、珍珠母、怀牛膝柔肝熄风，平肝潜阳；丹参、葛根、川芎、钩藤、全蝎活血化瘀通络；并以荷叶、苍术、升麻升清化湿。药后湿邪已去，头重如裹已消，神疲乏力依然，考虑阴血不足，脉络失养渐而显露，即改黄芪、当归、炒白芍、生甘草、生地黄益气养血，枸杞子、菊花、龙骨平肝潜阳，全蝎、僵蚕祛风通络，头痛亦见减轻，然其太阳之风未能净除，痛连前额后脑，故增蔓荆子、藁本以提高疗效。

患者服药 21 剂，头痛本已减轻，然因调摄失宜而见复发，又见烦躁易怒，夜不安眠，王师认为此为肝阳上亢，脑络不畅之证，前已叠进平肝潜阳、祛风通络之剂，虽有效用，但稍有触动，便旧疾复发，常药已不能及，故改用民间偏方（龙胆草、细辛、土鳖虫、磁石、自然铜、全蝎、骨碎补）从瘀络阳亢入手，并以羌独活、防风行风燥湿，乌蛸蛇搜风燥湿，服后头痛痊愈，可见搜集整理研究民间单方，偏方亦为提高中医临床疗效的有效途径。

（六）慢性肾炎（虚劳）

邵某，女，41 岁，公务员。

初诊：2012 年 9 月 26 日。

主诉：腰腿酸胀，尿色变深2个月。

病史：发现肾炎综合征2个月余，目前服用科素亚100mg/d，曾有反复牙龈出血史、乳小叶增生史，另有子宫腺肌症，目前使用诺雷德（雌激素）。

刻诊：腰腿酸胀，尿色变深，呈酱油色，神疲乏力，胃纳可，大便调。夜寐安，末次月经9月12日，育1流3。

查体：面部虚浮，舌质暗淡胖，舌苔薄白滑，舌下脉络淡紫，脉细虚。

辅检：尿常规：潜血（+++），蛋白（++）。

诊断：中医诊断：虚劳；西医诊断：肾炎综合征。

辨证：气阴两虚，精气下泄，瘀热损络。

治则：益气养阴，固摄精气，凉血止血。

处方：生地黄30g，山药30g，山茱萸12g，茯苓12g，牡丹皮10g，泽泻10g，生黄芪45g，炒当归20g，蝉蜕12g，女贞子30g，旱莲草15g，白茅根30g，芡实30g，益智仁30g，7剂。

二诊：2012年10月3日。药后，尿红细胞稍减，适值经行3天，头痛、少腹痛，经用诺雷德，头痛稍减，但阵发性烘热，皮肤瘙痒依然。舌质暗淡，舌苔薄白，脉细。

处方：柴胡12g，薄荷5g（后下），当归15g，赤芍15g，牡丹皮15g，焦栀子12g，白术15g，茯苓15g，生甘草10g，鳖甲20g（先煎），生地黄30g，7剂。

三诊：2012年10月10日。牙龈出血及皮肤瘙痒依然。尿检：红细胞（+++），潜血（+++）。舌质淡胖，边齿印，舌苔薄白，脉细虚。

处方：生地黄30g，山药30g，山茱萸12g，茯苓12g，牡丹皮10g，泽泻10g，生黄芪45g，炒当归20g，蝉蜕12g，女贞子30g，旱莲草15g，白茅根30g，芡实30g，益智仁30g，7剂。

四诊：2012年10月17日。腰酸，尿色深，夜寐可。尿检：白细胞（++），潜血（+++），蛋白（++），镜检红细胞（++），镜检白细胞2~3个。肝肾功能未见异常。舌质淡红，舌苔薄白，脉细。

处方：生地黄30g，山药30g，山茱萸12g，茯苓12g，牡丹皮10g，泽泻10g，生黄芪45g，炒当归20g，蝉蜕12g，白茅根30g，芡实30g，益智仁30g，阿胶12g，三七粉3g（冲服），7剂。

五诊：2012年11月14日。神振。尿检：潜血（+++），镜检红细胞（+++）。舌质淡红，舌苔薄白，脉细。上方再进7剂。

六诊：2013年3月6日。投上方近半年，牙龈出血止。尿检：24小时尿蛋白225mg/24h。1月21日行子宫肌瘤手术，术后大便干。舌质淡红，舌苔薄白，根黄，脉细。

处方：生地黄30g，山药30g，山茱萸12g，茯苓12g，牡丹皮10g，泽泻10g，生黄芪45g，炒当归20g，蝉蜕12g，白茅根30g，芡实30g，益智仁30g，三七粉3g（冲服），7剂。

按语：本案患者腰腿酸胀，神疲乏力，面部虚浮，尿中蛋白为脾肾气虚，肾气不固，精气下泄之证；尿色变深，呈酱油色，牙龈出血，为阴虚血热，灼伤络脉之证；经来乳胀及子宫腺肌症，又为血虚气郁夹瘀，属兼夹病机。故而初诊以六味地黄汤、当归补血汤、二至丸益气养阴，芡实、益智仁、蝉蜕固摄精气，旱莲草、白茅根凉血止血。药后，适值经行，肝气用时，肝阴不足，肝血外泄，而见头痛、少腹痛、阵发性烘热、皮肤瘙痒，又以黑逍遥散加味养血柔肝，滋阴潜阳，其中甘草配生地黄、鳖甲，从药理分析，有替代激素作用，但无激素副作用，从药性分析，又具有凉血清热、和营养络之功。三诊时，患者月经已止，复从基本病机入手，再予益气养阴，固摄精气，凉血止血。四诊时，腰酸、尿深未见明显改变，考虑“久病必虚”“久病必瘀”，进而纳入阿胶、三七以求养血散瘀止血，服药半年，诸症皆罢，遂仍以原法善后。

（七）冠心病重症（虚劳）

邓某，女，86岁，北京大学退休教授。

初诊：2005年12月10日。

主诉：神萎1周。

病史：冠状动脉粥样硬化性心脏病搭桥手术史及股骨颈骨折手术史。

刻诊：神萎，语声低微，纳差，便溏，口干不欲多饮。

查体：舌质红而干，舌苔光净，寸口、趺阳、人迎脉三脉合参：两寸脉细浮，两关脉细缓，两尺脉沉微；趺阳脉脉微，上下推动才能测出；人迎脉搏动无力。

辨证：大病之后，老年精血虚衰，元气息微。

处方：朝白参15g，西洋参15g，五味子6g，佛手片10g，天花粉20g，麦冬10g，3剂。并嘱旁人不可频频呼之，稍稍与之粥油，候待元气来复。

二诊：2005年12月13日。神振，语声较前响亮，微笑，目光有神，能握手。舌质光红有津，无苔，寸口脉细滑，尺部沉微；趺阳脉细，可搏动；人迎脉搏动有力。此乃元气来复，急需予以培元追踪。

处方：别直参15g，西洋参15g，麦冬10g，五味子6g，天花粉30g，佛手片12g。并嘱其服粥饮，每日3次。

三诊：2005年12月16日。纳开，思食，神振，能相对交流语言，足温，目光有神。舌质红润，舌苔由光净转为薄滑，寸口脉细弱，趺阳脉细。

处方：别直参15g，西洋参15g两味，分2次服。

服药后，患者回北京，随诊无异样。

按语：本案患者年过耄耋，本已五脏俱衰，又遇手术，更耗其精，而致元气息微，不仅神萎、声低、纳差、便溏、口干不欲多饮，而又舌红、苔净，三脉俱微，此时如若续伤其气，可致阴竭阳微，甚至阴阳离决，所以不可频频呼之而扰其心神，然而治疗亦非简单，大病之后，气血必衰，纳运失常，如若过服滋腻，又可碍胃，适得其反，古人云“有胃气则生，无胃气则死”，故而必须照顾胃气，况“脾为后天之本”，脾气健运，生化有源，可以滋养五脏，因此，初诊药味不多，仅以生脉散益气养阴，强壮元气，天花粉清热生津，又伍佛手调畅胃气，粥油滋养胃气，促使恢复脾胃功能。药后，患者元气来复，进而神振，语声响亮，目光有神，尽管无形之气已复，然而有形之血不可速生，因此，仍需缓缓培之，直到康复。

本案最大特点乃寸口脉、人迎脉、趺阳脉合参诊断。王师认为，久病、重病元气衰弱，以人迎脉、趺阳脉最为明显，甚至可以因此判断预后，故而临床每遇上述疾病必用之，以协助望诊、问诊。

（八）口渴证

范某，男，46岁，河南人，打工者。

初诊：2005年12月10日。

主诉：咽干渴饮1年。

刻诊：咽干渴饮，饮不解渴，起于1年前长途驾驶，劳累过度，加以饮食不节，复因恼怒，饮酒解闷而致。另见心悸心烦，夜寐梦扰，大便秘结，泻而不畅，矢气则舒，胃脘灼热。

查体：体型肥胖，腹壁脂肪肥厚。舌质淡胖，边齿形，舌苔黄厚腻，脉弦细滑。

辨证：气滞湿热，气不化津。

治拟：黄芩15g，川连6g，生军3g（后下），枳壳12g，川朴12g，苍术15g，陈皮10g，滑石10g（包煎），清甘草5g，豆蔻粉3g（冲服），茯苓15g，竹茹15g，杏仁10g，7剂。

二诊：2005年12月17日。口干渴饮稍减，大便日1行。舌质淡胖，边齿形，舌苔黄腻，脉细滑。上方加乌梅12g，7剂。

三诊：2005年12月24日。药后，饮冷欲饮减半，自觉胃脘痞塞，以长吸为快，大便通畅，嗳气，尿黄，舌苔由黄燥厚腻转薄微黄滑，脉弦滑。此乃上下焦已通，中焦枢机不转。治拟：运脾化湿，和胃通降着见，以启运枢机，令其升降有序。

处方：厚朴10g，陈皮10g，苍术15g，川芎10g，香附10g，六曲15g，焦山栀12g，黄芩15g，川连6g，生军3g（后下），豆蔻粉3g（冲服），滑石10g（包煎），杏仁10g，郁金12g，7剂。

以后又予上方出入调理2次，症瘥回河南过年。

按语：恼怒伤肝，饮酒伤脾，伤肝者，气郁也，伤脾者，湿结也，肝脾同伤，气湿俱阻，久郁不化而生内火，火者，阳邪也，易于伤津耗气，故咽干渴饮，饮不解渴，而成主症。湿火气结，上扰心神，可有心悸而烦，夜寐梦扰；下迫大肠，则见大便秘结，泻而不畅；停于中焦，而有胃脘灼热，苔黄厚腻。因此，初诊先以平胃散合芩连、白豆蔻清热燥湿，六一散合茯苓清热利湿，小承气通腑泄热，并且妙用杏仁，既可润肠通便，又可宣畅气机，肺气一开，全身气机调畅，湿邪亦化，提高疗效。药后，邪热渐退，津液未复，故增乌梅酸甘化阴，以生津液。服药不多，见效较快，可见药证合拍至关重要。

（九）嗜铬细胞瘤术后（咳嗽）

陈某，女，41岁，职工。

初诊：2013年1月30日。

主诉：呛咳气急2个月。

病史：2010年4月行左肾嗜铬细胞瘤手术，2012年9月及今年1月行肺部嗜铬细胞瘤放射性核素治疗，现服施慧达、科素亚、可多华（甲磺酸多沙唑嗪缓释片）片等西药治疗。

刻诊：呛咳，动则气急，心悸，心烦喜静，夜寐盗汗，经来乳胀，纳可，夜尿3次，大便调，寐安。血压控制不稳。

查体：面部色素暗滞，舌质暗淡，舌苔薄白，舌下静脉蓝紫，脉弦细滑数。

诊断：中医诊断：内伤咳嗽。

西医诊断：嗜铬细胞瘤术后。

辨证：肝肾阴虚，肝阳偏亢，阳亢犯肺，肺失肃降。

治则：养阴平肝，润肺止咳。

处方：枸杞子30g，菊花12g，生地黄30g，牡丹皮12g，茯苓12g，山茱萸12g，泽泻10g，山药30g，太子参30g，麦冬20g，五味子7g，百合30g，佛手12g。

二诊：2013年4月10日。连进上方28剂，症状一度缓解，近来呛咳又作，烘热汗出，稍恶风寒，月经延迟，夜尿3～4次。舌质暗淡，舌苔薄白，边齿印，脉弦细滑。

辨证：肝肾阴虚，肺肾两虚。

处方：生地黄30g，牡丹皮12g，茯苓12g，山茱萸12g，泽泻10g，山药30g，太子参30g，麦冬20g，五味子10g，百合30g，生黄芪20g，鲁豆衣20g，碧桃干20g，7剂。

三诊：2013年4月17日。前投金水相生法，咳嗽减，烘热、头胸汗出稍减，心悸依然。月经延迟半个月未潮。苔脉如前，药证合拍，原法化裁。

处方：生地黄30g，牡丹皮12g，茯苓12g，山茱萸12g，泽泻10g，山药30g，太子参30g，麦冬20g，五味子10g，百合30g，鲁豆衣20g，碧桃干30g，龙骨30g（先煎），7剂。

按语：嗜铬细胞瘤是由起源于肾上腺髓质、交感神经节或其他部位的嗜铬组织持续或间断地释放大量儿茶酚胺，引起持续性或阵发性高血压和多个器官功能及代谢紊乱的疾病。大多数嗜铬细胞瘤为良性，可通过手术切除得到根治；恶性嗜铬细胞瘤的治疗比较困难，一般对放化疗不敏感，预后较差，本案患者即属后者。通过四诊合参，王师认为患者病位以肝肾为本，心肺为标，病机以阴虚阳亢为主，肺失肃降为次，所以初诊仅用杞菊地黄汤、生脉散、百合地黄汤三方合用益气养阴，平肝润肺即起到作用。二三诊鲁豆衣、碧桃干、黄芪、龙骨仅是针对烘热汗出、稍恶风寒、心悸气短等兼夹病机而设。患者服药3个月，短期取得满意疗效，然其长期效果还需进一步观察。

（十）虚劳（经脉寒滞）

马某，女，50岁，民工。

初诊：2013年6月19日。

主诉：恶风怕冷4年。

刻诊：恶风怕冷，腰酸腿软，关节酸痛，大便溏薄，排尿清长，头痛，晨起口苦，病起长期迎风遇寒。

查体：舌质淡红，舌苔薄白，舌下静脉蓝紫、迂曲，脉弦细。

诊断：虚劳。

辨证：经脉寒滞，营卫失和。

治则：温经通脉，调和营卫。

处方：桂枝8g，生白芍30g，北细辛5g，通草10g，红枣8g，生甘草5g，当归20g，生黄芪30g，炙麻黄5g，附子6g（先煎），炒白术10g，防风10g，7剂。

二诊：2013年7月3日。进上方后，如眩冒状，手足心热汗出，怕冷恶风头痛显减，尿量减少，大便仍溏，小腿足弓畏冷，小腹冷感明显。舌质暗淡，舌苔薄白，脉弦细。药证合拍，效不更方，上方加干姜6g，7剂。

三诊：2013年7月17日。投前方后，症状悉减，仍诉胸腹冷感，少气乏力。舌质暗淡，舌苔薄白，脉弦细。治则：健中土，资化源，调营卫。

处方：桂枝8g，生白芍30g，北细辛5g，通草10g，红枣8g，生甘草5g，当归20g，炒白术10g，干姜12g，炙黄芪45g，防风10g，7剂。

四诊：2013年7月31日。迎风怕冷减，腰腹下身冷依然，药证合拍，原法追踪。

处方：桂枝8g，生白芍30g，北细辛5g，通草10g，红枣8g，生甘草5g，当归20g，炒白术10g，干姜12g，炙黄芪50g，防风10g，补骨脂30g，鹿角霜20g，7剂。

按语：本案患者为围绝经期女性，任脉虚弱、太冲脉少、天癸渐竭为其根本，此时若能饮食有节，起居有常，再加合理调摄，或能安康，然其生活窘迫，长期迎风畏寒，终致寒凝经脉，而见腰酸腿软、关节酸痛、头痛等症。寒为阴邪，易伤阳气，五脏中又以肺脾肾易损，故而又见恶风怕冷、大便溏薄、排尿清长诸症。阳气被遏不伸，郁而化火生热，又有晨起口苦之症。治法当分三步，先以温通经脉、调和营卫以治其表，如初诊、二诊，表证渐消，里证渐露，再调脾胃，如三诊、四诊，中土强健、化源充足、脾胃症罢，终以调其阳气善后，可于隆冬给予膏滋调治。本案初诊乃当归四逆汤、桂枝汤、小建中汤、麻黄细辛附子汤、玉屏风散合方，其中前四方出自《伤寒杂病论》，当归四逆汤用于血虚寒厥证，桂枝汤用于营卫不和证，小建中汤用于虚劳腹痛证，麻黄细辛附子汤用于太少两感证，合而治之，温散和调效著，故而药后即有奇效。二诊时患者虽见眩冒状，手足心热汗出，但见怕冷恶风头痛显减，此乃服用温阳化湿药后，寒湿之邪随阳气发泄而外出之佳象，而大便仍溏，腰腹小腿畏冷为寒邪未尽，因此仅以原方加干姜治疗，对此，王师常谓："慢性病治疗当需有守有方，不可见一症换一治法，终而用药混乱，极不可取耳。"患者经过四次就诊，诸症大有改善，王师嘱其冬令之时再诊，予以金匮肾气丸辈以巩固疗效。

（十一）虚劳（阴阳失调）

胡某，女，70岁，退休职工。

初诊：2013年6月26日。

主诉：胸闷隐痛半年。

病史：素有高血压病史10余年，另有血脂、血糖偏高史。

刻诊：胸闷隐痛，咳后则减，胸膺作冷，冷冷如冰窝里卧，浑身发抖，头面烘热，热热如蒸笼里坐，大汗淋漓，手足心热，下肢膝以下冷。失眠2年，每晚服用安眠药物后尚能安睡。

查体：面色潮红，舌质暗淡，舌苔薄白，舌下静脉蓝紫，脉沉细。

诊断：虚劳（阴阳失调）。

辨证：阴阳两虚，真寒假热，营卫不和。

治则：调和营卫，益气强心，敛阳入阴。

处方：桂枝10g，炒白芍20g，炙甘草10g，煅龙骨30g（先煎），煅牡蛎30g（先煎），炒党参30g，麦冬25g，五味子10g，干姜12g，薤白20g，7剂。

二诊：2013年7月3日。药后，神振，振寒烘热大减，手足心热，双腿膝以下冷依然。大便通畅，尿量减少，胃纳大增。上方加巴戟天20g，7剂。

另每天自服生晒参9g，西洋参6g。

三诊：2013年7月10日。恶风怕冷减少，偶有心悸。胃纳可，二便调，夜寐安。

处方：桂枝10g，炒白芍20g，炙甘草10g，煅龙骨30g（先煎），煅牡蛎30g（先煎），炒党参30g，麦冬25g，五味子10g，干姜12g，炙黄芪30g，炒当归15g，7剂。

另每天自服生晒参9g，西洋参6g。

按语：本案患者症状繁多，病机复杂，需细细体味，抽丝剥茧，才能理清脉络。王师认为，其胸闷隐痛，咳后则减，胸膺作冷，全身抖擞，下肢膝以下冷为胸阳虚弱，虚寒内盛之象；而头面烘热，手足心热汗出，又为阳不入阴、阴不敛阳、阴津随阳外泄之象；终成里真寒，表不固，外假热之证。夜不安眠，胸闷而痛乃心阴不足，心阳虚弱，阴阳失和，神不守舍所致。故而本病总属阴阳两虚、真寒假热、营卫不和，病位在胸中阳位。治疗首选桂枝加龙骨牡蛎汤，该方出自《金匮要略·血痹虚劳病脉证并治》，其云："夫失精家少腹弦急，阴头寒，目眩，发落，脉极虚芤迟，为清谷亡血，失精。脉得诸芤动微紧，男子失精，女子梦交，桂枝加龙骨牡蛎汤主之。"本方虽为虚劳失精而设，毕竟又为桂枝汤加龙骨、牡蛎而成，"桂枝汤外证得之，为解肌和营卫，内证得之，为化气和阴阳"，加之龙牡敛摄，可使外泄虚阳复其本位，因此，仅服7剂中药即有振寒烘热大减。宗气积于胸中，能贯心脉而行气血，胸阳之病，累及宗气，心脉气血运行失畅，而见胸闷而痛，故而生脉散益气养阴，振奋宗气，以求心胸平静，神魂安宁，服药14剂夜寐转好即是明证。另外，自服生晒参、西洋参亦是调节心脉气血。

三、常见病系列

（一）咳嗽

咳嗽是由肺气上逆作声，咳吐痰涎所致，或起于邪实迫肺，肺失宣降，亦或正气不足，摄纳无权，而咳嗽仅是其标，因此不可见咳止咳。辨治咳嗽当先分外感与内伤。外感者邪实为主，其位在肺卫，以邪气阻遏，肺气失宣为其基本病机，故以驱邪为先，多采用宣法、疏法，王师喜用麻黄、桔梗、杏仁、紫苏、荆芥、淡豆豉、藿香、桑叶、菊花、薄荷、金银花、连翘、淡竹叶、大力子等药。内伤者既有邪实、亦有正虚，虚实夹杂者也不少见，其位可在肺，也可在心肝脾肾，甚至六腑，正如《内经》所云："五脏六腑皆令人咳，非独肺也。"病在肺者，治肺即可，如为他脏传肺，治疗起病之所颇为重要，此为治本之法，如病在脾，实者痰浊不化，二陈汤化裁，虚者肺脾两虚，六君子汤加味；病在肾，实证水气泛滥，可用真武汤，虚证肺肾两虚，可选都气丸；病在肝，肝火旺盛，泻白散、黛蛤散清肺泻肝，顺气降火，肝阴不足，百合地黄汤滋肺清肝；病在心，阳虚水停，用苓桂术甘汤或五苓散，心肺热盛，则清营汤加减，但都需配伍和血药物以增强疗效。无论病源在肺，或在其他脏腑，终究以肺失肃降为其致咳之因，治之可用泻法，化火者则配伍清法，王师多用苏子、葶苈子、白前、紫菀、百部、三叶青、黄芩、桑白皮之属。宣法多用辛药，其性上升，降法则用苦药，其性下沉，如宣法中少佐降法，可使宣而不过，不致损伤正气，降法中少佐宣法，以防降泻太过，气机闭塞。除此，补法、温法、润法、敛法亦是常用之法。总之，治咳大法正如张顽石所云："大法咳嗽治表邪者，药不宜静，静则百连不解，变生他病，故忌寒凉收敛，所谓肺欲辛者是也；治里证者，药不宜动，动则虚火不宁，燥痒愈甚，故忌辛香燥热，所谓辛走气，气病无多食辛是也。然治表者，虽宜动以散邪，若形病俱虚者，又当补中益气而佐以和解。倘专于发散则肺气益弱，腠理益疏，邪乘虚入，病反增剧也。"

1. 先标后本治疗咳嗽

陈某，女，62岁，退休职工。

初诊：2012年9月19日。

主诉：干咳1个月余。

病史：素有心脏黏液瘤手术史12年及高血压病史，目前服用厄贝沙坦片

150mg/d 降压。

刻诊：干咳，起于发热之后，喉如痰塞，迎风加剧，易感。夜寐浅短易醒、多梦、盗汗，耳鸣，听力减退，目糊，头晕，甚至呕吐，便干，每日1行。育2流3。

查体：舌质暗淡胖，舌苔薄白，舌下静脉淡紫，脉细滑。

诊断：外感咳嗽。

辨证：肝肾阴虚、营卫失和为本，燥邪伤肺、肺经痰热为标。

治则：遵“急则治标，缓则治本”之旨，先拟润肺肃气止咳，待主症罢再从本论治。

处方：桑叶15g，苦杏仁10g，象贝12g，北沙参15g，大力子10g，生甘草6g，焦栀子12g，枸杞子30g，菊花15g，百合20g，生地黄30g，枣仁20g，佛手12g，7剂。

二诊：2012年11月21日。咳嗽已罢，夜寐转好。盗汗、目糊依然，头昏重，听力差，平素易感。舌质淡胖，舌苔薄白，脉细滑。证属肝肾阴虚，营卫失和，当拟滋肝益肾，调和营卫。

处方：枸杞子30g，菊花15g，生地黄30g，牡丹皮10g，山茱萸12g，泽泻10g，茯苓12g，山药30g，生黄芪30g，炒白术15g，防风10g，石菖蒲12g，远志10g，青龙齿30g（先煎），五味子7g，7剂。

按语：患者乃外感咳嗽与内伤症状相兼为病，前者为标，后者为本。干咳，喉如痰塞，源于外感发热，乃燥邪伤肺，灼津酿痰，肺经痰热之证，而为即时病机；平素反复易感，恶风，为肺卫不固、营卫失和之证；夜寐浅短易醒，多梦，盗汗，目糊，头晕，甚至呕吐，耳鸣，听力减退，便干，为肝肾阴虚、虚阳上扰、心神失养之证。后两证皆为基本病机。初诊以调肺卫为主，兼以滋阴潜阳为辅，仿桑杏汤法，桑叶、大力子、苦杏仁以疏肺卫，宣肺气，栀子、象贝、北沙参、百合清肺润肺，共治表邪；百合地黄汤配伍枸杞子、菊花、枣仁以滋阴潜阳，宁心安神，合治其本。二诊时患者表邪已消，再予杞菊地黄汤合玉屏风散金水相生以培其本即可。

2. 益气温阳，散寒化痰为主治疗咳嗽

葛某，女，57 岁，退休职工。

初诊：2013 年 1 月 30 日。

主诉：咳嗽咳痰 3 个月。

病史：素有高血压病史，用药不详。

刻诊：咳嗽咳痰，起于受冷之后，痰白易咳，饮热缓解，口干不欲多饮，颠顶冷痛，素喜戴帽，心悸短气，动则上身烘热汗出，畏寒怕冷，膝下尤甚，尿频失约，大便调畅，夜寐不安。育 1 流 1。

查体：舌质偏淡，舌苔薄白，脉细缓。

诊断：咳嗽。

辨证：肺脾肾阳虚，心肝阴虚，痰湿内阻。

治则：益气温阳，散寒化痰为主，养血宁心为辅。

处方：生地黄 30g，山药 30g，山萸肉 12g，茯苓 12g，牡丹皮 10g，泽泻 10g，桂枝 8g，附子 6g（先煎），五味子 10g，苏子 10g，白芥子 10g，莱菔子 30g，北细辛 3g，7 剂。

二诊：2013 年 2 月 6 日。咳嗽减，盗汗，后半夜为主，颠顶冷，夜寐差依然。舌质淡胖，舌苔薄黄，脉细。

处方：生地黄 30g，山药 30g，山萸肉 12g，茯苓 12g，牡丹皮 10g，泽泻 10g，桂枝 8g，五味子 10g，苏子 10g，白芥子 10g，莱菔子 30g，麦冬 20g，太子参 20g，补骨脂 30g，14 剂。

按语：患者虽病起受冷之后，然咳痰色白，饮热缓解，颠顶冷痛，畏寒怕冷，膝下为甚，尿频失约等一派肺脾肾阳虚、痰湿内阻之象亦与之相关，前者可谓诱因，后者才为病本，另外心悸短气，动则汗出，烘热汗出，又为心肝阴虚之象。因此，初诊以金匮肾气丸温阳散寒缓治其本，三子养亲汤降气化痰急治其标。方中细辛伍五味仿小青龙汤意，既散表邪，又化痰饮，且顾正气，散敛结合，祛邪不伤阴液。李杲有云：气之薄者，桂枝也；气之厚者，桂肉也。气薄则发泄，桂枝上行而发表；气厚则发热，肉桂下行而补肾。

本方选用桂枝代替肉桂即是此意。附子大辛大热，有毒，中病即止，不可久用，且需久煎，因此，二诊症减即改补骨脂。患者复诊咳减，盗汗依然，“汗为心之液”，故加生脉散心肺同治，气液双顾，以治病本。

3. 止咳平喘十二味化裁治疗咳嗽

任某，女，37 岁，公务员。

初诊：2013 年 3 月 27 日。

主诉：咳嗽 1 个月余。

病史：素有慢性咽炎、慢性鼻炎史，目前服用孟鲁斯特、甲氧那明、吉诺通等药物治疗。

刻诊：咳嗽咳痰，量少色黄，难以咳出，咽痒气急，起于上感发热，每于言语加剧。月经量少，经来乳胀，育 1，大小便调。性格外向。

查体：形体瘦长。舌质淡胖中裂，舌苔花剥，脉细虚。

辅检：肺功能未见异常。胸部 CT 提示：右下肺少许支气管炎，左下肺背段微小结节。

诊断：外感咳嗽（风温夹湿）。

辨证：痰热阻肺，气道不利，肺阴不足，肺卫不固。

治则：清热化痰，通利气道，滋阴固表。

处方：炙麻黄 6g，杏仁 10g，生甘草 6g，黄芩 15g，桑白皮 15g，三叶青 20g，枳壳 15g，地龙 15g，苏子 15g，白芥子 12g，莱菔子 30g，北沙参 20g，羊乳 30g，鱼腥草 30g，7 剂。

二诊：2013 年 4 月 3 日。咳嗽稍减，咽痒胸闷依然，咳痰色黄量少。舌质淡胖中裂，舌苔花剥，脉细虚。上方加百合 30g，7 剂。

三诊：2013 年 4 月 10 日。咳嗽咳痰好转，受凉后复作，喘鸣，气急。舌质淡胖，舌苔薄净，脉细虚。

处方：炙麻黄 6g，杏仁 10g，生甘草 6g，黄芩 15g，桑白皮 15g，三叶青 30g，枳壳 15g，地龙 15g，苏子 15g，白芥子 12g，莱菔子 30g，鱼腥草 30g（后下），生黄芪 30g，防风 10g，生白术 12g，7 剂。

按语：患者既有外感病史，又有胸部CT检查，中西医诊断较为明确。根据形、症、舌、脉，可推断其禀体肺阴不足、肺卫不固，近因时邪外袭，虽经西医西药治疗，发热已退；但痰热内恋，气道不畅，肺失宣降，而致正虚邪恋之证。对此王师常以经验方止咳平喘十二味化裁治疗，方中炙麻黄、杏仁、苏子、枳壳宣降肺气，黄芩、桑白皮、三叶青、鱼腥草清肺泄热，白芥子、莱菔子、地龙化痰平喘，北沙参、羊乳滋阴润肺，全方共奏养阴清热、利肺化痰之功。本案在此基础上合入玉屏风散益卫固表以治其本，治法层次分明，取效快捷。

4. 清燥救肺法治疗咳嗽

张某，男，42岁，职员。

初诊：2012年10月3日。

主诉：反复咳嗽5年余。

病史：素有慢性鼻炎史。

刻诊：咳嗽，每逢春秋换季时作，持续1个月左右，痰少难出，近来咽干燥痛，纳可，二便调。

查体：舌质淡胖，舌苔薄白，边齿印，脉沉细滑。

诊断：秋燥咳嗽。

辨证：肺脾两虚、营卫失和为基本病机，时值秋分，凉燥用时，伤及肺经，肺失肃降。

治则：清燥救肺。

处方：北沙参15g，生甘草6g，枇杷叶10g（包煎），生石膏30g（先煎），苦杏仁10g，麦冬15g，桑叶15g，南沙参15g，川贝粉3g（冲服），蝉蜕6g，僵蚕9g，玉蝴蝶6g，蛇蜕6g，7剂。

二诊：2012年10月10日。咽干痛罢，咳嗽减，咽中异物感。舌质淡红，舌苔薄黄腻，脉细弦。

处方：北沙参15g，生甘草6g，枇杷叶10g（包煎），苦杏仁10g，麦冬15g，桑叶15g，南沙参15g，川贝粉3g（冲服），蝉蜕6g，僵蚕9g，玉蝴蝶

6g，蛇蜕6g，藏青果10g，7剂。

按语：清代名医喻嘉言有云："长夏伤于湿，秋伤于燥。"又云："燥之与湿有霄壤之殊，燥者天之气也，湿者地之气也；水流湿，火就燥，各从其类。"俞根初等则将其分为温燥和凉燥两类，并认为秋分之前的初秋，秋阳以暴，燥气烈而燥偏温，是为温燥；秋分之后的晚秋，西风肃杀，天气凉而燥偏凉，而为凉燥。肺为娇脏，其位居上，通于秋季，燥邪易于伤肺而成秋燥咳嗽。该案患者虽有季节变化咳嗽病史，然此时正值秋令，又见咳嗽痰少难出，咽干燥痛，诊断秋燥咳嗽无疑，故仿清燥救肺汤法治疗。方中南北沙参、川贝、麦冬、桑叶以滋阴润肺化痰，石膏、杏仁、枇杷叶以清肺降气化痰。秋燥虽为表证，然本体肺虚卫弱者易于感邪，从患者反复因邪而咳即可看出，因此本方仍以肃降为主。患者咽喉症状明显，故加蝉蜕、僵蚕、玉蝴蝶、蛇蜕、青果等配合桑叶利咽开结以兼治，亦能提高疗效。

5. 扶正祛邪并进治疗咳嗽

陈某，女，35岁，公务员。

初诊：2013年4月3日。

主诉：反复咳嗽咳痰3年。

病史：素有支气管扩张史及肺部结节史、双乳小叶增生史，另有鼻窦炎手术史3个月。母亲、外祖父有糖尿病史。

刻诊：反复咳嗽咳痰，痰黄量少难咳，咽痒，动则气急，时而胸闷心悸，畏寒，以下半身为主，平素易感，经前腹痛失眠，月经量少色暗，末次月经上月23日，大便偏干，偶有痔血。多思善虑，性格外向，育1。

查体：舌质淡红，舌苔根黄，脉细。

中医体质分类判断提示：偏颇体质（气虚质、阴虚质、痰湿质）。

诊断：中医诊断：咳嗽；西医诊断：支气管扩张。

辨证：肺气阴两虚，痰热内阻，气道不利。

治则：益气养阴，清热化痰。

处方：太子参20g，麦冬15g，五味子7g，北沙参20g，桑白皮30g，地骨皮20g，山海螺30g，黄芩12g，桑叶15g，菊花15g，生白芍20g，苦杏仁10g，三叶青20g，枳壳12g，地龙10g，7剂。

二诊：2013年4月10日。咽痒咳嗽咳痰依然，痰白易咳，夜间为甚，肠鸣，大便调。舌质淡红，舌苔薄白，脉细。

处方：太子参20g，麦冬15g，五味子7g，北沙参20g，桑白皮30g，地骨皮20g，山海螺30g，黄芩12g，苦杏仁10g，三叶青20g，地龙12g，鱼腥草30g（后下），炙麻黄6g，生甘草6g，7剂。

三诊：2013年4月17日。服前方后，咽痒、咳嗽、咳痰减，中午体温37.6℃。舌质淡红，舌苔薄白，脉细。上方再进7剂。

四诊：2013年6月26日。上方（仅因夜间汗出、夜寐欠佳，另外增入功劳叶、百合之外）连进1个月，咳嗽诸症几净。近来调摄失宜咳嗽复作，声嘶，痰黄。舌质暗，舌苔黄，脉弦细滑。王师认为，此乃内有肺经痰热，外感暑湿之邪，内外相合，而致咽痒咳痰，痰出黄稠。

处方：太子参20g，麦冬15g，北沙参20g，桑白皮30g，芦根30g，山海螺30g，苦杏仁10g，三叶青20g，地龙15g，鱼腥草30g（后下），蒲公英30g，生甘草5g，蝉蜕6g，7剂。

五诊：2013年7月3日。咳痰显减，神疲，咽痒如故。

处方：太子参20g，麦冬15g，五味子7g，防风10g，生黄芪30g，炒白术12g，炙麻黄5g，苦杏仁10g，生甘草6g，三叶青20g，枳壳10g，地龙15g，7剂。

上方出入又进1个月，诸症皆瘥。

按语：本案患者前后就诊4个月余，症状繁多，变化多端，归纳探析，其主症总不离咳嗽痰黄，咽痒喉中不舒，深究其因，前者源于支气管扩张，后者源于咽喉刺激，一为病本，一为诱因，两因相合，缠绕交错，故而缠绵难愈，因此，只治其本非其治也，只顾其标亦非治也，标本兼顾，方为正治。

患者反复咳嗽3年，痰黄难咳，平素易感，显为肺经痰热未除，肺体已伤之候，故而既需益气养阴敛肺，又需清肺宣降平喘，前者选用太子参、北沙参、麦冬、五味子扶养衰弱肺金药物为主，后者则用黄芩、桑白皮、芦根、三叶青、枳壳、地龙、麻黄、杏仁、甘草等清泄亢盛邪热药物为先。以上治疗均为病源而设。咽痒喉中不舒，此为风邪壅塞咽喉而生，故以桑叶、菊花、蝉蜕疏风散邪。

（二）肺胀

陶某，男，57岁，农民。

初诊：2012年6月6日。

主诉：咳喘痰黄，胸闷、动则气急20年。

病史：素有慢性支气管炎病史20余年，长期服用激素治疗；另有胆囊切除手术史10年。

刻诊：咳喘痰黄，胸闷、动则气急。口干苦欲饮，尿短，夜尿5次，胃纳可，大便干，夜寐浅短易醒。性格外向，心烦易怒。

查体：颧面潮红，眼圈、鼻梁、口唇暗紫，手抖，下肢静脉曲张。舌质暗红，中裂，舌苔薄黄腻，脉弦滑数。

中医体质分类判断提示：偏颇体质（阴虚质、气虚质、痰湿质、血瘀质）。

辅检：胸部CT：两肺慢性支气管炎伴肺气肿，脂肪肝；通气试验：以极重度阻塞为主的混合性通气功能障碍。体检提示：胆固醇、甘油三酯偏高。

诊断：肺胀。

辨证：气阴两虚，痰瘀搏结，气道不利，脉络受阻。

治则：益气养阴，化痰散瘀，止咳平喘。

处方：太子参30g，麦冬30g，北沙参20g，五味子7g，苏子15g，白芥子10g，莱菔子30g，葶苈子10g（包煎），丹参30g，瓜蒌皮30g，降香15g（后下），黄芩15g，桃仁15g，天冬20g，地龙15g，7剂。

二诊：2012年6月13日。手抖瘥，大便通，口渴减，咳喘依然，痰易出，色黄稠，药证合拍，上方改五味子10g，14剂。

三诊：2012年7月4日。痰少，色白，动则气急，汗出量多，夜尿清长，1～2小时1次，胃纳可，大便调。舌质淡红，舌苔薄白，脉细略数。辨证：肺肾两虚，痰瘀互阻。治则：补肺纳肾，佐以化痰散瘀平喘。

处方：党参20g，麦冬30g，五味子10g，生黄芪30g，生地黄30g，山药30g，山茱萸12g，沉香粉3g（冲服），益智仁30g，桃仁15g，丹参30g，桑螵蛸12g，7剂。

按语：肺胀是老年人呼吸系统疾患反复发作，迁延不愈，病入极期所常见的一种疾病，主要表现为胸部膨满、胀闷如塞、咳喘痰鸣等诸多症状。该病急性发作期多由外感引发，以标实为主，本虚为辅，病变在肺，邪热犯肺，痰阻气道，肺失宣降为其阶段病机；慢性缓解期则以虚证为主，实证为辅，肺脾肾虚衰，痰浊内恋为其基本病机；当然，病之终末阶段亦可影响到心，而成肺心俱病，甚则痰蒙神窍、肝风内动、饮停血瘀、动血出血，相当难治。

本案患者病初咳喘痰黄、口干苦欲饮、大便干燥为肺经痰热、气道不利、腑气不畅之证，胸闷、动则气急、夜尿频多、颜面紫暗、下肢静脉曲张为心肾气阴两虚，心脉不畅之证，故以三子养亲汤加葶苈子、瓜蒌皮、地龙、黄芩涤痰浊、平喘逆、泄肺热；生脉散加天冬、丹参、降香以益气养阴、活血通脉。服药21剂，痰色由黄转白、痰量减少，肺经痰热证罢，而以动则气急、汗出量多、夜尿清长等肺肾气虚、痰瘀搏结为其主症，改以黄芪生脉饮加桃仁、丹参益气养阴、活血通脉，七味都气丸去三泻，加桑螵蛸、益智仁、沉香粉以益肾气、平喘逆。王师认为，桑螵蛸、益智仁不仅具有益肾固精缩尿作用，而且纳气平喘亦相当满意，多用于肾气虚弱而无寒热之偏的喘逆。关于方中太子参与莱菔子的配伍问题，《本草新编》有云："人参得萝卜，其功更神。"宋代陈无择善用人参与莱菔子合用治疗虚实夹杂之证，因此不存在相反问题。

（三）便秘

便秘是大便秘结不通，排便时间延长，或欲大便而艰涩不畅的一种疾病。

该病多见于老年人，由年老体虚、气血不足、肠道失润所致；也可见于青壮年，素食膏粱厚味，运化不及，胃肠积热，传导无力而致；另外，情志疾病所致者也不少见，肝气郁结，疏泄不及，肠腑无力，本易引起便秘，兼之精神药物亦可导致便秘，终使疾病加重；产后、久病、热病之后也可引起便秘。因此，便秘病位虽在大肠，但与肺、脾、肝、肾密切相关，治疗不可概以润肠通便论之。王师认为，病在肺者，肃降失职也，多以杏仁、桃仁、瓜蒌、紫菀等微辛微苦之品以促其升降，即“开天气以通地道”；病在脾者，运化失权也，又以黄芪、党参、白术、木香、厚朴、槟榔之类恢复其健运、消导功能；病在肝者，疏泄失司也，则以四逆散为主方，另加香附、玫瑰花之属以调畅气机。病在肾者，开阖失责也，其中精不足者补之以味，如当归、制首乌、黑芝麻等；阴液不足者养其阴也，又如生地黄、元参、知母、麦冬等；命火衰弱者温其阳也，苁蓉、肉桂之类最宜。但需注意的是无论哪种便秘，最终均需要调以气机的药物，以循“增水行舟”之旨。此外，老年便秘本虚标实者较为多见，其本已虚，又经滥用通便药物而致气机失常者，又需结合药膳或腹部按摩配合，才能提高疗效。

1. 增液承气汤加味治疗便秘

严某，男，71 岁，农民。

初诊：2010 年 6 月 22 日。

主诉：大便不畅 1 个月。

病史：4 年前曾有便秘类似发作史，经服中药而痊愈。

刻诊：大便不畅，努力始出，细而成形，无黏液，无夹血。纳可，寐安。

查体：舌质稍红、中裂，舌苔薄、微黄，脉沉细弦滑。

诊断：便秘。

辨证：肝肾阴虚，气滞湿阻。

治则：滋阴润燥，化湿导滞。

处方：生地黄 30g，麦冬 20g，知母 10g，元参 30g，枳实 20g，川朴 15g，生军 5g（后下），马齿苋 30g，槐米 20g，黄芩 15g，川连 6g，7 剂。

二诊：2010年6月29日。大便通润，舌苔由黄腻转薄白，脉细。上方改黄连8g，7剂。

按语：本案患者古稀之年，本易肝肾阴虚，肠道失润，又适逢初夏暑湿当令，而致气滞湿阻，二者前后相合，腑失通降，乃成便秘。治疗当标本兼顾，仿增液承气汤法合葛根芩连汤法，既滋阴润肠通便，又化湿导滞，方中妙在使用马齿苋和槐米两味，谨防气病入血加重病情。《素问病机气宜保命集》云："行血则便脓自愈，调气则后重自除。"讲的是痢疾的治法，该案运用之乃异病同治也。

2. 从肝脾肾入手治疗便秘

李某，女，60岁，退休教师。

初诊：2012年3月28日。

主诉：大便粘连不畅数年。

病史：素有慢性支气管炎50年，结核性胸膜炎32年；另有痔疮手术史20年。

刻诊：大便粘连不畅，脐腹痞胀，失眠胸闷，长息为快，腰背酸痛，尿频，夜尿3次以上，目干涩糊，鼻出热气。体型瘦细，呈木形。

查体：舌质淡红，舌苔薄白，舌下静脉暗淡，脉沉细虚。

中医体质分类判断提示：偏颇体质（气虚质，阳虚质，阴虚质）。

诊断：便秘。

辨证：气阴两虚，肠道失润。

治则：益气养阴，润肠通便。

处方：生黄芪30g，制首乌30g，当归20g，柏子仁20g，苁蓉20g，火麻仁30g，麦冬20g，五味子10g，枳壳12g，制大黄10g，党参15g，7剂。

二诊：2012年4月18日。大便转润，夜能入睡，口苦依然，手足欠温。血脂检查提示：胆固醇5.96mmol/L，低密度脂蛋白3.79mmol/L。舌质淡胖，边齿印，舌苔薄净，脉细。上方加决明子20g，7剂。

三诊：2012年5月9日。大便通顺，每日1行，头晕，步履自觉脚不实地，下午3时后自觉神萎乏力，哈欠懒言，夜尿频。舌质暗淡，舌苔薄白，脉细虚。

辨证：脾肾气虚，阴血不足，肠道失润。

处方：生黄芪30g，制首乌30g，当归20g，柏子仁20g，苁蓉20g，火麻仁30g，麦冬20g，五味子10g，枳壳12g，制大黄10g，党参20g，仙灵脾30g，7剂。

患者上症于5月后及10月后各复作1次，每于原方出入续进2个月即能缓解。

按语：患者大便粘连不畅，脐腹痞胀，为脾虚失运，湿浊停滞，下流肠腑之证；腰背酸痛，夜尿频多，为肾精不足，气化无权，固摄乏力之证，且"肾主开阖""肾开窍于二阴"，亦与大便的通畅息息相关；失眠胸闷，长息为快，目干涩糊，鼻出热气，又是心肝阴虚，心神失养，心脉不畅，肺经虚火之证，而阴血不足，肠道失润，又可加重便秘。因此，本案治疗当从肝、脾、肾入手，初诊时以黄芪、党参、苁蓉以健脾温肾、益气通便，首乌、当归、麦冬、柏子仁、火麻仁以养血宁心、润肠通便。王师认为，枳壳该药使用15g以下可疏理气机，"增水行舟"；如使用20g以上则为升举下陷之脾气，常配伍补中益气汤以治疗胃肠下垂、子宫脱垂诸症。至于大黄的用法，王师一般不主张使用生军，因为便秘者大多患病数年，且服过多种药物，气血多有衰耗，大黄之峻猛不合适也，故多用制军。

案1病史较短，且与暑湿当令有关，故病机简单，治疗方便；案2病史较长，症状繁多，病机复杂，故治疗当多方面兼顾，且疗程较长，易于反复，病后2次复发为其征也，对此，王师多嘱其经常按揉腹部以辅助药效。

（四）心悸

心悸是指患者自觉心中跳动，惊惕不安，不能自主的一种疾病，相当于现代医学各种心律失常，多见于老年人。追述其因，可有虚实两端，虚者，或心气不足，或心阳不振，或心血虚弱，或心阴暗耗，亦或气阴两虚、阴阳失调；实者，必本虚标实，或气机阻滞，或瘀阻心脉，或痰湿阻窍，亦或湿热闭阻。治当按因论治，气虚者，王师喜用黄芪、党参、太子参、北沙参；血虚者，当归、柏子仁、枣仁、淮小麦；阴虚者，天冬、麦冬、百合、生地黄；阳虚者，桂枝、干姜、补骨脂、淡附片；气滞者，降香、苏梗、枳壳、香附；血瘀者，丹参、川芎、桃仁、红花；痰湿者，薤白、瓜蒌皮、石菖蒲、半夏；湿热者，黄连、苦参等。无论何种类型，王师认为其都不离心气、心血、心脉的变化，并认为心气充沛、心血充盈、心脉通畅作为心搏正常三要素，因此，治疗亦需相互兼顾。另外，悸动难以一时平复，可选用生龙骨、生牡蛎、青龙齿之类以重镇降逆，提高短期疗效。

1. 益气养阴法治疗心悸

许某，女，48岁，职工。

初诊：2013年5月22日。

主诉：心悸头晕20余天。

病史：素有高脂血症病史10余年，另有颈椎病史。

刻诊：心悸头晕，胸闷气短多汗，每于早上8~9时，中午12~13时，傍晚17~19时发作。年至更年，月经尚调。

查体：舌质暗淡，舌苔薄白，脉细虚。

辅检：动态心电图：窦性心律，房性期前收缩（10次），频发室性期前收缩（3585次），时呈二联律。

诊断：心悸。

辨证：心气不足，心血虚弱，营卫失和。

治则：益气养阴，宁心安神。

处方：太子参20g，北沙参20g，麦冬15g，五味子10g，龙骨30g（先煎），酸枣仁20g，黄连9g，苦参12g，生地黄30g，生甘草10g，淮小麦30g，丹参30g，7剂。

二诊：2013年5月29日。心悸稍有缓解，烘热汗出。

处方：太子参20g，麦冬30g，五味子10g，龙骨30g（先煎），酸枣仁

20g，黄连10g，苦参15g，生地黄30g，生甘草10g，淮小麦30g，丹参30g，百合20g，7剂。

三诊：2013年6月5日。心悸明显缓解，精神稍振，烘热汗出，胃纳可，夜能入睡。舌质淡红，舌苔薄白，脉细虚。上方加苏梗10g，7剂。

按语：心气不足，鼓动无力，心血虚弱，心失所养，在心可见心悸、胸闷气短，在头即见头晕；汗乃心之液，气阴两虚，营卫不和，故易汗出。方中以太子参、北沙参、麦冬、枣仁、生地黄、淮小麦、百合益心气、养心阴，以治其本；龙骨、五味子宁心安神，标本兼顾；其中"丹参一味，功抵四物"，既养心阴，又调心血，补而不滞。黄连，苦寒，清热燥湿、泻火解毒；苦参，苦寒，清热燥湿，现代药理研究二者均有一定抗心律失常、降压作用，王师常配伍应用于治疗心律失常。苦味入心，大队益气养阴药中，加入苦寒入心的黄连、苦参颇有反佐、引经之意。

2. 振宗开胸法治疗心悸

夏某，女，18岁，学生。

初诊：2012年10月24日

主诉：心悸，胸闷汗出2天。

刻诊：2天前突发心悸、胸闷汗出，经吸氧好转。平素动则神疲乏力，甚则心悸。本次月经延期5天，经来乳胀。

查体：面部痤疮，舌质淡胖，舌苔薄白，脉细数。

辅检：心电图提示：窦性心律不齐；心肌酶谱、肌钙蛋白正常。

诊断：心悸。

辨证：宗气不振，气机不畅。

治则：益气振宗，开胸通阳。

处方：党参30g，麦冬20g，五味子7g，桂枝8g，炙甘草10g，丹参30g，瓜蒌皮30g，降香12g（后下），枣仁20g，苦参10g，川芎10g，7剂。

二诊：2012年10月31日。进上方后，心悸未作，胸闷已罢，末次月经9月18日，本次月经逾期12天未至，大便偏干，尿常，面部痤疮发作势减。动态心电图未见明显异常。舌质淡红，舌苔薄白，脉细滑。

处方：牡丹皮15g，当归15g，赤芍20g，柴胡12g，茯苓15g，生白术15g，生甘草5g，焦栀子12g，薄荷5g（后下），香附12g，川芎10g，生地黄30g，蒲公英30g，7剂。

随访半年，心悸始终未作。

按语：本案患者为青春期女性，病发2天，无器质性心脏疾病史，尽管心电图检查略有异常，然心肌酶谱、肌钙蛋白均为正常，故西医举手无措，改求中医治疗。王师认为，患者就诊主要原因为心悸、胸闷汗出，而平素已有动则神疲乏力、心悸等诸多症状，可认为宗气不足、心阳不振、心血失充、心脉不畅；另有月经延期、经来乳胀，又为肝血不足，气机怫郁。初诊先治其心，以生脉散合桂枝汤加味以益气振宗，开通胸阳，丹参、瓜蒌皮、降香等活血通脉；二诊心悸未作、胸闷已瘥、月经延期，故再治其肝，以丹栀逍遥散加味以善后。

（五）胁痛

1. 从血虚、气滞、湿阻、络瘀入手治疗胁痛

张某，男，54岁，职工。

初诊：2012年8月8日。

主诉：右胁肋麻痛半年。

病史：素有脂肪肝史及右侧喉部良性肿瘤切除史，另有血脂、血糖偏高史及高血压病史，已服科素亚片、血脂康胶囊、胃复春片、金奥康胶囊、香砂养胃丸、叶酸片等药物。

刻诊：右胁肋麻痛，时有灼热感，时而牵引至左胁肋及背部，每于洗热水澡或运动稍减，胃脘胀，偶嗳气，大便偏溏，尿黄，寐中多梦，易郁烦。

查体：面肤垢亮，眼睑虚浮、下垂，眼圈、面肤、口唇色素暗淡，舌质暗红，舌苔薄白，舌下脉络蓝紫、结节，脉弦细滑。

辅检：胃镜：慢性浅表性胃炎伴糜烂，反流性食管炎。病理：（胃窦）

幽门腺、移行腺黏膜中度慢性浅表性胃炎。MR：肝脏多发小囊肿，MRCP未见明显异常。B超：脂肪肝，胆囊壁毛糙，右肾结石，左肾囊肿。

诊断：胁痛。

辨证：肝气郁滞，肝络失养，肝胃失和。

治则：养血柔肝，理气和胃。

处方：柴胡12g，当归20g，炒白芍30g，生白术12g，茯苓15g，薄荷6g（后下），夜交藤30g，鸡血藤20g，延胡索30g，旋覆花10g（包煎），青皮12g，7剂。

二诊：2012年9月26日。右胁麻痛明显好转，夜寐易醒、胃脘胀满嘈杂依然，时伴泛酸。舌质淡红，舌苔薄白，脉细弦。

处方：柴胡12g，陈皮12g，枳壳12g，生白芍30g，生甘草5g，竹茹15g，淡豆豉12g，焦栀子12g，枣仁20g，淮小麦30g，黄连6g，制半夏15g，茯苓15g，7剂。

按语：胁痛为一侧或两侧胁肋疼痛为主要表现的疾病，中医学认为，其病位多在肝胆，如《灵枢·五邪》即有“邪在肝，则两胁中痛”之言，而《素问·缪刺论》又有“邪客于足少阳之络，令人胁痛不得息”之论；现代医学认为，急慢性肝炎、肝硬化、肝癌、急慢性胆囊炎、胆石症、寄生虫病、蛔虫病、肋间神经痛等疾病都可有胁肋疼痛的表现。深究其因，多以阴虚、气郁、血瘀、湿热为主，治疗除养阴、疏气、活血、清利之外，如能适量增入肝胆经药物可提高疗效也。

本案患者病位在肝脾胃，以血虚、气滞、湿阻、络瘀为主因。血虚气滞，除见胁肋麻痛，脘胀嗳气、郁烦多梦亦为其症；湿阻以胁痛，运动稍减，大便溏薄为据；络瘀又以胁痛、遇热而减、颧面颜色、舌色、舌底脉络为象。对此，王师初诊以当归、白芍养血和肝，柴胡、薄荷、青皮疏气解滞，白术、茯苓健脾化湿，夜交藤、鸡血藤、延胡索、旋覆花活血通络。组方中需注意三点：一是使用柴胡，既疏肝，又引经；二是运用藤类药物，王师认为藤类蔓延最广，可直达络脉，用之可提高疗效；三是纳入旋覆花，《本草纲目》

有云“旋覆所治诸病，其功只在行水、下气、通血脉尔”，王师将其用于胸胁痛多能见效。复诊时患者胁痛显减，以胃脘嘈杂泛酸为主症，夜寐不宁为兼证，遂用黄连温胆汤、栀子豉汤、枣仁、小麦之属为主以善后。

2. 运用酸甘咸寒，散瘀通络法治疗胁痛

岑某，女，57 岁，农民。

初诊：2012 年 12 月 5 日。

主诉：右胁隐痛 6 年。

病史：素有肝硬化史 6 年，每年定期服用中药以求病情稳定。

刻诊：右胁隐痛，神疲乏力。

查体：舌质淡红、中裂，舌苔薄白，舌下脉络淡紫，脉弦细。

辅检：胆红素偏高。

诊断：胁痛。

辨证：肝阴不足，肝络瘀热。

治则：养阴清热，散瘀通络。

处方：生白芍 30g，枸杞子 30g，枣仁 25g，丹参 30g，八月札 15g，制首乌 30g，红藤 30g，生黄芪 30g，土鳖虫 7g，鳖甲 20g（先煎），茵陈 30g，7 剂。

二诊：2013 年 7 月 3 日。自行增服上方数剂，病情稳定，症状缓解，唯有胆红素偏高依然。舌质红，舌苔薄白，舌下静脉淡紫，脉弦细滑。予以上方续进 7 剂。

按语：患者年过半百，肝肾阴虚渐而显露，其又素患肝病，阴常不足，肝体失却濡养，肝脉失去润泽，故而常发胁肋隐痛；肝体旺盛，必犯脾土，脾渐失运，化源不足，进而神疲乏力，又少滋养，加剧胁痛，另见舌中开裂；阴虚则热，热伤血脉，凝而成瘀，气为血帅，气虚推动无力，血脉不畅，亦可致瘀，终成瘀热搏结，络脉不通，胁下痞块，舌下脉络淡紫。患者胆红素偏高又可说明其禀体感染湿热之邪，未尽除之。治疗当以养阴清热，散瘀通络。养阴者，咸寒配以酸甘为主，咸者软之，酸者敛之，寒者清之，甘者补之，因此选用鳖甲、白芍、枣仁、枸杞子、首乌之类；散瘀通络又以丹参配伍土鳖虫，前者“一物功抵四物”，散中有养，不致通而太过，后者属于虫类之品，既可搜风通络，又可直达病所，疗效显著。肝硬化属于慢性肝病晚期，肝体损伤不可逆转，如能病情平稳，减慢发展速度，即为奏效，本案患者正是成功案例之一也。

（六）眩晕

眩晕即眼花、头晕，是内科常见疾病，多见于现代医学的高血压、颈椎病、脑或椎－基底动脉供血不足等病，根据症状特点，王师多以风、痰、虚、瘀立论，治风者，多用生白芍、钩藤、天麻、僵蚕、地龙、全蝎等；治痰者，则用半夏、陈皮、竹茹、胆南星等；气血两虚者，黄芪、当归必用，另可配伍参、术、地、芍、首乌之类；阴虚轻者，六味地黄可选，症著必用咸寒，三甲复脉加味；血瘀不多，丹参、葛根、川芎常用，血脉痹阻，桃仁、红花亦可应用。

1. 同病异治法治疗眩晕

胡某，女，44岁，农民。

初诊：2012年5月9日。

主诉：反复头晕耳鸣，伴恶心呕泛20余天。

病史：素有血糖增高史1年及失眠史2年。

刻诊：反复头晕耳鸣，恶心呕泛，起于熬夜劳累之后，经用中药，恶心呕泛止，耳鸣减，头晕依然，口干，大便调。

查体：面部潮红，舌质暗淡，舌苔薄白，舌下脉络淡紫，脉细虚。

中医体质分类判断提示：偏颇体质（气虚质、痰湿质、湿热质、血瘀质，倾向特禀质、阳虚质）。

辅检：椎动脉MRA：左侧椎动脉开口于主动脉弓（左侧颈总动脉－左锁骨下动脉间），双侧椎动脉未见狭窄、扩张征象；糖化血红蛋白5.4%；胰岛功能：5.73－57.89－100.77－193.61－47.57。

诊断：眩晕。

辨证：气阴两虚，脑络失养。

治则：益气养阴。

处方：元参20g，苍术20g，生黄芪30g，山药30g，葛根30g，当归20g，川芎12g，生牡蛎30g（先煎），淮小麦30g，天麻15g（另煎），生地黄30g，桑叶20g，7剂。

二诊：2013年4月24日。头晕耳鸣复作1周，起于夜寐不宁之后，适值经行3天。舌质暗红，舌苔薄白，脉细。辅检：头颅CT、脑血管MR未见异常。辨证：心肝血虚，脑海失养。治则：养血宁心。

处方：枣仁20g，淮小麦30g，茯苓15g，麦冬15g，百合30g，川芎12g，苍术15g，香附10g，焦栀子12g，青龙齿30g（先煎），六曲12g，丹参30g，生地黄20g，7剂。

三诊：2013年5月1日。烘热心烦，健忘，头昏耳鸣，步履不稳。舌质红，舌苔薄白，脉弦细滑。辨证：阴虚阳旺。

处方：枣仁20g，淮小麦30g，茯苓15g，麦冬15g，百合30g，生地黄20g，枸杞子30g，菊花15g，鲁豆衣20g，碧桃干30g，生龙骨30g（先煎），生牡蛎30g（先煎），怀牛膝15g，鳖甲20g（先煎），7剂。

四诊时去枸杞子、菊花，增知母12g，黄柏12g；五诊又去怀牛膝，加功劳叶20g，诸症明显缓解。

按语：本案患者前后两次因头晕耳鸣就诊，辨证不一，治则不同，初诊以头晕、耳鸣、口干为主症，认为气阴两虚、脑络失养为病本，故以黄芪、当归益气养血，天麻、牡蛎、葛根、川芎平肝通络，因其血糖控制不稳，又以元参、苍术、黄芪、山药、葛根、生地黄、桑叶调节血糖；二至四诊患者除有头晕耳鸣外，又见夜寐欠佳为其诱因，故以酸甘宁心汤为主方，经期配伍越鞠丸以调节气血，经后出现烘热心烦、健忘、头昏、步履不稳等肝阳偏亢诸症，故先后使用杞菊、龙牡、知柏、鲁豆衣、碧桃干之类平肝潜阳、清火敛汗之剂随症加减，其正是中医“同病异治”思想的体现。

2. 补阳还五汤加味治疗眩晕

丁某，女，54 岁，农民。

初诊：2012 年 6 月 13 日。

主诉：神疲，头重而晕，步履不稳 1 个月。

病史：素有颈椎病、高脂血症、左肾结石及血白细胞减少史，血压偏低。

刻诊：神疲，头重而晕，甚则恶心，步履不稳，体位改变即作。年至更年，月经 3 个月未潮，夜寐浅短，常易惊醒，全身关节酸痛，哈欠懒言。育 1，性格外向，素易郁烦。

查体：眼圈、面肤暗淡，口唇暗紫，舌质暗红，舌苔薄白，边齿印，脉细虚缓。

中医体质分类判断提示：偏颇体质（气虚质、阴虚质、血瘀质、倾向气郁质）。

诊断：眩晕。

辨证："无虚不作眩"，气虚血瘀，心脑失养。

治则：益气活血，化瘀通脑。

处方：生黄芪 45g，川芎 12g，赤芍 15g，当归 20g，生地黄 30g，桃仁 12g，红花 10g，地龙 12g，丹参 30g，明天麻 9g，生牡蛎 30g（先煎），7 剂。

二诊：2012 年 6 月 20 日。眩晕减，寐欠香。舌质暗淡，舌苔薄白，脉弦细滑。

处方：生黄芪 50g，川芎 12g，赤芍 15g，当归 20g，生地黄 30g，桃仁 12g，红花 10g，地龙 12g，丹参 30g，明天麻 9g，生牡蛎 30g（先煎），夜交藤 20g，鸡血藤 20g，7 剂。

按语：本案患者以头重而晕、步履不稳为主症，神疲、体位改变而作为次症，寐浅、易惊、郁烦、肢节酸痛，哈欠懒言为兼夹症。从主次症分析，气虚血瘀、心脑失养为该病主要病机，故治疗以补阳还五汤为主；而从兼夹症分析，心肝血虚、络脉失养为其兼夹病机，故二诊又加夜交藤、鸡血藤以养血通络。病机主次分明，治疗才能有的放矢。

3. 酸甘宁心汤加味治疗眩晕

顾某，男，37 岁，外贸工作。

初诊：2012 年 8 月 1 日。

主诉：头晕昏 1 年余，耳鸣 3 个月。

病史：素有颈椎病史及突发性耳聋史，另有脂肪肝、高脂血症史。

刻诊：头晕昏，起于 1 年前工作紧张劳累、睡眠不足之后，晨轻暮重，近 3 个月又见耳鸣，目糊，腰膝酸软，胃纳可，二便调。

查体：面肤垢亮，脚丫湿气，舌质暗淡，舌苔薄白，舌下静脉蓝紫，结节，脉沉细弱。

中医体质分类判断提示：偏颇体质（气虚质、阴虚质、湿热质、气郁质、血瘀质）。

诊断：眩晕。

辨证：心脾两虚，肝肾阴亏，气机怫郁。

治则：益气养血，宁心安神。

处方：枣仁 20g，淮小麦 30g，青龙齿 30g（先煎），茯苓 15g，麦冬 20g，百合 30g，防风 10g，生黄芪 30g，炒白术 20g，当归 20g，丹参 30g，川芎 15g，14 剂。

二诊：2012 年 8 月 22 日。耳鸣、头晕均好转，近日因家务夜寐不安，上症又作。面色虚浮，舌质暗淡，舌苔薄白，脉沉细虚。

处方：枣仁 30g，淮小麦 30g，青龙齿 30g（先煎），茯苓 15g，麦冬 20g，百合 30g，防风 10g，生黄芪 30g，苍术 12g，六曲 12g，焦栀子 12g，香附 12g，川芎 12g，7 剂。

三诊：2012 年 8 月 29 日。夜能入睡，颈肩酸胀依然。询问病史，每于饭后头晕，目眩，指腹瘪皱加剧。舌质淡红，边齿印，舌苔薄白，脉细虚。

处方：枣仁 30g，淮小麦 30g，青龙齿 30g（先煎），茯苓 15g，麦冬 20g，百合 30g，生黄芪 30g，香附 12g，川芎 15g，当归 20g，丹参 30g，葛根 30g，远志 10g，苏梗 12g，14 剂。

四诊：2012年9月12日。耳鸣歇止3周后，近日又作1次，持续1天，夜寐可，凌晨腰背酸，迎风鼻塞喷嚏。舌质暗淡，舌苔薄白，脉细虚。辨证：气血两虚，营卫失和。

处方：柴胡12g，黄芩15g，太子参20g，制半夏15g，生甘草5g，桂枝10g，生白芍20g，生黄芪30g，生白术15g，防风12g，当归20g，生姜3片，红枣8枚，7剂。

按语：本案患者头昏而晕，起于工作紧张劳累、夜眠不足之后，前者易伤肝脾，后者劳伤心血，而致心肝血虚，脾气虚弱，此为主要病机；耳鸣、目糊，腰膝酸软，又为肝肾阴虚、虚阳上亢之象，此为次要病机；面肤垢亮、脚丫湿气、舌下脉络蓝紫结节，又是湿热夹瘀之证，属于兼夹病机。初诊时从心、肝、脾入手，用酸甘宁心汤加当归养血宁心以治其本，丹参、川芎和营通脑以治其标，"气为血帅"，益气即可生血，黄芪配当归即是，另外，玉屏风散治疗潜伏病机。二诊因睡眠不足上症反复，故改以酸甘宁心汤合越鞠丸、玉屏风散治疗。三诊兼有颈肩酸胀，故又增入丹参、葛根。四诊时患者主症皆罢，以凌晨腰背酸、迎风鼻塞喷嚏趋于主位，病机转为气血两虚，营卫失和，故改调三和汤（小柴胡汤、桂枝汤、玉屏风散）以善其后。

（七）粉刺

1. 丹栀逍遥散加味治疗粉刺

孔某，女，26岁，外贸工作。

初诊：2013年3月20日。

主诉：面部皮损丘疹如刺4个月余。

病史：素有乳腺纤维瘤史及阴道炎史。

刻诊：面部皮损丘疹如刺，起于工作环境变化。胃脘痞满，嗳气泛酸，大便溏薄，经行乳胀，本次月经将潮。

查体：舌质淡红，舌苔薄白腻，脉弦细滑。

诊断：粉刺。

辨证：肝郁脾虚，胃失和降。

治则：疏肝健脾，理气和胃。

处方：牡丹皮15g，当归15g，赤芍20g，柴胡12g，茯苓15g，炒白术15g，生甘草5g，焦栀子12g，薄荷5g（后下），六曲12g，炒麦芽20g，山药30g，炒山楂20g，7剂。

二诊：2013年3月27日。面部皮损丘疹及乳胀减，本次月经方净1天，偶有泛酸，大便已调。舌质红，舌苔薄黄，脉细。

处方：牡丹皮15g，当归15g，赤芍20g，柴胡12g，茯苓15g，炒白术15g，生甘草5g，焦栀子12g，薄荷5g（后下），女贞子30g，旱莲草15g，枸杞子30g，菊花15g，7剂。

三诊：2013年4月3日。唇周皮损丘疹复作，尿频尿急，夜寐多梦，前阴瘙痒。舌质偏红，舌苔薄白、微黄，脉细滑。

处方：牡丹皮15g，当归15g，赤芍20g，柴胡12g，茯苓15g，炒白术15g，生甘草5g，焦栀子12g，薄荷5g（后下），枣仁20g，生地黄30g，枸杞子30g，菊花15g，7剂。

四诊：2013年4月10日。皮损丘疹消退，多梦好转，尿频尿急依然。

处方：牡丹皮15g，当归15g，赤芍20g，柴胡12g，茯苓15g，炒白术15g，生甘草5g，焦栀子12g，薄荷5g（后下），生地黄30g，淡竹叶15g，通草6g，连翘20g，赤小豆30g，7剂。

再予上方出入调治半个月，尿频尿急已罢，皮损丘疹未发。

按语：粉刺是发生于颜面、胸、背等处的一种毛囊、皮脂腺的慢性炎症，多发于青年男女，相当于西医的痤疮。该病易发于素体阳热偏盛或喜食辛辣肥甘之品患者，总属实证、热证。本案患者病起工作环境变化，又见肝郁脾虚、肝胃失和之证，而见脘痞嗳气、便溏乳胀诸多症状，肝郁日久化火上炎又可加剧面部皮损丘疹，故而治疗总以疏肝泻火、健脾养血为主法。初诊时患者胃肠症状明显，予以焦三仙、山药消食和胃、健脾止泻；二诊月经已过，遵“药后宜养”原则，给予女贞子、旱莲草、枸杞子滋养肝肾、调节冲任，菊花既能平肝，又可疏肺，对皮损疗效较佳；三诊夜寐不香，枣仁、生地黄养心安神；四诊尿频尿急，竹叶、甘草、通草、生地黄清心导赤。以上均为对症治疗，为治兼夹之症而设，药贵中鹄，奏效颇验。

2. 宁心养肝、清火泄气为法治疗粉刺

王某，女，31岁，职工。

初诊：2012年12月26日。

主诉：反复面肤痘疮4年。

病史：素有胆囊结石、乳小叶增生及慢性咽炎史。

刻诊：面肤痘疮，两颊部、下颌部、背部多发。末次月经12月10日，经前乳胀，夜寐易醒多梦，性格外向，育1流1。

查体：面肤垢亮，舌质暗淡，舌尖偏红，舌苔薄白，脉弦细滑。

诊断：粉刺。

辨证：心肝阴虚，气郁化火。

治则：宁心养肝，清火泄气。

处方：淡竹叶12g，桑叶15g，连翘20g，焦栀子12g，生地黄30g，蒲公英30g，赤小豆30g，生甘草6g，通草6g，枣仁20g，百合20g，枸杞子30g，菊花15g，7剂。

二诊：2013年1月9日。月经适来，乳胀消退，面肤痤疮稍减，二便调。舌质淡胖，舌苔薄白。

处方：牡丹皮15g，焦栀子12g，当归15g，赤芍20g，柴胡12g，茯苓15g，生白术15g，生甘草5g，金银花15g，野菊花10g，地丁草15g，天葵子10g，蒲公英30g，7剂。

三诊：2013年1月16日。面肤痤疮减而未净，大便调。舌质淡红，舌苔薄白，脉细。

处方：淡竹叶12g，桑叶15g，连翘20g，焦栀子12g，生地黄30g，蒲公英30g，赤小豆30g，生甘草6g，通草6g，枣仁20g，百合20g，枸杞子30g，菊花15g，14剂。

四诊：2013年1月30日。面肤痤疮瘥，大便偏干，隔日1行。舌质淡红，舌苔薄白，脉细。上方去通草，加决明子30g，改枣仁30g，14剂。

按语： 本案患者素体阴血不足，心肝失养，而又湿热偏盛，故见夜寐易醒多梦，经前乳胀易发，面肤油垢、痘疮，阳部明显。“女子以肝为先天”，每月定时下血，阴血更伤，邪气易犯，故湿热之邪易入肝经。初诊王师以枣仁、百合养血安神，枸杞子、菊花养肝平肝，淡竹叶、连翘、赤小豆、通草、蒲公英、焦山栀清利湿热，其中前四味入心经，为母病泻其子之法。桑叶味辛，既入肝经，又入肺经，入肝即可平肝，入肺又能疏透，配合淡竹叶清心利尿，则有升降之功，在表之邪易散。二诊适逢患者经至，肝气用时，为防加剧痘疮，改以丹栀逍遥散合五味消毒饮急则治标，待月经过后仍从本治疗，终而取效。

（八）湿疮

1. 疏通三焦法治疗湿疮

孙某，男，25岁，公务员。

初诊：2012年6月27日。

主诉：头皮瘙痒2年。

病史：素有脂溢性皮炎史及皮下脂肪瘤史。

刻诊：头皮瘙痒，时有液体渗出，胃纳可，二便调，夜寐安。性格外向。

查体：面肤垢亮，舌质暗淡、尖红，舌苔薄白，脉细滑。

中医体质分类判断提示：偏颇体质（湿热质，倾向气虚质、阴虚质）。

辅检：体检指标各项正常。

诊断：湿疮。

辨证：“诸痛痒疮，皆属于心”“诸湿肿满，皆属于脾”，此乃湿热痰浊壅阻，三焦气化失常。

治则：宣通气化，开鬼门，洁净府。

处方：杏仁10g，薏苡仁30g，厚朴15g，制半夏10g，生甘草5g，淡竹叶

15g，焦栀子15g，赤小豆30g，青黛10g（包煎），滑石20g（包煎），野菊花10g，蚕砂10g（包煎），荷叶20g，7剂。

二诊：2012年7月11日。头皮瘙痒稍减，二便尚调。

处方：杏仁10g，薏仁30g，厚朴15g，制半夏10g，生甘草5g，淡竹叶15g，焦栀子15g，赤小豆30g，青黛10g（包煎），滑石20g（包煎），野菊花10g，蚕砂20g（包煎），荷叶30g，14剂。

三诊：2012年8月8日。头皮瘙痒已罢，时有液体渗出未净。舌质暗、尖红，舌苔薄黄，脉细滑。

处方：杏仁10g，薏苡仁30g，厚朴15g，制半夏10g，生甘草5g，淡竹叶15g，焦栀子15g，赤小豆30g，青黛10g（包煎），滑石20g（包煎），蚕砂20g（包煎），生地黄30g，连翘20g，7剂。

随后又以上方出入续进14剂，头皮液体渗出亦瘥。

按语：湿疮是一种过敏性炎症性皮肤病，相当于西医的湿疹，多由饮食不节，外受风邪，两邪相搏，风湿热邪浸淫肌肤所致。本案患者素体阴虚湿热，又值长夏湿气当令，湿为阴邪，其性黏滞，感而难化，终致内外两湿相合，借助火性循经上炎，侵及头皮而见瘙痒、时有液体渗出诸症。治疗既要祛其外湿，又要化其内湿，三仁汤较为适宜，其宣肺既可疏透表湿、畅中、渗下，又可利其内湿，湿祛则热无所依，湿疮即罢。三仁汤方出自《温病条辨》，主治湿温初起及暑温夹湿之证，以上下表里、分消走泄为其主要治湿方法，王师常用于治疗阴虚湿热体质湿热壅塞，气机不畅诸病取得满意疗效。淡竹叶配伍焦山栀为王师清利湿热常用药对，前者通利小便，后者清泻三焦，两药相配，邪热从小便而解。青黛亦为王师常用之药，既能清热解毒、又可凉血，但需中病即止，不可过服，案中与野菊花相伍增加解毒之效。

2. 暑湿气化汤为主治疗湿疮

韩某，女，40岁，职工。

初诊：2012年7月4日。

主诉：面部疹痒半个月。

病史：素有椎基底动脉供血不足史。

刻诊：面部疹痒，眼睑虚浮，目干涩痒，进甜食口黏腻而臭，胃纳可，大便干，2~3日1行，尿黄，夜寐梦扰。月经先期，量可，末次月经上月中旬。育1流1。

查体：面部虚红，眼睑虚浮，舌质淡红，舌苔薄白腻，舌下静脉淡紫，脉细滑。

中医体质分类判断提示：偏颇体质（气虚质、阴虚质、痰湿质、特禀质）。

诊断：湿疮。

辨证：暑热夹湿，壅遏肌腠，气化失司。

治则：清暑化湿。

处方：藿香10g，厚朴15g，制半夏15g，茯苓15g，淡竹叶15g，芦根30g，生甘草6g，杏仁10g，焦栀子12g，滑石20g（包煎），青黛10g（包煎），蛇蜕12g，浮萍15g，野菊花10g，7剂。

二诊：2012年7月11日。面部痒疹已消，本次月经将潮。舌质淡红，舌苔薄白，脉细。

处方：藿香10g，厚朴15g，制半夏15g，茯苓15g，淡竹叶15g，芦根30g，生甘草6g，杏仁10g，焦栀子12g，滑石20g（包煎），蛇蜕12g，浮萍15g，牡丹皮12g，7剂。

三诊：2012年7月18日。肤痒一度消失，因服海鲜又作，适值经来2天，量少。舌质淡红，舌苔薄白滑，脉细滑。治则：清暑养阴，疏风化湿。

处方：藿香10g，厚朴15g，制半夏15g，茯苓15g，淡竹叶15g，芦根30g，生甘草6g，焦栀子12g，滑石20g（包煎），蛇蜕12g，浮萍15g，牡丹皮12g，桑叶15g，生地黄20g，7剂。

按语：该案患者亦为内有湿热，暑湿当令感于外湿而发湿疮，然与上案不同之处在于本案患者体质较差，禀赋过敏体质，食用海鲜亦可面肤疹痒，故而治疗同中有异，既需清热利湿，又要祛风透疹，透疹之中又以虫类多见，本案中的蛇蜕即是，另外蝉蜕、僵蚕亦为常常应用之品。蛇蜕，又名龙衣，为游蛇科动物黑眉锦蛇、锦蛇或乌梢蛇等蜕下的干燥表皮膜，《本草纲目》谓其“祛风，杀虫。烧末服，治妇人吹奶，大人喉风，退目翳，消木舌，敷小儿重舌，重腭，唇紧，解颅，面疮，阴蚀，天疱疮，大人疔肿，漏疮肿毒，煮汤洗诸恶虫伤”，王师常用其治疗面肤瘙痒红疹、咽喉瘙痒肿痛均能起效。浮萍，辛寒，入肺经，《滇南本草》称其“发汗，解毒。治疥癞，疥癣，祛皮肤瘙痒之风”，亦有良好的抗过敏作用，与蛇蜕相伍能提高疗效。

（九）耳鸣

1. 养血宁心法治耳鸣

柴某，女，21岁，学生。

初诊：2010年6月8日。

主诉：双耳鸣响6天。

刻诊：双耳鸣响，站位症著，卧位症减，白昼加剧，夜间减轻。平素多思善虑，时而失眠，月事正常。

查体：舌质淡红、边齿印，舌苔薄白，脉细。

诊断：耳鸣。

辨证：心肝血虚，窍络失养。

治则：养血宁心，和营通络。

处方：淮小麦30g，生龙齿30g（先煎），百合20g，茯苓15g，麦冬15g，炒枣仁20g，石菖蒲7g，远志7g，五味子6g，川芎9g，佛手10g，当归15g。7剂。

追访2个月，自诉服上药后夜寐转香，耳鸣已罢。

按语：耳鸣即耳中鸣响，既可为一种独立疾病，又可为多种耳科疾病的一个症状，因此，辨病相当关键，如仅见耳鸣者，可直接辨证施治，而耳鸣仅为一个症状时，必须找到原发疾病，辨病结合辨证才是正确治疗方法。王师认为，耳鸣之辨，首辨虚实。以鸣声而论，当鸣声盖过外界声音时，多为实证，反之则为虚证；以昼夜而言，白昼症著为实，夜半症著为虚。上述分法亦非绝对，本案患者即是虚实夹杂。《素问·缪刺论》指出："手少阴之脉络于耳中。"《证治准绳·杂病》又说："心在窍为舌，以舌非孔窍，因寄窍于耳，则是肾为耳窍之主，心为耳窍之客。"患者多思善虑，暗耗心血，病久失眠、耳鸣作矣。因心主血，肝藏血，故养心之余勿忘调肝，肝血充沛，才能濡养心脉。因此，本案治疗以酸甘宁心汤养血宁心，当归补益肝血，石菖蒲、远志、五味子可通耳窍，直达病所。佛手配伍川芎，前者入气，后者入血，气血双调，又能防止余药黏滞之性。药证合拍，故能7剂而愈。

2. 泄胆和胃法治耳鸣

姚某，女，58岁。

初诊：2013年2月27日。

主诉：耳鸣半年。

病史：素有鼓膜破损病史，另有急性胰腺炎发作史3次，胆囊结石、肺结核病史。

刻诊：耳鸣，乏力，头晕脱发，夜寐欠佳，目干涩糊，脘痞腹胀，大便不畅。

查体：舌质淡红，舌苔薄白、根微黄，舌下静脉蓝紫，脉细弦滑。

诊断：耳鸣。

辨证：肝肾阴虚，胆胃不和。

治则：泄胆和胃。

处方：柴胡12g，焦栀子15g，黄芩15g，枳壳12g，厚朴15g，郁金15g，延胡索30g，川楝子15g，生大黄6g（后下），生鸡内金30g，生白芍20g，生甘草6g，灵磁石30g（先煎），7剂。

二诊：2013年5月8日。耳鸣减，大便通，予以原法续进。

处方：柴胡10g，焦栀子12g，黄芩12g，枳壳10g，厚朴10g，郁金10g，延胡索20g，川楝子8g，生大黄5g（后下），生鸡内金30g，乌梅10g，黄连7g，7剂。

上药连进1个月，改从滋肾开窍入手，杞菊地黄丸合耳聋左慈丸为其主方，又服1个月，诸症皆减。

按语：《素问·阴阳应象大论》有云："肾主耳……在窍为耳。"《灵枢·五阅五使》又云："耳者肾之官也。"因此，耳疾治疗可从肾关入手，此为常法，又非唯一治法，如上案从心肝入手，本案初诊二诊从胆胃着手即是。

本案患者以耳鸣为主症，乏力、头晕脱发、夜眠不佳、目干涩糊、脘痞腹胀、大便不畅等为兼症，素体又患鼓膜破损、急性胰腺炎、胆囊结石等病史，辨证可谓肝肾阴虚、胆胃不和夹杂，病机复杂。治疗王师先从胆胃不和入手，四逆散、金铃子散、小承气汤合方加味以泄胆和胃，灵磁石一味聪耳开窍，直达病所，待脘痞腹胀减，大便通，胆胃不和已消，再调其肝肾，从本治疗。

（十）不寐（郁证）

不寐是指入寐困难、睡而易醒、时寐时醒的一种疾病，多见于年老体衰或中青年患者，随着社会工作压力增大，该病患者逐渐增多，一部分甚至可导致郁证，所以早期治疗比较关键。王师认为，该病基本病机为心肝血虚、气机怫郁，故多以自拟酸甘宁心汤合越鞠丸养血宁心，疏气达郁以治其本。然心肝所伤，血虚日久，气郁不达可有多种变证，此为该病的阶段病机，为此需要分别对待，如肝郁火旺、上扰心神者，丹栀逍遥散加味；痰气交阻、化热内逼者，黄连温胆汤出入；气滞血瘀、心失所养者，血府逐瘀汤进退；阴虚火旺、心窍不宁者，知柏地黄合交泰法投之；心脾两虚、脑神不足者，归脾常被选用。另外脾气虚弱者，又见肝脾不和之象，其为潜伏病机，以四逆异功散常服。

1. 养血宁心法治疗不寐

蒋某，女，43岁，外贸工作。

初诊：2012年4月18日。

主诉：夜寐浅短易醒，伴头晕4年。

病史：素有乳小叶增生史。

刻诊：夜寐浅短易醒、头晕，每于季节转换发作、加剧。平素性格内向，多思善虑，胃纳一般，二便尚调，经来乳胀，量少夹块，育1流3。

查体：面部色素暗淡，舌质偏暗，舌苔薄白，脉细滑。

中医体质分类判断提示：偏颇体质（气郁质、气虚质、血瘀质，倾向阳虚质）。

辅检：幽门螺杆菌（+）。

诊断：不寐。

辨证：气血两虚，气郁夹瘀。

治则：养血宁心，疏气达郁。

处方：枣仁20g，淮小麦30g，茯苓15g，百合30g，麦冬15g，青龙齿30g（先煎），川芎12g，苍术15g，香附10g，焦栀子12g，六曲10g，生地黄30g，丹参30g，7剂。

二诊：2012年5月2日。夜能入睡，纳开，矢气异臭，大便尚调，尿频，本次月经方净3天。面部色素转淡，苔薄净，质淡红，脉弦细。上方加莱菔子30g，7剂。

三诊：2012年5月23日。连进上方出入4周，夜能入睡，心悸稍减，期间停药1周，夜寐浅短易醒复作，本次月经方净，神疲齿衄，胃纳可，二便调。舌质淡红，舌苔薄白，脉细虚。

处方：枣仁20g，淮小麦30g，茯苓15g，百合30g，麦冬15g，青龙齿30g（先煎），川芎12g，香附10g，焦栀子12g，六曲10g，丹参30g，太子参20g，白茅根30g，7剂。

四诊：2012年6月6日。神疲乏力，纳谷不香，脐腹隐痛，大便偏稀。舌质淡红，舌苔薄净，脉细虚。

辨证：肝肾两虚，冲任失调。

治则：补肝益肾，调理冲任为治本之则，目前先拟养血调气，以治其标。

处方：柴胡10g，炒白芍30g，枳壳10g，当归20g，乌药10g，小茴香

10g，生甘草10g，太子参15g，香附12g，川芎12g，厚朴15g，5剂。

五诊：2012年6月13日。本次月经适来5天，大便偏稀，纳开，胸闷，心烦，夜寐浅短易醒。舌质红，舌苔光净，脉细滑。

辨证：心肝血虚，气机怫郁。

治则：养血宁心，疏气达郁。

处方：枣仁20g，淮小麦30g，青龙齿30g（先煎），茯苓15g，百合20g，麦冬15g，川芎12g，苍术15g，香附10g，焦栀子12g，六曲10g，生地黄20g，苏梗12g，7剂。

随后，继续以酸甘宁心汤为主方，气郁明显增入佛手片、绿梅花，血郁明显添加合欢皮、合欢花、玫瑰花，胃纳不香给予焦三仙，神疲乏力太子参、黄芪益气健脾，畏寒怕冷桂枝、白芍调和营卫，并于经前乳胀明显改用加味丹栀逍遥散，经后症罢予以杞芍六君，饮食积滞急服保和丸，断续服药将近8个月，睡眠明显好转，头晕、多思善虑、经来乳胀亦有改善。

按语：酸甘宁心汤是王师治疗失眠、忧郁症等病多年临床经验总结。全方六味，以味酸甘之酸枣仁、淮小麦、甘草为君，性微凉寒之麦冬、百合、青龙齿为臣，总以体现酸甘化阴之旨，此方乃仿酸枣仁汤、百合地黄汤、甘麦大枣汤之意化裁而成。运用此方随症化裁：兼六郁证明显而未伤津者，拟用越鞠丸，如郁火明显灼伤气津者，拟用五花汤理气不伤阴。

本案患者素体心肝血虚、气机怫郁，故见夜寐浅短易醒、头晕，每于季节变化发作、加剧，经来乳胀，内向多思，近因父亲住院，劳伤阴血，而致诸症再现、加剧，因此初诊以酸甘宁心汤养心安神、越鞠丸调气解郁。二、三诊患者分别出现矢气异臭、牙血神疲等兼夹症状，故予莱菔子、太子参、白茅根随症加减。四诊以后患者病机虽有适时变化，但总不离心肝血虚、气机怫郁之意，故仍以原方出入化裁，仅以兼症明显时适当改服四逆散、丹栀逍遥散、杞芍六君子汤、保和丸等方，待兼症消，续用原方，对此，王师常谓：治慢性病必需守方，即使一诊、二诊症状没有变化，只要病机不变，就不可随意更方，只有量变日久才能引起质变。

2. 养血宁心法治疗郁证

吴某，男，31岁，外贸工作。

初诊：2012年8月29日。

主诉：失眠幻听10年。

病史：素有精神分裂症史，长期服用奥氮平片1.5粒/日，病情控制平稳，一旦停药即作或失眠后幻听加剧，性功能减退。

刻诊：失眠幻听，手心汗出，胃纳可，二便调。

查体：舌质淡胖，舌苔白腻，边齿印，脉细数。

诊断：郁证。

辨证：心肝阴虚，气机怫郁。

治则：柔肝宁心，疏气达郁。

处方：枣仁30g，淮小麦30g，青龙齿30g（先煎），茯苓15g，麦冬15g，百合30g，川芎12g，苍术15g，香附10g，焦栀子12g，六曲10g，夏枯草15g，制半夏12g，7剂。

二诊：2012年9月26日。上方连服28剂，夜寐稍好，手心汗出有减，性功能略有恢复，大便稀。舌质淡红，舌苔薄白，脉细。上方加竹茹20g，7剂。

三诊：2012年10月24日。投前方后，夜寐转安，已停奥氮平片。舌质稍红，舌苔薄黄，脉滑。

处方：枣仁30g，淮小麦30g，青龙齿30g（先煎），茯苓15g，麦冬15g，百合30g，夏枯草15g，制半夏10g，竹茹20g，玫瑰花10g，佛手10g，苏梗12g，绿梅花10g，合欢花10g，7剂。

四诊：2013年1月30日。连进酸甘宁心汤加味中药5个月，诸症显减，仅有情绪激动后偶见失眠，给予原方加栀子豉汤后每能缓解。近来因家庭琐事纠纷，夫妻不和，失眠复作，已续服奥氮平片。舌质淡红，舌苔薄黄，脉弦滑。

处方：枣仁30g，淮小麦30g，青龙齿30g（先煎），茯苓15g，麦冬15g，百合30g，夏枯草15g，制半夏12g，竹茹20g，玫瑰花12g，佛手10g，合欢花15g，炒黄连7g，制南星10g，7剂。

五诊：2013年3月6日。同服中西药，夜已能入睡。上方续服。

按语：本案为一精神分裂症患者，已服奥氮平片数年，症状虽有控制，失眠幻听依然，另见性功能减退，为西药的毒副作用。王师认为该患者病位在心肝，故始终以酸甘宁心汤加味进服，除此常服的中药是半夏配夏枯草，认为其有交通阴阳的作用，正如《医学秘旨》所云："盖半夏得阴而生，夏枯草得阳而长，是阴阳配合之妙也。"而《灵枢·大惑论》又云："卫气不得入于阴，常留于阳，留于阳则阳气满，阳气满则阳跻盛。不得入于阴，则阴气虚，故目不瞑矣。"故调节阴阳者亦可改善睡眠，方中半夏配夏枯草即是此意。精神分裂症患者一般多有长期服用西药史，其疗效显著，毒副作用亦较明显，对此王师认为，可适当服用中药，既能增加疗效，又可减少不良反应，一部分患者甚至待中药起效，症状改善后，可减西药药量，以至终停西药，此类患者又需中药维持一段时间直至病情未有反复，再停中药，此为病情真正控制，如果盲目停用西药只会加重病情。

除使用药物以外，患者的情绪控制也相当重要，在春生肝木当令之际尤为关键，本案患者尽管服药后症状控制良好，但因家庭变故，心情不畅导致病情复发即是教训。

（十一）泄泻

泄泻是指排便次数增多，粪质稀薄，甚至泻出水样便的一种疾病，究其病位主要在脾胃，脾主运化，以升则健，胃主受纳，以降则和，劳逸失常、饮食失节，损伤脾胃，多致脾胃不和，纳运失常，升降不及，而成水谷不化，滞留中焦，久而下注肠腑引发此病，"土虚木乘""久病及肾"，又多见肝脾、脾肾同病，当然情志失调、命门火衰的"木旺乘脾""火不暖土"也可影响脾胃纳运功能而致病，另外，感受外邪也是病因之一。因此，王师认为，该病治疗总以调理脾胃为主，兼顾肝肾为辅。脾胃虚弱者以参苓白术散为主方，兼有脾阳不振者加干姜10～12g。对于干姜用法，王师认为，宁波地处滨海之交，地气水湿偏盛，又多喜食海膻之品，况又滥服铁皮枫斗、西洋参含片等保健之物，脾阳极度困乏，不重其量无以解其阴霾之势，故用10～12g，根据临床观察也未见明显不良反应。肾阳不足者又以补骨脂理中汤为主方，其化裁于附子理中汤，因附子有毒，常需浓煎，故以补骨脂代之，如必用附子，一般用量5～6g，且中病即止，并常配肉豆蔻以引四神丸治五更泻意。另外，脾虚气陷，补中益气汤；肝脾不和，四逆散合痛泻要方；肠道湿热，葛根芩连汤加木香、马齿苋；寒热夹杂，半夏泻心汤等不胜枚举。关于收敛止泻药，王师很少用之，常谓：辨证未明，盲目用之，易碍其邪，久病恋邪，即使用之，不可过量。煨诃子为第一选择，病甚可加赤石脂、禹余粮等。

1. 调肝理脾治疗泄泻

李某，男，46岁，外贸工作。

初诊：2013年3月13日。

主诉：肛门黏液自出反复5年余。

病史：5年前曾做阑尾手术，另有胆囊手术及胆汁反流性胃炎史。

刻诊：肛门黏液自出，劳后肛门灼热，病起阑尾炎手术后。腹痛，大便时干时溏。心烦易怒，情绪激动后则口苦，腰下汗出，阴囊潮湿。

查体：舌质暗淡，舌苔薄白腻，脉弦细。

诊断：泄泻。

辨证：肝脾失调，肠络湿热。

治则：健脾调肝，清利湿热。

处方：葛根30g，黄芩15g，黄连7g，生甘草10g，炒白芍30g，干姜12g，薤白20g，木香10g，防风10g，山药30g，党参20g，7剂。

二诊：2013年4月3日。诸症显减，然停中药改服西药诸症又作，续以原法再进。

处方：葛根30g，黄芩15g，黄连9g，生甘草10g，炒白芍30g，干姜12g，薤白20g，木香10g，防风10g，山药30g，党参20g，平地木30g，7剂。

三诊：2013年4月17日。进前方，黏液除，腹痛罢，便成形。夜寐腰酸，神疲乏力，情激易怒，每心悸心烦则腹胀。治则：养阴抑肝，健脾益气。

处方：枸杞子30g，炒白芍18g，陈皮12g，半夏12g，党参30g，炒白术15g，茯苓12g，生甘草5g，干姜10g，补骨脂30g，酸枣仁20g，淮小麦30g，山药30g，14剂。

四诊：2013年5月8日。夜寐好转，胃纳转正，房事后见腰酸，再拟补益心脾以善其后。

处方：生白术15g，党参20g，生黄芪20g，当归15g，炙甘草6g，茯苓15g，远志10g，枣仁20g，木香10g，红枣10枚，炒杜仲20g，山药30g，玫瑰花15g，7剂。

另嘱停药后服以下药膳：怀山药，北秫米，淮小麦（碾粉），芡实，红枣，生姜，陈皮煮粥。

按语：患者肛门黏液自出，劳后肛门灼热，为肠道湿热之证，虽病起阑尾手术，但和脾胃失调息息相关，平素腹痛、大便时干时溏即是，其又为脾气虚弱、肝木所乘之象，因此，初诊、二诊均以葛根芩连汤加木香清其肠络，党参、山药、干姜、白芍、防风等温脾柔肝，其中薤白一味，性温，味辛苦，入肺胃、大肠经，具通阳散结、行气导滞之功，近代浙东名医范文甫每重用30g以治泻而不爽案，本例王师即仿其意而取效。三诊时患者虽黏液除、腹痛罢、便成形，但神疲依然，且夜寐腰酸，情激易怒，每心悸烦则腹胀，王师认为其因劳而累，因累而烦，病位仍在肝脾，故用六君子汤加山药、干姜、补骨脂健脾温阳，枸杞子、白芍、枣仁、小麦补肝敛肝，待诸症缓解，终以归脾汤出入以调养心脾。其治疗总不离调肝理脾这一基本原则。

2. 温敛清散合用治疗泄泻

杜某，男，50岁，外贸工作。

初诊：2012年10月3日。

主诉：反复腹泻20余年。

病史：素有慢性结肠炎史及胆囊摘除术史。

刻诊：腹泻，每日 2 次，兼夹黏液、胨状，或便呈泡沫，肠鸣，怕冷喜热，遇冷则泄，脘痞口干，尿频，入睡困难，睡而易醒。

查体：口唇色暗紫，舌质暗淡，中裂，舌苔薄白、微黄，脉细虚。

诊断：泄泻。

辨证：脾肾阳虚，肠络湿热。

治则：健脾温肾，清利湿热。

处方：补骨脂 30g，党参 20g，炒白术 30g，干姜 12g，生甘草 6g，茯苓 12g，肉豆蔻 20g，诃子肉 10g，炒乌梅 10g，黄连 9g，藁本 10g，赤芍 20g，防风 10g，7 剂。

二诊：2012 年 10 月 10 日。进前方后，便泻次数一度减少，饮食不慎，腹泻又作。舌质暗红，舌苔薄白，脉弦细。

处方：补骨脂 30g，党参 20g，炒白术 30g，干姜 12g，生甘草 6g，茯苓 12g，肉豆蔻 25g，诃子肉 10g，炒乌梅 10g，黄连 9g，藁本 12g，防风 12g，怀山药 30g，7 剂。

按语：本案患者腹泻，怕冷喜热，遇冷加剧，尿频，脘痞口干，病起 20 余年，为脾肾阳虚，无以蒸腾水津上乘，反下陷于膀胱、肠道之证；便夹黏液、胨状或便呈泡沫，肠鸣为肠络湿热，肠风内动之证。《景岳全书·泄泻》有云："泄泻之本，无不由于脾胃。"又云："肾为胃关，开窍于二阴，所以二便之开闭，皆肾脏所主。"治疗当以理中汤合肉豆蔻、补骨脂健脾温肾，连梅汤加赤芍清利肠络，防风、藁本平息肠风。患者病发 20 余年，肠道黏膜必有损伤脱落，故加诃子以涩肠止泻，提高疗效，然因湿热之邪未除，故不可大量久用。患者复诊诉进药后诸症减轻，由于饮食不节复作，故再予原方出入续进，并嘱其节饮食以助治疗。

3. 健脾暖肝治疗泄泻

裘某，男，67 岁，退休职工。

初诊：2012 年 5 月 16 日。

主诉：腹痛便溏 20 余年，加重 8 个月余。

病史：素有饮酒史近30年。另有前列腺增生史及高血压病史，目前服用硝苯地平片，血压理想控制。

刻诊：每于凌晨3~4时少腹寒冷作痛，肠鸣，大便每日两次，稀而粘连不畅，纳可，寐香。

查体：眼圈发黑，舌质暗淡，舌苔薄白，舌下脉络蓝紫、结节，脉细弦、稍滑。

中医体质分类判断提示：偏颇体质（气虚质、阳虚质、阴虚质、湿热质）。

辅检：胃镜：慢性浅表性胃炎伴胃窦糜烂；肠镜：大肠炎症性改变（左半结肠为主），左半结肠多发性憩室。

诊断：泄泻。

辨证：肝脾失调，肠络湿热。

治则：健脾暖肝，清肠利湿。

处方：柴胡12g，炒白芍20g，枳壳12g，生甘草6g，陈皮12g，党参20g，炒白术30g，茯苓15g，防风12g，山药30g，木香12g，黄连9g，干姜12g，小茴香15g，7剂。

二诊：2012年6月27日。肠鸣痛泻、少腹寒冷显减。舌质淡红，舌苔薄白，脉细滑。

处方：柴胡12g，炒白芍45g，生甘草6g，陈皮12g，党参20g，炒白术30g，茯苓15g，防风12g，山药30g，木香12g，黄连9g，干姜12g，小茴香15g，吴茱萸5g，7剂。

按语：明·吴鹤皋云：“泻责之脾，痛责之肝，肝责之实，脾责之虚，脾虚肝实，故令痛泻。”本案患者病位在肝脾，病性为肝实脾虚无疑。另外，从病理因素分析，该案又兼寒、热、风、湿于一体，其中寅时少腹寒痛为寒证，肠中鸣响为风证，而大便稀而粘连不畅又是热证、湿证。因此治疗当从病位、病性、病理等多角度入手，其中柴胡、白芍、枳壳、生甘草疏肝柔肝，以治肝实；陈皮、党参、白术、茯苓、山药健脾化湿，以治脾虚；干姜、小茴香、吴茱萸温中散寒，以治寒证；白芍、防风调肝息风，以治风证；木香、黄连清热燥湿，以治热证、湿证。《药征》谓："（芍药）主治结实而拘挛也。旁治腹痛头痛，身体不仁，疼痛腹满，咳逆下利肿脓。"现代药理研究表明，芍药对疼痛中枢和脊髓性反射弓的兴奋有镇静作用，故能治疗中枢性或末梢性的筋脉挛急及其疼痛，二诊王师用白芍45g即为提高疗效。

（十二）水肿

张某，男，76岁，渔民。

初诊：2011年9月14日。

主诉：反复下肢浮肿，伴腹胀半年。

病史：半年前患者无明显诱因下，出现下肢浮肿，按之没指，曾至宁波市某医院肾内科就诊，予以抗炎利尿药物治疗（具体用药不详），未见明显改善，故至宁波市中医院求中药治疗。患者自诉有高血压病史9年，平时口服安博维，血压控制尚可。另有前列腺肥大史，平素服用前列康，控制理想。饮食嗜咸。

刻诊：下肢浮肿，按之凹陷，暮重昼轻，腹大胀满，按摩则舒，神疲乏力，四肢畏寒，腰酸冷痛，口渴不欲饮，胃纳尚可，便干如栗，努力难解，尿量减少，夜寐口角流涎。

查体：形体矮胖，头大腮宽，发白肤黑，肩窄腹大，臀塌腰壮，为水形体质。舌苔薄白，舌质淡胖，脉沉迟。

辅检：尿常规：白细胞（++），蛋白（++）。肾功能、B超无明显异常。

诊断：水肿。

辨证：脾肾阳衰，水气不化。

治则：考虑患者属水形体质，年老发白，脾肾阳衰，予以温肾助阳、化气行水

处方：济生肾气丸合黄芪防己汤加减：附子6g（先煎），桂枝10g，生地

黄30g，山药30g，山茱萸12g，茯苓12g，牡丹皮10g，泽泻10g，车前子30g（包煎），怀牛膝20g，生黄芪30g，防己15g，肉苁蓉30g。水煎服，7剂。

二诊：2011年9月21日。服用上方7剂后，神稍振，大便稍软，腹胀稍缓。下肢浮肿，夜寐流涎，腰酸冷痛依然。自觉偶有胸闷心悸，胃纳可，尿短无力。舌苔薄白，舌质淡胖，脉象沉细滑。考虑白露已过，鸿雁南飞，气温转凉，华盖居上，娇嫩易袭，恐患者脾肾阳虚日久，水气上犯，出现水邪凌心犯肺之重证。治则：泻肺纳肾，通阳利水，宁心安神。

处方：苓桂术甘汤合济生肾气丸加减，桂枝10g，茯苓15g，白术30g，甘草8g，生地黄30g，山药30g，山茱萸12g，牡丹皮10g，泽泻10g，车前子30g（包煎），怀牛膝20g，生黄芪30g，防己15g，柏子仁30g。水煎服，7剂。

三诊：2011年9月28日。服用上方7剂后，精神渐爽，胸闷心悸、夜寐流涎罢，下肢浮肿、腹胀显减，大便转畅，尿量增多。舌苔薄白，舌质淡红，脉沉细。考虑秋分已过，肺金渐亢，肺为脾之子，肾之母，恐燥邪伤肺灼津，肺失通调，脾失转输，肾失开阖。治则：润肺健脾，温阳利水。

处方：生脉散合济生肾气丸加减：北沙参15g，麦冬20g，五味子7g，桂枝10g，生地黄30g，山药30g，山茱萸12g，茯苓12g，牡丹皮10g，泽泻10g，车前子30g（包煎），怀牛膝20g，柏子仁30g。水煎服，7剂。

四诊：2011年10月5日。药后，诸症悉减，神振寐安。舌苔薄白，舌质淡红，脉细。寒露将近，秋意渐浓，西金当道，药证合拍，治法得当，守方继服，以固其效。随访3个月，诸症均未见反复。

按语：《灵枢·通天》云："天地之间，六合之内，不离于五，人亦应之，非徒一阴一阳而已也。"王师认为"五行体质"属于生物全息律的范畴，概而论之，是涵盖天人相应理论、藏象学说、中医诊断等多学科的自发全息律，这与邱幸凡先生、王庆其先生、杨化冰女士等提出的"内经全息论""人是全息元"观点有异曲同工之妙。"五行体质"自古医家多有涉猎，王师将其辑简舍繁，分龄而治，阶段用药，屡试屡验。

《素问·异法方宜论》曰："其民食鱼而嗜咸，鱼者使人热中，盐者胜血，故其民皆黑色疏理……”本例患者生于海边，作于水上，地势低平，海风凛冽，夹冷夹湿，禀受水气，食鱼嗜咸，久成水形体质；年逾古稀，此体质素体易脾肾亏损，又常居傍水，水乃阴邪，脾为阴土，足系三阴，阴邪客于阴经，则神疲乏力，四肢畏寒，下肢浮肿，按之凹陷，暮重昼轻，腰酸冷痛，脉象沉迟；脾失健运，气化不利，升降失司，则腹大胀满，按摩则舒；水停中焦，无以下达，则口渴不欲饮，夜寐口角流涎；嗜咸好盐，咸走血入肾，过则耗阴伤血，肠道失润，故便干如栗，努力难解；肾失开阖，脾失健运，而致膀胱气化无权，则尿量减少。综其症状，此乃脾肾阳虚，水气不化之证。予以蒸动肾阳，温补脾阳，以助化气行水之功。二诊因秋分日近，燥邪伤肺，翁病日久，脾肾衰微，金水俱损，而致水失其道，上犯心肺，故出现胸闷心悸。予以泻肺纳肾，通阳利水，宁心安神之剂，以期上安心肺，下洁净府之效。三诊时值西金渐浓，凉燥当季，予以润肺健脾，温阳利水之剂，以寓源足流长，标本兼顾之意。四诊虽诸症悉减，神振寐安，然水湿久留，真阳久遏，虽迭进温补之品，浊阴已消，然肾气久伤，恐诸症反复，继服上方，以固其效。

五行体质除了望形体之外，当四诊合参，重视三因制宜、整体观念，明辨体质，才能达到治病求本的目的。

（十三）痹证

张某，女，52岁，退休职工。

初诊：2013年5月8日。

主诉：颈肩酸胀、肢麻5年，烘热汗出3年。

刻诊：颈肩酸胀，肢麻，烘热汗出，断经3年，纳可，二便调，寐安。

查体：舌质暗红，舌苔薄白，脉沉细。

诊断：痹证，虚劳。

辨证：肝肾阴虚，经络痹阻。

治则：滋养肝肾，宣痹通络

处方：羌活12g，片姜黄12g，当归15g，防风12g，生白芍20g，生黄芪20g，北细辛5g，徐长卿20g（后下），延胡索30g，夜交藤30g，鸡血藤30g，鲁豆衣20g，碧桃干30g，7剂。

二诊：2013年5月15日。肩周酸胀、烘热汗出减，疼痛依然。

处方：羌活12g，片姜黄12g，当归20g，防风12g，生白芍30g，生黄芪30g，北细辛5g，徐长卿20g（后下），延胡索30g，夜交藤30g，鸡血藤30g，丹参30g，桂枝6g，7剂。

三诊：2013年5月22日。肩周酸胀、烘热汗出显减，偶足趾痉挛。

处方：羌活12g，片姜黄12g，当归20g，防风12g，生白芍30g，生黄芪30g，北细辛5g，徐长卿20g（后下），延胡索30g，夜交藤30g，鸡血藤30g，丹参30g，桂枝6g，木瓜30g，7剂。

四诊：2013年5月29日。足趾痉挛、烘热汗出罢，右颈肩痛。舌质暗红，舌苔薄黄，脉沉细虚。

处方：羌活12g，片姜黄12g，当归20g，防风12g，炒白芍30g，生黄芪30g，北细辛5g，延胡索30g，夜交藤30g，鸡血藤30g，丹参30g，桂枝10g，葛根30g，乌梢蛇15g，7剂。

五诊：2013年6月5日。诸症已罢。舌质淡红，舌苔薄白，脉细虚。药证合拍，原法追踪，上方7剂。

按语：肝肾阴虚，风湿痹阻，虚阳上扰，故见颈肩酸胀，肢体麻木，烘热汗出，而以滋养肝肾，宣痹通络立法，药后颈肩酸胀，烘热汗出有减，疼痛依然，考虑兼夹寒邪，复增桂枝温经散寒，三诊又入木瓜解筋通络，足趾筋挛立即缓解。“治风先治血，血行风自灭”，因此当归、白芍贯穿治疗始终。

（十四）吐酸

王某，女，59岁，退休职工。

初诊：2012年11月21日。

主诉：胸口及咽部灼痛1年。

病史：素有胆汁反流性食管炎史。

刻诊：胸口及咽部灼痛、反酸，口干喜温、不欲多饮，偶有口苦，每于灼痛加剧则泻，多达10余次，终则便而难净，时有肛门重坠之感，胃脘怕冷，喜温按。

查体：舌质暗淡，舌苔薄黄腻，脉弦细。

诊断：吐酸。

辨证：脾阳气虚，胆胃郁热，寒热错杂，虚实互兼。

治则：辛开苦降。

处方：制半夏12g，黄芩12g，黄连9g，干姜10g，党参20g，生甘草10g，炒白芍45g，象贝12g，海螵蛸30g，吴茱萸3g，九香虫10g，焦栀子12g，淡豆豉12g，7剂。

二诊：2012年11月28日。大便转为每日2次，余症依然，口中多唾。舌质暗红，舌苔薄白腻，脉细弦。处方：上方加瓦楞子30g（先煎），7剂。

三诊：2012年12月5日。反酸有减，咽喉及胸后灼痛依然，痛剧纳呆，易食善饥，喜热饮，喜温按。

处方：制半夏12g，黄芩12g，黄连9g，党参20g，生甘草10g，炒白芍45g，象贝12g，海螵蛸30g，吴茱萸3g，焦栀子12g，淡豆豉12g，瓦楞子30g（先煎），干姜10g，7剂。

四诊：2012年12月12日。胃脘畏寒怕冷已减，咽喉及胸后灼痛依然，呈持续性发作，痛剧大便溏薄，烦躁易怒，口苦黏干。舌质暗红，舌苔白黄腻，脉细滑。

处方：黄连12g，吴茱萸5g，海螵蛸30g，连翘20g，生白芍30g，生甘草10g，淮小麦30g，蒲公英30g，延胡索30g，川楝子12g，3剂。

五诊：2012年12月15日。胸膈烦热灼痛已减，时有呕逆反酸。

处方：黄连7g，吴茱萸5g，海螵蛸30g，连翘20g，淮小麦30g，延胡索30g，川楝子12g，象贝12g，制半夏10g，竹茹10g，3剂。

六诊：2012年12月19日。胸后灼痛、反酸恶心显减。处方：上方加升麻6g，青龙齿30g（先煎），5剂。

按语：本案患者既见胆胃郁热上炎之证，又见脾阳不振湿阻之象，前者以胸膈、咽部灼痛、反酸、口苦而干为主，后者又以胃脘怕冷、咽中多唾、喜温按、不多饮为先，湿为阴邪，其性黏滞，易成难化，而今裹热于里，成为湿热之证，更见缠绵，犯上增热，犯下便泄难净，肛门重坠，病在脾胃与胆，脾者责之于虚，胆胃责之于实，故而寒热虚实相兼，病机复杂。对此，辛开苦降为其治也，辛者，多易温散，如干姜、吴茱萸、半夏之属；苦者，又易清泻，如黄芩、黄连之辈。两者相反相成，起到分散其邪作用，本案初诊、二诊、三诊即是。四诊之后患者反酸明显缓解，灼痛依然，且成持续发作，考虑血瘀为患，故而配伍金铃子散调治气血。本案制酸使用三种不同方法，其一为直接制酸法，如象贝、海螵蛸、瓦楞子；其二为升降制酸法，如黄连、吴茱萸；其三为泄热制酸法，如淡豆豉、焦山栀。焦山栀本入三焦，可清三焦热邪，淡豆豉走于上焦，可使栀子分散于三焦之能共引于上，增强其效。方中使用芍药甘草汤入土泻木，为解痉止痛而设。

（十五）胃脘痛（痞满）

胃脘痛和痞满都属消化系统疾患，前者以痛为主，后者以满为先，“按之不痛，触之无形”为其特点，两者症状虽有区别，病机却有相似之处，故而治法可以一起讨论。王师认为，胃脘痛和痞满处方用药需从以下几个方面考虑：其一，恢复升降，如柴胡与枳壳，半夏与厚朴，升麻与黄连等；其二，平衡润燥，如芍药与黄芩，乌梅与黄连，山药与白术等；其三，调节寒温，如芩连与干姜，黄连与吴萸，芍药与乌药等；其四，注意通补，如枳壳与白术，陈皮与黄芪，佛手与沙参等；其五，病在脾胃，兼顾肝胆，如木香与柴胡，半夏与黄芩，苏梗与玫瑰等。

1. 先肝后脾，治随机转治疗胃脘痛

钱某，男，59岁，农民。

初诊：2012年5月23日。

主诉：反复胃痛20余年，加重1个月。

病史：素有长期饮酒史。

刻诊：胃痛，嗳气，每于酒后加剧，两胁胀满，放射肩背，气短，乏力，口干而苦，大便细而不畅，夜寐不香。性格外向，急躁易怒。

查体：面色晦滞，舌质暗淡，舌苔黄腻，脉弦滑。

中医体质分类判断提示：偏颇体质（气虚质、阴虚质、湿热质、痰湿质）。

辅检：胃镜：反流性食管炎、糜烂性胃炎；CT：上腹部CT符合急性胰腺炎表现，左肾上腺小腺瘤可能；FPG 6.3mmol/L，淀粉酶137U/L。

诊断：胃脘痛。

辨证：肝胃郁热，胃气上逆。

治则：疏肝和胃。

处方：柴胡12g，炒白芍30g，川芎12g，枳壳12g，陈皮12g，生甘草6g，香附12g，郁金15g，延胡索30g，川楝子15g，黄连7g，旋覆花20g（包煎），太子参15g，7剂。

二诊：2012年6月6日。服方7剂，停药1周，胃脘及两胁作痛稍减，嗳气依然，胃纳欠馨。舌质淡红，舌苔灰黄腻，脉弦细滑。

处方：柴胡12g，生白芍30g，川芎12g，枳壳12g，陈皮12g，生甘草6g，香附12g，郁金15g，延胡索30g，川楝子15g，黄连7g，旋覆花20g（包煎），太子参30g，莱菔子30g，7剂。

三诊：2012年6月13日。近来呃逆，另见颈肩背胸肋游走性胀痛。

处方：柴胡10g，陈皮12g，黄连9g，厚朴15g，枳壳12g，生白芍30g，生甘草10g，延胡索30g，丁香10g，柿蒂10g，旋覆花10g（包煎），鸡血藤30g，制半夏15g，淡竹茹15g，7剂。

四诊：2012年6月20日。呃逆稍减，前额胀，寐不香。舌质淡红，舌苔薄白，脉弦细。治以平肝养胃。

处方：制半夏15g，竹茹15g，丁香10g，柿蒂12g，旋覆花20g（包煎），代赭石20g（先煎），厚朴15g，黄连9g，鸡血藤30g，延胡索30g，徐长卿20g（后下），炒白芍30g，钩藤30g（后下），莱菔子30g，7剂。

五诊：2012年6月27日。呃逆显减，颈肩胀痛已消，脘痞隐痛未罢。舌质淡红，舌苔薄白，脉细。

处方：制半夏15g，竹茹15g，丁香12g，柿蒂12g，旋覆花20g（包煎），代赭石20g（先煎），厚朴15g，黄连9g，炒白芍45g，钩藤30g（后下），莱菔子30g，炒麦芽30g，炒山楂20g，六曲12g，7剂。

六诊：2012年8月15日。上方出入连进40余天，胃痛、呃逆均瘥，多食脘痞，另见神疲。舌质淡胖，舌苔黄腻，脉细。

处方：太子参30g，生白术20g，茯苓15g，生甘草6g，陈皮12g，六曲12g，炒麦芽30g，炒山楂30g，苍术12g，厚朴15g，怀山药30g，白扁豆30g，生晒参6g，7剂。

按语：本案治疗，一共分为三个阶段，初诊、二诊、三诊为第一阶段，四诊、五诊为第二阶段，六诊又为第三阶段。第一阶段患者以胃痛为主症，嗳气、胁胀、口苦、脾气暴躁为兼症，并以此推断其病机为肝胃郁热、胃气上逆，故而初诊、二诊均以柴胡疏肝散合金铃子散加郁金、黄连、旋覆花以疏肝理气，清热和胃，另外太子参又为气短、乏力专用，所谓肝郁日久克犯脾胃是也，二诊时因患者又见胃纳欠佳，再以莱菔子消食导滞。三诊时患者虽见呃逆、诸痛症状，其主要病机未见改变，仍以疏肝和胃为主法，仅增入降逆之品以改善局部症状。第二阶段患者胃痛、呃逆未罢，另见前额胀满、夜寐不香诸症，证属肝气不舒、郁而上逆，病机已变，故改以平肝养胃为法，选用半夏与竹茹、丁香与柿蒂、旋覆花与代赭石、白芍与钩藤等四个药对为主方，并以延胡索、徐长卿养血活络，焦三仙消食和胃对症治之。第三阶段患者肝疾已除，脾失健运未复，再以异功散合平胃散出入善后。纵观本案，先治肝，再治脾，治随机转，是为王师临床辨证思想的具体体现。

2. 运用药膳治疗痞满

郭某，男，56岁，职工。

初诊：2012年7月18日。

主诉：胃脘痞胀2年，消瘦4年。

病史：素有糖尿病史，目前血糖理想控制，另有慢性浅表性胃炎伴肠化史。

刻诊：胃脘痞胀，大便稀而不畅，无嗳气，无反酸。曾用中药无数，症状未见明显改善。

查体：形体消瘦，耳后脉络淡紫，舌质暗淡，舌苔薄白、微黄，舌下脉络蓝紫，脉细虚。

辅检：胃镜：慢性浅表－萎缩性胃炎；病切：（胃窦）幽门腺黏膜中度慢性浅表性胃炎，伴重度肠化。

诊断：痞满。

辨证：脾气虚弱，胃络湿热夹瘀。

治则：健脾益气，化湿通络。

处方：太子参30g，炒白术20g，茯苓15g，生甘草5g，炒山楂30g，丹参30g，三七粉3g（分吞），六曲15g，炒麦芽30g，7剂。

二诊：2012年7月25日。服药后，症如故，寐不香，治需徐图缓求，细水长流，上方加淮小麦30g，枣仁20g，7剂。

三诊：2012年8月15日。大便2日1行，夜寐不佳，夜尿3次，时有泡沫。

处方：太子参30g，炒白术20g，茯苓15g，生甘草5g，炒山楂30g，丹参30g，六曲15g，炒麦芽30g，枣仁30g，鸡内金30g，桑螵蛸15g，益智仁30g，淮小麦30g，北秫米30g，7剂。

四诊：2012年8月22日。服上药后，夜寐不香依然，夜尿转少，大便转常。舌质淡红，舌苔薄白，脉细虚数。综观诸症，目前以脾虚不化为主病机，病机演变不明显，治拟药膳调治，暂不服药。

药膳方：山药30g，北秫米30g，红枣6枚，太子参30g，陈皮12g，另粳米少许，煮粥长服。

五诊：2012年10月17日。胃脘痞满明显缓解，体重未再减轻，近日胃镜病切报告：（胃窦）幽门腺黏膜重度慢性浅表性胃炎，急性活动，轻度肠化，HP（++）。

药膳有效，予以原方增损：山药30g，北秫米30g，红枣6枚，太子参30g，陈皮12g，枣仁15g（研末），另粳米少许，煮粥长服。

按语：本案患者除了胃脘痞胀，其余症状均不明显，但前医却据此给予施治，有进疏肝清胃法，亦有养阴和胃法，甚者破血逐瘀法，药证不符，故均未能起效。王师分析认为，患者虽有胃脘痞闷，却不见嗳气、反酸，亦无胸胁不适、善叹息等症状，肝胃郁热无从谈起，因此疏肝清胃无效；同时，患者也无饥饿欲食、食后症增，口渴欲饮诸症状，肝胃阴虚也未曾所见，故而养阴和胃亦无效果。患者虽见舌质暗淡，舌下脉络蓝紫，可谓瘀血之象，但又见形体消瘦，脉细而虚，故而虽可化瘀，但需扶正，前医仅予破血散瘀不妥，因此，初诊、二诊、三诊王师均以四君子汤合焦三仙益气健脾，助运和胃以扶其衰弱之胃体，另予山楂、丹参、三七活血通络，以散“久病入络”之败血，毕竟活血有伤正气，遂待血脉渐而通畅，四诊起以药膳养胃，经2个月治疗，患者症状大减，肠化亦见减轻，说明治疗有效，再以原法徐图缓求以巩固疗效。

3. 通络法治疗痞满

吕某，男，48岁，农民工。

初诊：2012年9月12日。

主诉：胃脘胀满，伴嗳气1年半。

病史：素有饮酒史，现已戒酒。

刻诊：胃脘胀满，嗳气，渴喜热饮，神疲欲睡，大便1~2日1行，尿常，寐安。

查体：眼圈、口唇色暗，鼻梁毛细血管充血，舌质淡红，舌苔薄白滑，脉细虚。

辅检：胃镜：慢性浅表萎缩性胃炎。病理：胃角胃黏膜慢性炎，伴中度肠上皮化生及淋巴滤泡形成，个别腺体轻度不典型增生；胃窦胃黏膜慢性炎，HP（+）。

诊断：痞满。

辨证：脾胃气虚，气滞络瘀。

治则：健脾益气，疏气通络。

处方：陈皮10g，制半夏12g，党参30g，炒白术20g，茯苓10g，生甘草5g，九香虫12g，刺猬皮12g，生黄芪30g，半枝莲30g，白花蛇舌草30g，炒当归20g，7剂。

二诊：2012年9月19日。胃脘胀满有减，神疲欲睡依然，大便稀溏。舌质淡红，舌苔薄白，脉细弦。

处方：陈皮10g，制半夏12g，党参30g，炒白术30g，茯苓10g，生甘草5g，九香虫12g，刺猬皮12g，生黄芪30g，升麻6g，柴胡10g，葛根30g，山药30g，7剂。

三诊：2012年9月26日。进上方，诸症瘥，大便成形，近因熬夜三晚，而致胃脘胀满复作。舌质淡红，舌苔薄白腻，脉细弦。

处方：陈皮10g，制半夏12g，党参30g，炒白术30g，茯苓10g，生甘草5g，九香虫12g，刺猬皮12g，生黄芪45g，升麻6g，柴胡7g，葛根30g，山药30g，炒当归15g，14剂。

四诊：2012年10月10日。胃脘痞胀而冷，嗳气，大便溏烂，每日2行，起于服用饮料之后，尿黄。舌质淡红，舌苔薄白，脉弦细。

处方：党参20g，干姜12g，炒白术15g，生甘草5g，怀山药30g，炒扁豆30g，乌药10g，小茴香10g，炒谷芽30g，炒麦芽30g，7剂。

按语：本案患者除有明显胃脘症状，另有详细胃镜报告，故需症状病理结合辨治，疗效方为满意。从症状而论，胃脘固定作胀、嗳气，为气滞络瘀之证，神疲欲睡、渴喜热饮，又为脾气虚弱之象；从病理而言，萎缩性胃炎多以气虚血瘀为主，肠上皮化生是为络脉瘀阻之证，不典型增生更为瘀浊化热生毒之象。因此，初诊既以六君子汤加黄芪益气健脾，又以九香虫、刺猬皮、半枝莲、白花蛇舌草、当归等通络解毒。方中九香虫、刺猬皮两味很有深意，前者咸温，入肝脾肾经，《本草纲目》认为其可“治膈脘滞气，脾肾亏损，壮元阳”，现代药理元素分析表明，其抗癌、抑癌元素锰和镁的含量较高，致癌元素镍、铬、砷、镉、铍的含量较低，似有抗癌作用；后者苦甘平，主治胃脘疼痛、反胃呕吐、便血、血痢、痔疮、遗精等症，有良好的止血作用和促进平滑肌蠕动作用。两者相伍，通利作用增强。药后，患者胃脘胀满有减，神疲欲睡依然，又见大便溏薄，此为脾虚气陷之象，故入升麻、柴胡、葛根之品以升其阳，增加疗效。四诊时，患者胃胀而冷，大便溏薄，起于服用冷饮，病机转为脾阳不振，寒湿停滞，因此改服理中汤化裁，其中乌药、小茴香为增其温散作用而设。本案患者总体症状改善较为明显，仅因起居不慎而有反复，然需改变病理结果，仍要细水长流，欲速不达。

4.“轻可去实法”治疗痞证

景某，女，49岁，职工。

初诊：2013年4月24日。

主诉：胃脘痞胀5个月余。

刻诊：胃脘痞胀，纳呆，喜食温，喜温按，大便成形，寐香，已及更年，断经3年，育1流3，性格内向。

查体：面肤色素暗淡，舌质暗，舌苔薄白，脉沉细虚。

诊断：痞证。

辨证：脾气虚弱，斡旋失司。

治则：醒脾运气，徐图缓求，细水长流，欲速不达。

处方：苏梗12g，佛手12g，玫瑰花15g，合欢花15g，党参20g，炒白术12g，茯苓15g，生甘草5g，炒山楂15g，炒麦芽30g，六神曲12g，7剂。

二诊：2013年5月1日。脘痞显减，胃纳已开。舌质淡红，舌苔薄白，脉细。药证合拍，原法追踪，上方加香橼10g，7剂。

三诊：2013年5月8日。脘痞已罢。舌质稍红，舌苔薄白，脉细虚。

处方：苏梗12g，佛手12g，玫瑰花15g，合欢花15g，太子参20g，炒白术12g，茯苓15g，生甘草5g，炒山楂15g，炒麦芽30g，六神曲12g，香橼10g，淮小麦30g，7剂。

按语：患者胃脘痞胀，纳呆，喜食温，喜温按，为脾气虚弱，运化失责，水湿不化，生化不足之象，故以四君子汤益气健脾，焦三仙消导和胃，苏梗、佛手、玫瑰花轻调胃气。服药之后，症状缓解，再入香橼皮以巩固疗效。本案最大特色在于使用芳香类理气药，既能疏理胃气，又可醒脾化湿，对脾虚湿困者疗效较为满意。

（十六）淋证

1. 小柴胡汤加味治疗劳淋

应某，女，42岁，职工。

初诊：2012年8月29日。

主诉：尿频尿急5年余。

刻诊：尿频尿急，夜间尤甚，短则半小时、长则1～2小时排尿1次，每于房事后加剧。夜寐浅短易醒，胃纳可，大便干。育3流4，月经近3个月先期。

查体：面部色素暗淡，舌质暗淡，舌苔薄白，脉细数。

辅检：泌尿系统检查无殊。

诊断：劳淋。

辨证：肾精不足，肾气不固。

治则：和解少阳，固摄肾气。

处方：柴胡10g，制半夏10g，太子参20g，生甘草6g，黄芩12g，桑螵蛸15g，益智仁30g，生龙骨30g（先煎），枣仁30g，生牡蛎30g（先煎），7剂。

二诊：2012年9月5日。服药5剂，适逢经来，症无进退，排尿无力量少。舌质淡红，舌苔薄白，脉弦细滑。

处方：柴胡10g，制半夏10g，太子参30g，生甘草6g，黄芩12g，桑螵蛸20g，益智仁30g，煅龙骨30g（先煎），枣仁30g，煅牡蛎30g（先煎），覆盆子30g，怀山药30g，7剂。

三诊：2012年9月12日。小便次数显减，药证合拍，原法再进上方14剂。

按语：本案患者尿频尿急，夜间尤甚，房事后加剧，显系肾精不足，肾气不固之证，然其治疗却独树一帜，选用小柴胡汤化裁。王师认为，该方不仅是治疗半表半里之证的名方，而且可以畅达上下，沟通左右，调节内外，达到调和阴阳气血、扶正祛邪、疏肝利胆、平衡阴阳、调畅气机等目的。本案病虽在肾，治却在胆，从枢机入手，恢复升降出入，以求脏腑安宁，终使肾亦能安，开阖自如。另外，案中桑螵蛸、益智仁、龙骨、牡蛎、覆盆子、山药均为收摄之品，加强疗效。

2. 六味地黄汤合三泽汤加味治疗淋证

叶某，男，72岁，退休职工。

初诊：2013年7月31日。

主诉：尿频尿急尿痛尿灼、淋漓不净2年。

病史：素有高血压、痛风及前列腺增生史。

刻诊：尿频尿急尿痛尿灼、淋漓不净，口干，健忘，腿麻，纳可，大便调。

查体：舌质暗红，舌苔薄润，舌下脉络淡紫、迂曲，脉弦细滑。

诊断：淋证。

辨证：膀胱湿热瘀阻，气化不利。

治则：滋阴清热，化瘀利湿。

处方：生地黄30g，山药30g，山茱萸12g，茯苓12g，牡丹皮10g，泽泻10g，泽兰叶30g，泽漆15g，防己10g，川牛膝30g，土茯苓30g，虎杖根30g，车前子30g（包煎），7剂。

二诊：2013年8月7日。进上方后，诸症有减。

处方：生地黄30g，山药30g，山茱萸12g，茯苓12g，牡丹皮10g，泽泻15g，泽兰叶30g，泽漆15g，防己15g，川牛膝30g，土茯苓30g，车前子30g

（包煎），水蛭 6g，7 剂。

三诊：2013 年 8 月 14 日。小腹痞胀，矢气则减。上方加橘核 15g，7 剂。

四诊：2013 年 8 月 21 日。尿量增多，大便通畅，会阴部胀依然。

处方：生地黄 30g，山药 30g，山茱萸 12g，茯苓 12g，牡丹皮 10g，泽泻 15g，泽兰叶 30g，泽漆 15g，防己 15g，川牛膝 30g，土茯苓 30g，车前子 30g（包煎），水蛭 6g，桃仁 10g，14 剂。

按语：本案以尿频尿急尿痛尿灼、淋漓不净为主症，口干为兼症，健忘、腿麻为夹症。又据舌暗，舌下脉络淡紫、迂曲，认为膀胱湿热瘀阻，气化不利为当前主要病机，故以滋阴清热、化瘀利湿为主法，药后症减，复入水蛭通络，橘核散结，为增强疗效。案中王师选用泽泻、泽兰、泽漆，命名三泽汤，既能利湿，又能散结，还能化瘀，治疗前列腺肥大效果显著。

（十七）胸痹

胸痹是指胸部闷痛、短气，甚至胸痛彻背、喘息不得平卧的一种心血管疾病，早在《素问·脏气法时论》已有“心病者，胸中痛，胁支满，胁下痛，膺背肩胛间痛，两臂内痛”的描述，并在《金匮要略·胸痹心痛短气病脉证治》将其进一步定义为“阳微阴弦，即胸痹而痛”。王师认为，该病多本虚标实，本虚者，以阳虚气弱、阴虚血少为主，又以前者为多见；标实者，以气机阻滞、血脉瘀阻、寒气凝滞、痰浊壅塞、湿热弥漫为多。在治疗上，当以权衡主次，阳气虚者，以参附汤、桂枝甘草汤、补阳还五汤为主，并常引《伤寒论》中“其人叉手自冒心，心下悸，欲得按者，桂枝甘草汤主之”以叙述治疗机制；阴血虚者，又以生脉散（选用太子参或北沙参）、百合地黄汤为多见；另外，气滞血瘀，血府逐瘀汤；寒凝痰浊，枳实薤白桂枝汤；湿热弥漫，黄连解毒汤也较为常用。

1. 活血通脉法治疗胸痹

顾某，男，63 岁，退休职工。

初诊：2012 年 8 月 15 日。

主诉：胸痛3年。

病史：素有冠心病、糖尿病及痛风史，已安装6个支架，并长期服用立普妥、波利维、孚来迪片等药物。

刻诊：胸痛，放射至左肩背，昏昏欲睡，左大趾关节红肿2次发作，寐安，纳可，二便调。

查体：舌质暗淡，舌苔黄腻，脉细数。

诊断：胸痹。

辨证：气阴两虚，心脉不畅。

治则：益气养阴，活血通脉。

处方：党参30g，麦冬30g，五味子7g，丹参30g，瓜蒌皮30g，檀香10g，桂枝10g，炙甘草15g，当归20g，桃仁15g，红花7g，川芎12g，7剂。

二诊：2012年10月3日。胸闷胸痛减，停药后、运动时复作。舌质淡红，舌苔薄白，脉沉细。

处方：党参30g，麦冬30g，五味子7g，丹参30g，瓜蒌皮30g，檀香10g，桂枝10g，炙甘草15g，当归20g，桃仁15g，红花10g，川芎12g，三七粉3g（冲服），30剂。

三诊：2013年1月23日。胸痛又作半个月余，动则加剧。舌质淡，边齿印，舌苔薄白，脉细涩。辨证：气虚血瘀，心脉不畅。

处方：生晒参15g，麦冬30g，五味子7g，丹参30g，瓜蒌皮30g，檀香10g，桂枝10g，炙甘草15g，当归20g，桃仁15g，红花10g，川芎12g，三七粉6g（冲服），薤白20g，枳实15g，7剂。

上方自行续服多剂，诸症明显缓解。

按语：一般而言，心病当从心气、心血、心脉入手，心气充沛、心血充盈、心脉通畅，才能心搏正常，人无不适，一旦心气不足，鼓动无力，或心血不充，心失所养，亦或心脉不畅，心血瘀阻，均能造成诸多症状，此乃从病论述；而该患者初诊除胸痛之外所见昏昏欲睡、舌质暗淡，复诊又见动则胸痛加剧、脉细涩，此为阳气不足、心脉不畅之象，足趾关节红肿、舌苔黄腻又是湿热痹阻之象，脉细数更为阴虚内热之象，此为从证论述。患者诊断冠心病明确，虽已安装支架，症状却未见明显缓解，胸痛放射左肩背即是，故治疗仍当病证结合，以益气养阴、活血通脉为主法，并以党参、桂枝益气温阳，麦冬、当归滋养阴血，枳实、丹参、檀香、桃仁、红花、川芎、三七行气活血散瘀，瓜蒌皮、薤白宽胸通阳。其中檀香一味，气辛味温，行气止痛、散寒调中，为较好的气分药，《日华子本草》认为其能“止心腹痛”，王师多在心痛较著时取代降香，并认为“气为血帅”，气行则血行，故多用之。三七与人参同科，民间有以三七滋补习惯，现代研究亦表明其有改善心血管系统功能，增强体质等作用，方中用之，既补又攻，“化瘀血而不伤新血也”。

2. 开胸振宗法治疗胸痹

邬某，女，63 岁，退休职工。

初诊：2013 年 3 月 13 日。

主诉：胸痛心悸半年。

病史：素有冠心病及高血压病史。

刻诊：胸痛，胸闷心悸，胸肋紧束，面部及手臂麻木，一过性面部潮红，上症每于上午九时许因工作语言交流过多加剧，平静则减，夜寐不安，大便每日 2～3 次，小便无异常。

查体：舌质暗淡，舌苔薄白，舌下脉络蓝紫，脉沉细弦。

辅检：DSA：左前降支中段 20% 狭窄。B 超：双侧颈动脉内膜局面增厚伴斑块。

诊断：胸痹。

辨证：宗气不振，胸阳不展，痰瘀搏结，心脉不畅。

治则：益气振宗，开胸通阳，化痰散瘀，通利血脉。

处方：黄连 7g，制半夏 15g，瓜蒌皮 30g，枳实 15g，苦参 15g，丹参 30g，也白 20g，麦冬 25g，生地黄 30g，降香 15g（后下），桃仁 15g，红花 10g，生黄芪 30g，三七粉 3g（冲服），7 剂。

二诊：2013年3月20日。胸闷心悸好转，偶有咳嗽，大便偏多。舌质淡胖，舌苔薄白，脉细。上方再进7剂。

三诊：2013年3月27日。胸闷稍好转，面部一过性潮红依然，大便偏稀。舌质淡胖，舌苔薄白、微黄，脉细。

处方：丹参30g，瓜蒌皮30g，降香15g（后下），党参20g，麦冬25g，五味子7g，黄连9g，制半夏15g，枳实15g，也白25g，红花10g，生黄芪30g，三七粉3g（冲服），枸杞子30g，菊花15g，7剂。

四诊：2013年4月3日。胸闷、面部麻木好转，情绪易激，前额跳动，一过性潮红依然。舌质红，舌苔薄黄，脉细。

处方：丹参30g，瓜蒌皮30g，降香15g（后下），党参20g，麦冬30g，五味子7g，黄连9g，制半夏15g，枳实15g，也白25g，红花10g，三七粉3g（冲服），枸杞子30g，菊花15g，胆南星10g，7剂。

五诊：2013年4月10日。前额跳动、面部潮红依然，大便每日3~4次。舌质淡胖，舌苔薄白，脉细。

处方：丹参30g，瓜蒌皮30g，降香15g（后下），党参20g，麦冬30g，五味子7g，黄连9g，制半夏15g，枳实15g，也白25g，红花10g，三七粉3g（冲服），钩藤30g（后下），僵蚕10g，7剂。

六诊：2013年4月17日。面部潮红罢，前额跳动，颈部胀痛，得温则减，大便每日3次。舌质淡胖，舌苔薄白腻，脉细。上方加生白芍30g，7剂。

七诊：2013年4月24日。胸痛明显好转，前额跳动依然，大便每日3次。

处方：丹参30g，瓜蒌皮30g，降香15g（后下），党参20g，麦冬30g，五味子7g，黄连9g，制半夏15g，枳实15g，也白25g，红花10g，三七粉3g（冲服），生白芍45g，生甘草10g，7剂。

八诊：2013年5月22日。胸痛、前额跳动稍好转。舌质淡红，舌苔薄黄，脉细滑。上方加全蝎粉3g（冲服），7剂。

九诊：2013 年 7 月 3 日。前症明显好转，偶有激动时复作，GGT 112U/L，TC 2.57mmol/L。舌质暗淡，舌苔薄白，脉细缓。

处方：丹参 30g，瓜蒌皮 30g，降香 15g（后下），党参 20g，麦冬 30g，五味子 10g，炒黄连 9g，制半夏 15g，枳实 15g，也白 25g，红花 10g，三七粉 3g（冲服），生白芍 45g，生甘草 10g，苦参 15g，7 剂。

按语：本案患者就诊次数较多，脉案较为详细，但无论患者症状如何演变，其病机中心不离“宗气不振、胸阳不展、痰瘀搏结、心脉不畅”，可谓病症结合，以病为主，随症加减。治疗上主要以生脉散合瓜蒌薤白半夏汤加丹参、降香、枳实、黄连、红花等益气振宗、开胸通阳、化痰散瘀、通利血脉，仅于面部潮热时加杞子、菊花以平肝潜阳，前额跳痛时增芍药甘草汤酸甘养阴，钩藤、僵蚕、全蝎息风通络，又是王师治疗慢性病“谨守病机，随症加减”法则具体体现。

第五章 医论医话

一、方药论

医者制方之义，临证如临阵，用药如用兵，当推药理之本源，识药性之专能，药之于方，得天地之气，溉阴阳之精，成物有万殊，合离有万变。方有大小，味有奇偶。合者，专攻兼治，相辅相成，各全其性，无损其能，有相须者，有相使者；离者，受彼之制，夺能遏毒，寒热互兼，攻补有道，有相畏者，有相杀者。

操纵之法，王师认为若按病用药，药虽中的，合离不当，则有药无方，轻重无度，主次不分，甚则药性相恶相反，同杀人矣；若方良善，然不审脏腑之隐伏，气血之流滞，空窾关膈之通塞，则有方无人，纸上谈兵，冒昧施治，隐害必多；若方药得当，方证悉合，亦不可守一方终也，执方谓器，通变谓道，当详辨病机，洞察转归，圆机活法。

转归，即病情的转移和发展。其一，病情好转者，正胜邪退，则固本培元，予以善后。其二，病情所期之效不应者，若证候无变化，前方对因对证，无一虚设，则守方继服；若枢机转动，病形相抵，则细审其证，方随证转。其三，病情反重，平增他症者，遣方用药，可主次易位，可量动味不动，可味动（少数药味）余量不动，可味动（少数药味）余量动，可更方易药，当谨守病机，方证合一。

王师尝言，方药治病，当至精至当，至真至确，加之煎服得法，病愈可期矣。

二、望诊阐幽

望诊，即在“有诸内，必行诸外”和“以常衡变”基础上，视其外应，知其内脏，推所病矣。《难经·六十一难》有云：“望而知之谓之神，闻而知之谓之圣，问而知之谓之工，切脉而知之谓之巧。”作为“四诊”之首，足见其要。

王师尝叹，望虽一字，谈何容易，所涵者森罗万象。一会即觉，全身望诊，包括望神、望色、望形、望态；细心诊查，局部望诊，包括望头面、观五官、察舌、验口齿、审躯体、视四肢、探爪甲、看二阴、相皮肤、瞧排出物等。望诊之要，论其时，当阴阳中正，候气平章，平旦为贵；论其境，当光线充足，室温和煦，避免干扰；论其人，当心志定静，气息调匀，坐卧和洽。

王师尝言，夫病有万变，色有五殊，形象于外，有定者，有无定者，经文深奥，当如琢如磨，勤勉至终，积累经验，以千变万化之法，应千变万化之证。还应结合四时五方，昼夜阴晴，三才相参；禀赋体质，望闻问切，四诊同观，方不负望诊之深意也。

（一）望神

神，“生之来谓之精，两精相搏谓之神”，即生命活动总称，是对人体生命现象的高度概括。《素问·移精变气论》云：“得神者昌，失神者亡。”故观人神之盛衰，可推精气之盈亏，脏腑之荣败，病之轻重、转归、预后等。望神之法，分为望神气、望神志。

望神气，是指脏腑功能活动的外在表现；望神志，是指人的思维、意识和情志活动。“神藏于心，外候在目”，目有五轮，睛有八廓，王师认为，诊查眼神的变化，是望神之重。清代石寿棠《医原·望神须察神气论》在此颇有妙用，提出“以神会神”之说，其曰：“望而知之谓之神，既称之曰神，必能以我之神，会彼之神……人之神气，在有意无意之间流露最真，医者清心凝神，一会即觉，不宜过泥，泥则私意一起，医者与病者神气相混，反觉疑似，难以捉摸。此又以神会神之妙理也。”因此为病者当放松心情，不予掩饰；为医者当心神合一，一会即觉。清澈灵活即为得神，晦滞暗淡即为少神，晦暗无光即为失神，浮光外露即为假神，神智错乱即为神乱，见微知著，洞察机枢。

王师认为，除了望眼神，还需结合神在其他方面的表现，如色泽（面部皮肤为主）、体态、呼吸、语音、舌脉等，综合辨识，防误杜漏。

（二）望色

天有六气，化为五谷，降生五味，发为五色，五色分五行，五官分五脏。《医门法律·明望色之法》：“凡诊病不知察色之要，如舟子不识风汛，动罹复溺，鲁莽粗疏，医之过也。”善用诊色之法，师尝言，可辨阴阳之别，参精气之化，察九窍之变，探脏腑之动，其中面色望诊尤为重要，容后续述。

望色，其一，望颜色，即青、赤、黄、白、黑，五色也。以色应脏，青为肝，病在筋，主寒证、痛证、惊风、瘀血；赤为心，病在脉，主热证、戴阳证；黄为脾，病在肉，主湿证、脾虚证；白为肺，病在皮，主虚证、寒证、失血证；黑为肾，病在骨，主肾虚、血瘀、痛证、寒证、水饮。色分主客，客胜主善，主胜客恶；其二，望光泽度，即肤色明度变化，荣润为善色，枯槁为恶色。《内经》论色，分平、病、死三等。平者，有色有泽，精气内敛，脏腑未衰；病者，有色无泽，精气泄露，脏腑始衰；死者，无色无泽，精气衰竭，脏腑衰败。

另外，清·汪宏《望诊遵经》提出“望色十法”，即“浮沉、清浊、微甚、散抟、泽夭”是也，对疾病之表里、阴阳、虚实、久近、成败，做了细致分析，在此不予赘述。

王师认为，色诊虽重要，然以医者主观判断为主，应谨遵五色生克、顺逆善恶之法，四诊合参，知常达变，累积经验，排除干扰，辨别真假。

（三）望面色

头为五体之尊，百骸之长，合为容貌，分作五官，应以五脏。欲观面色，先辨部分。面部分候脏腑，有《灵枢·五色》分候法、《素问·刺热》分候法，在此不予详表。

望胞睑色，睑者，眼弦也，《脉经》云：“脾之候在睑”。王师认为，若胞睑色淡，松弛者，多为脾肾气虚、痰湿浊瘀；胞睑色暗，下垂者，多为肝血不足，肾精不足，房劳带下；胞睑红肿，灼热瘙痒者，多为外感热毒、脾胃蕴热；胞睑色黄，内眦出现黄色瘤者，多为痰浊瘀阻（如血脂异常等）之候也。

望鼻色，鼻者，肺之官，面中之王也，居中央而灌溉四旁，《望诊遵经》云：“首面上于阙庭，王宫在于下极，五脏次于中央，六腑挟其两侧。”足阳明胃经起于此，挟手阳明大肠经支部。王师认为，若鼻色淡红而泽者，多为气血两虚；鼻色淡黄而泽者，多为心肝血虚；鼻色浮红而泽者，多为阴虚阳旺；鼻色红而毛细血管充血，呈蟹爪状或蚯蚓状者，多为肝肾阴虚阳旺，或血虚肝旺，或肝胃火旺（酒糟鼻）；鼻色红而毛细血管色暗努张者，多为血虚痰瘀；鼻色淡暗失泽者，多为肝血不足，肝胃郁滞；鼻色暗沉而少泽者，多为肝肾精亏，肾气不发之候。

望颧色，颧者，太阳之脉荣也。王师认为，若颧色潮红而泽者，多为肝肾阴虚阳旺；颧色嫩红如妆，面色㿠白带青，四肢厥冷者，多为真寒假热；颧色㿠白少泽者，多为气血两虚，心阳不振；颧色暗淡少泽者，多为肾气不发；颧色暗滞少泽，色素沉着者，多为肝气郁滞，痰瘀互结，风湿痹阻；颧色黑而无泽者，多为肾精耗尽。

望耳色，耳者，肾之官也。王师认为，若耳轮淡白，耳背静脉淡而细者，多为气血两虚；耳轮红肿，耳背静脉红紫迂曲者，多为热毒邪实，肝胆湿热；耳轮青黑，耳背静脉青紫者，多为阴寒瘀阻，或疼痛难忍；耳轮干枯色暗，耳背静脉淡紫者，多为肾精不足，精不上荣；耳轮干焦甲错，耳背静脉暗淡，耳郭上吊，耳垂淡白者，多为肾精衰危之候也。

望唇色，唇者，齿之垣，脾之官也。王师认为，若唇色淡白无泽，多为气血两虚；唇色青黑，晦而不明者，多为寒邪太多，或疼痛不堪；唇色深红干燥，甚有裂纹者，多为热盛伤阴；唇色红肿，糜烂生疮者，多为心脾积热；唇色暗滞，有瘀斑、瘀点者，多为血瘀阻络之候也。

此皆诊面色之要也。尝聆师诲，分而观之，合而断之，四时宜分，五色交错，六部合参，推之无穷也。

（四）望形

望形，即观其勇怯，度其肥瘦，别其体质，察其异状。故望形之法，可分为望形气、望形体。

望形气，以精气盛衰，推脏腑强弱。《望诊遵经》云：“形者生之舍，气者生之元。形无气则坏，气无形则散。形气也者，相须而不可离者也。”若精神饱满，目光明亮，骨骼匀称，胸廓宽厚，肌肉结实，皮肤润泽，动作敏捷者，则多为形气充足，体魄强健；若精神萎靡，双眼呆滞，骨骼细小，胸廓狭窄，肌肉弱削，皮肤枯槁，动作迟缓者，则多为形气不足，脏腑衰弱。若有形无气，则抵抗力弱，容易患病；若有气无形，虽病易治，预后较好。

望形体，以形体胖瘦高矮之别，测体质阴阳寒热之性。王师认为，一般而言：①形体细瘦或高长，头小面长，肤白带苍，肩背阔达者，多为肝、心、肾型体质。幼年时期，以肝阳偏旺、肝风易动之证多见；成年时期，以心肝阴虚、气机怫郁之证多见；老年时期，以肝肾阴虚之证多见。②形体精壮，锐面小头，肤色偏赤，肌肉丰厚，肩背宽广，髀腹匀称，手足偏小者，多为心、肝、肾型体质。幼年时期，以心火亢盛、热扰心神之证多见；成年时期，以心肝火旺之证多见；老年时期，以心肾阴虚之证多见。③形体敦实，面圆头大，肤色偏黄，肩背丰满，手足多肉，腹壁肥厚，两腿壮实者，多为脾、胃、心型体质。幼年时期，以脾胃虚弱，气化失运之证多见；成年时期，一则以脾气虚弱、湿热痰瘀之证多见，二则以气血两虚之证多见；老年时期，以心脾两虚、中气下陷之证多见。④形体瘦小，面方鼻直，唇薄口阔，肤色偏白，肩背较宽，四肢清瘦，腹小足小者，多为肺、脾、肾型体质。幼年时期，以肺卫不固、外感时邪之证多见；成年时期，以肺脾气虚之证多见；老年时期，以肺肾两虚之证多见。⑤形体矮胖，头大腮宽，肤色偏黑，小肩大腹，腰臀稍大，指短发密者，多为肾、肝、脾、肺型体质。幼年时期，以肾精不足、肾气不固之证多见；成年时期，以肝肾阴虚之证多见；老年时期，以肺脾气虚、脾肾阳虚之证多见。

王师尝言，善诊者，望形之法，当结合三因制宜，四诊合参，整体把握，推而极之，变而通之，应之无穷。吾信而诚其然。

（五）望态

望态，又称为望姿态，王师认为，观其动静，察其衰惫，审其异常，可达辨别机体阴阳寒热、脏腑盛衰，从而推断疾病转归预后的目的。

望动静之态，观动静之常，审动静之变，可断虚实，辨寒热。《望诊遵经》曰："体态异焉，总而言之，其要有八：曰动、曰静、曰强、曰弱、曰俯、曰仰、曰屈、曰伸。八法交参，则虽行住坐卧之际，作止语默之间，不外乎此。"即"望诊八法"，动者、强者、仰者、伸者，多属表证、阳证、热证、实证；静者、弱者、俯者、屈者，多属里证、阴证、寒证、虚证。此为望动静之要也。

望衰惫之态，可知脏腑病变程度，疾病转归预后。《素问·脉要精微论》有云："头者精明之府，头倾视深，精神将夺矣。背者胸中之府，背曲肩随，府将坏矣。腰者肾之府，转摇不能，肾将惫矣。膝者筋之府，屈伸不能，行则偻附，筋将惫矣。骨者髓之府，不能久立，行则振掉，骨将惫矣。得强则生，失强则死。”凡此种种，皆为衰惫之重症也。

望异常之态，可有助于相应疾病的诊断。异常之态内容在《中医诊断》中有较为详细的介绍，在此仅以肢体抖动为例，若伴有高热神昏者，多见于外感热病，动风先兆；若伴有心烦眩晕，口干少饮，手足心热者，多见于虚风内动，水不制火；若手足震颤，安静时作，则多见于帕金森综合征等；若手部震颤，运动时作，则多见于脑神经和上肢神经的病变等。

王师谓人有万殊，体无定态，为医者当心无旁骛，虽一动一静，一盛一衰，一异一常，变在毫发，察其一隅，导夫先路，莫有不昭著者。

（六）望舌

心者生之本，主血脉主通明，舌者心之苗，手少阴之脉系舌本，足少阴之脉挟舌本，足厥阴之脉络舌本，足太阴之脉连于舌本、散舌下，是以望舌之法，《望诊遵经》有云：“大纲有五：一曰形容；二曰气色；三曰苔垢；四曰津液；五曰部位。”王师认为，五者合纲，可推脏腑之虚实，气血之盈亏，病势之顺逆。

舌面候脏腑，分法有二，一则以胃经划分，舌尖属上脘，舌中属中脘，舌根属下脘；二则以五脏划分，各家学说略有出入，舌根属肾，中心属胃，四畔属脾，舌尖属心肺，两边属肝胆。

望舌质。舌有形容，色有深浅。凡病属虚者，其舌质必浮胖而娇嫩；病属实者，其舌质必坚敛而苍老。病在气者其病轻浅，病在血者其病深重。若舌质如常，舌苔秽浊，此正气未伤，仅病邪为患，驱邪可以安正；若舌质既变，舌体枯萎，舌质干晦，是脏气受伤，即属临床重证。舌质不同，辨证用药，随之而异。诸此详者，《中医诊断》介绍详细，在此不赘述。

望舌苔。夫苔由胃气所生、邪气上升、饮食积滞而成，分为望苔垢、审津液二法，可探病邪之浅深、胃气之存去、津液之润燥。以急性热病为例，发作时期，舌苔变化以苔白、边红口干或白燥为主，病情轻浅，病邪在表；病重时期，舌苔变化以黄厚腻边红或黄燥为主，病情较重，病邪入里；极期，舌苔变化以灰黄燥、边尖绛为主，病情深重，里热邪盛津伤；恢复时期，舌苔变化以舌尖剥、根薄黄、质淡红为主，病情好转，此乃余邪未尽，正虚待恢复之象也。

除上述舌质舌苔变化外，还需注重舌下脉络（舌下静脉）之形色，以推脏腑的虚实寒热，人体血液黏稠度的变化及心脑血管病的预后。舌下静脉淡红细小而短者，多为气血两虚之证；淡紫努张而长者，多为痰、浊、瘀证；淡紫紧束而短者，多为寒气凝滞夹瘀证；紫红而粗长者，多为热壅血瘀证，在五脏多与心、肝、脾病证有关。

王师谓凡此种种，或因部位，或因舌质，或因苔垢，或因津液，或因舌下脉络，当合之六法，参之四时，详推虚实，谨察阴阳，圆机活法，施之无穷。

三、闻诊探赜

闻诊，清代王秉衡有云："闻字虽从耳，但四诊之闻，不专主于听声也。"通过听声辨味的方式，可探查脏腑生理病理的变化，以达到诊查疾病的目的。

听声音，即听辨患者语声高低、语音清浊、语速缓急、气息强弱以及呼吸、咳嗽、呃逆、肠鸣等异常声响，从而协助判断疾病的寒热虚实。

王师认为，一般而言：①语声，发声洪亮，语音重浊，多属实证；发声细弱，语音轻清，多属虚证。成人发声惊呼，表情恐惧，多属剧痛、惊恐或精神失常所致；小儿阵法惊呼，其声尖锐，多属惊风所致。②语音及语速，声高有力，前轻后重，多属外感病；声音低怯，前重后轻，多属内伤。言多而声音有力，多属实热；言少而声音低微，或说话断续不接，多属虚寒。发音有力，神志不清，语无伦次，为谵语属实证；发音低弱模糊，时断时续，神志不清，语言重复，为郑声属虚证；自言自语，喃喃不休，见人语止，首尾不续，为独语属阴证；精神错乱，语无伦次，狂叫骂詈，为狂言属阳证；神识清楚，言语错乱，语后自悔，为错语，证分虚实；语言蹇涩，思维正常，为言謇，除自身习惯而成之外，多属中风先兆或后遗症。③呼吸，呼吸气粗，疾出疾入，多属热属实；呼吸气微，徐出徐入，多属寒属虚。若形病气未病，脏腑未衰，预后较好；若形气俱病，损及脏腑，预后较差。④咳嗽，咳声粗，音重浊，多属实证；咳声低，音轻清，多属虚证；咳嗽气粗，痰出黄稠，咽痛口渴，多属热证；咳声重浊，痰出白稀，鼻流清涕，多属寒证。干咳阵阵而无痰为燥咳；痰声辘辘而易出为痰湿咳嗽。⑤呃逆，呃声高短，响亮有力，多属实热；呃声低长，微弱无力，多属虚寒。窥斑知豹，不予详表。

辨气味，即嗅辨病体气味和病室气味，从而了解疾病的虚实寒热。主要包括患者口气、汗气、痰涕之气、二便之气、经带之气、恶露之气、呕吐之气以及病室之气。王师认为，一般气味酸腐臭秽者，多属实热；气味偏淡或微有腥臭者，所属虚寒。所涵万象，当详各门，粗举一隅，来导先路。

王师教言，闻诊一词，位于四诊之二，源远流长，历代医者，无不重视非常，当合二法而察之，参四诊而治之，可变通矣。

四、问诊拾遗

问诊，医者通过询问患者或陪诊者，以了解病情的方法。综观万病形情，所出征象，问占重席。明·张景岳认为问诊“诊病之要领，临证之首务”，更将其归纳为“十问歌”，言简意赅，流传后世。今人以此推衍，结合现代医学，总结问诊内容，包括一般情况、主诉、现病史、既往史、个人生活史、家族史等。王师认为，问诊方式，论其境，当重视隐私，安静适宜，以免干扰；论其人，当亲切认真，问者不烦，病者不厌；论其语，当通俗易懂，避免套问，不可暗示。

一般情况，即患者姓名、性别、年龄、婚否、民族、职业、籍贯、工作单位、现住址等。一则，或男或女，或老或幼、形之肥瘦、位之高低等可有不同的生理状态和病理特点；二则，方便医者进行联系和随访，对诊治负责。

主诉，即患者就诊时最感痛苦的症状、体征及持续时间。主诉通常是患者就诊的主要原因，是疾病的主要矛盾所在。询问时，抓住主诉，思维清晰，深切着明，可帮助判断疾病的范畴和类别、病情的轻重缓解；记录时，文字简洁，准确明了，自然无饰，可高度浓缩现病史，直观反映第一诊断。

现病史，即患者从起病到此次就诊时疾病的发生、发展及其诊治经过，包括发病情况、病变过程、诊治经过、现在症状，是疾病现阶段病理情况的客观反映，更是医者诊病、辨证的主要依据。圣人之法，所操者约，所及者广，容后续述。

既往史，即患者平素身体健康状况及过去患病情况，特别是与目前所患疾病有密切关系的情况。如特禀体质之人，当注意询问过敏情况；小儿患者，当注意询问预防接种，传染接触等。

个人生活史，包括患者生活经历、精神情志、饮食起居、婚姻生育等。如阴虚湿热体质之人，当注意询问饮食嗜好、烟酒习惯；成年男女，当注意询问是否结婚，配偶状况；育龄女性，当注意询问经带胎产，足早留存；小儿患者，当注意询问先天因素，分娩情况，喂养方式。

家族史，即患者的家庭成员，包括父母、兄弟姐妹、爱人、子女等健康和患病情况。必要时应注意询问直系亲属的死亡原因。

问现在症，即询问患者就诊时所感受到的痛苦和不适，以及与病情相关的全身情况，包括问寒热、问汗、问疼痛、问头身胸腹、问耳目、问睡眠、问饮食、问二便、问经带等，王师言所涉广泛，是问诊的中心环节。

问寒热，即询问患者有无怕冷或发热的感觉，包括新久时间、轻重程度、所及部位、持续时间长短、缓解条件等。问内外之寒热，以辨病位之表里、病性之寒热、邪正之盛衰。

问汗，即询问患者汗出的情况，包括汗出时间、多少、部位及其兼症等。《素问·阴阳别论》云：“阳加于阴谓之汗。”辨别有汗无汗、特殊汗出、局部汗出，对于判断病邪性质和机体阴阳盛衰有重要意义。

问疼痛，即询问患者疼痛的感觉，包括疼痛性质、部位、程度、时间及喜恶等。疼痛有虚有实，各有病因，性质特征显异，反映了不同的病变本质，涉及面广，在《中医诊断学》中有专门讨论。

问头身胸腹，即询问患者头身胸腹除疼痛外的其他不适或异常，包括头晕、胸闷、心悸、胁胀、脘痞、腹胀、身重、麻木、阳痿、遗精，以及恶心、神疲、乏力、气坠、心烦、胆怯、身痒等症。凡此诸症，各有因果，入五脏，决六腑，具有重要的诊断价值。

问耳目，即询问患者耳目的感觉，包括异常变化的性质、持续时间、缓解条件等。肾开窍于耳，手足少阳经脉分布于耳，耳为宗脉所聚；肝开窍于目，五脏六腑之精气上注于目。因此，问耳目不仅能够了解局部情况，更可以了解肝、胆、肾、三焦等相关脏腑情况。

问睡眠，即询问患者睡眠状况，包括睡眠多少、深浅及伴随症状。心主脉藏神，肝统血舍魂，神魂不安，夜寐不宁。王师认为，若难以入睡、睡而易醒多梦者，多属心肝阴虚；夜睡不安，心烦易醒，口舌生疮，舌尖红赤者，多属心火亢盛；热性病患者昏睡，多属热入心包。此外，人之寤寐还与脾、肾相关。

问饮食，即询问患者饮食口味情况，包括口渴与饮水、食欲与食量、口味与偏嗜等。问口渴与饮水，可推体内津液的盈亏、输布情况，以及证候的寒热虚实；问食欲与食量，可知脾胃之荣败，测疾病轻重和预后善恶；问口味与偏嗜，可知脏气之顺逆、脏腑之盛衰。

问二便，即询问患者大、小便状况，包括排便次数、排便数量、排便时间、二便性状、排便感觉以及伴随症状。《景岳全书·传忠录·十问》云："二便为一身之门户，无论内伤外感，皆当察此，以辨其寒热虚实。"故详细询问二便，不仅可以了解消化功能、水液盈亏、代谢情况，更是判断脏腑荣败、疾病寒热虚实的重要依据。

问经带，即询问女性月经、带下、妊娠、产育等生理特点及异常状况。其中问月经，应问月经初潮时间、经量色质、行经天数、月经周期以及伴随症状。若已婚女性，则要自此基础上，问避孕措施及其对月经有无影响；若围绝经期女性，月经已断，则要问停经年龄等。问带下，应问带下的量、色、质、味以及伴随症状、妇科检查、实验室检查等。问妊娠，应问末次月经日期，有无恶心呕吐、浮肿、胎动、阴道出血、腰酸腰痛等伴随症状。问产育，应问足、早、流、存，产后有无大出血史，以及采取何种计划生育措施等。

中医十问，言简意深，具有一定的临床指导意义，因篇幅有限，点到即止，有如管中窥豹。王师尝言，临证问诊，更应根据患者具体病情，灵活运用，主次分明，谨记万象森罗，不离阴阳五行，百法纷凑，不越四诊八纲，应作如是观。

五、切诊抉微

切诊，即医者用手指对患者身体的某些特定部位动脉进行切按，体验脉动应指的形象，以了解健康或病情，辨别疾病的一种诊查方法。

王师谓脉史悠久，扁鹊言脉，《内经》载法，《难经》取寸，仲景论平，《濒湖脉学》掇菁撷华，四诊心法博采众长，凡此种种，汇辨百味，论述甚详。执简驭繁，脉贯周身，内连脏腑，外达肌表。先生认为，论其理，脉管通利，循而往复，心气为鼓，宗气为助；周流不休，气血盈亏，心血为养，阴阳为资。论其法，一定脉位，二别速率，三分节律，四辨脉势，五识形态。

脉位再分，则为诊脉部位及运指轻重位置。其一，切诊有部，部中有候，从古至今，多有记载。三部九候，遍诊之法，人参天地，以察疾病；人迎寸口，两部合参，相较遍诊，简单灵便；仲景三部，寸口脏腑，趺阳候胃，太溪候肾；寸口诊法，沿用已久，精华浓缩，经验丰富。其二，运指轻重，体察脉象。重按方得谓之沉，轻按即得谓之浮，超越三部谓之长，不及寸尺谓之短。脉之速率，正常成人，脉搏频率每分钟 72 ~ 80 次。搏动快速，一息五至以上，谓之数；搏动缓慢，一息不足四至，谓之迟；脉来和缓，不快不慢，一息四至，应指均匀，谓之缓。脉之节律，正常成人，节律均匀，没有歇止。

脉来快速，时有中止，止无定数，谓之促；脉来缓慢，时有中止，止无定数，谓之结；脉律不齐，快慢不一，止有定数，谓之代。脉之来势，应指强弱，轴向为标，径向为尺。脉势充实，波涛汹涌，来盛去衰，谓之洪；来势较盛，外强中干，按如葱管，谓之芤；浮而无力，形细而软，如絮随水，谓之濡；来势软弱，形细如线，应指明显，谓之细。

脉之形态，与脉管充盈，搏动幅度及紧张度息息相关。往来流利，应指圆滑，如盘走珠，谓之滑；往来艰涩，形细行迟，如轻刀刮竹，谓之涩；绷急弹指，坚搏抗指，如牵绳转索，谓之紧；端直以长，从中直过，如按琴弦，谓之弦。

脉证顺逆难料，决定从舍不易。脉证相符为顺，证候典型，便可确诊。脉证不符为逆，其一，两者均为真象，即疾病本身虚实夹杂，当四诊合参，邪实正虚，权衡轻重，或舌脉从证，先攻后补，或舍证从脉，先补后攻，亦可攻补兼施；其二，一真一假，当细析其异，脉证释疑，去伪存真。

王师尝叹，人云中医诊脉，如神似仙，三指决死生，举按处百病，谚曰“心中了了，指下难明”，切诊之艰难，若不得法，如坠万里云雾。故临证之际，当审微物于飘缈之中，察细微于秋毫之末，脉证不可随意取舍，四诊合参，全面探查，不拘其法，审常达变，方可拨云见日，识得本质。

六、用药如用兵

《褚氏遗书》有云“用药如用兵，用医如用将”，王师认为，单一药味，或阴或阳，或柔或刚，或开或合，或张或弛，变化无穷，各有所归，当熟知药性，明辨证候，善用阴阳五行之法，驾驭捭阖纵横之术，引兵法入方药组合，变药为对，裁对为方，彰直达病所之功。临证常用药对140余对，经方组合90余组，篇幅有限，兹选十例，管中窥豹。

（一）捭阖阴阳治不寐

《鬼谷子·捭阖第一》云：“捭阖者，天地之道。捭阖者，以变动阴阳，四时开闭，以化万物纵横。反出、反复、反忤必由此矣。”人之寤寐，心神之所系，营卫阴阳周而往复、各行其道是保证心神调节寤寐的基础。不寐之证，病因虽繁多，但总属阳不交阴之证也。

现代人生活节奏较快，活动减少，心理压力较大，易于情志致病，其中不寐以火、郁之证尤甚。王师经过多年临床归纳总结，将酸枣仁汤、甘麦大枣汤化裁，得出一首效方，名曰“酸甘宁心汤”。全方六味，味酸甘，性微凉寒，酸枣仁、淮小麦、甘草为君，麦冬、百合、青龙齿为臣，酸甘化阴，交合阴阳，名由此得。运用此方随症化裁，若兼六郁未伤津者，拟用越鞠丸（香附、苍术、川芎、神曲、栀子）；若郁火明显耗气伤津者，拟用五花汤（玫瑰花、绿梅花、合欢花、佛手花、川朴花）。

捭阖阴阳之论，非独以方治病能盖也，为大无外，为小无内。半夏味辛，性温，归脾、胃、肺经，有燥湿化痰、降逆和胃之功；夏枯草味苦辛，性寒，入肝、胆经，有清肝火、散郁结之效。半夏生长于山之背面，5～6月采收，为阳中之阴药；夏枯草于夏至时枯萎，充分吸收了自然界的阳气，为阳中之阳药。二者相配，苦辛并用，寒温互济，阴阳相交。以此二味治疗不寐，见于《冷庐医话·不寐》所载：“阴阳违和，二气不交，以半夏三钱，夏枯草三钱，浓煎服之，即得安睡。……盖半夏得阴而生，夏枯草得至阳而大，是阴阳配合之妙也。”基于此，王师治疗失眠，常在酸甘宁心汤基础上加上半夏配夏枯草，应捭阖阴阳之论，疗效显著。

（二）瞒天过海治消渴

《三十六计·第一计》云：“备周则意怠；常见则不疑。阴在阳之内，不在阳之对。太阳，太阴。”纯阳为乾，左旋出坎水，右旋纳兑泽，纯阳藏于二阴，以至阴至阳之法，行至阳至阴之事，瞒天过海，谋士之为，非背时秘处之行可比。消渴之名，首见《素问·奇病论》，概其病机，阴虚为本，燥热为标，互为因果，燥热愈盛阴愈虚，阴愈虚燥热愈盛。在此仅以消渴逆归期为例。

探消渴之病，古有文人，心境愁郁，治愈难期，诗显衰容。今人不以为戒，膏粱厚味素喜食，肥甘饮烈席难拒，以致脾胃失运，积热内蕴，化燥伤阴，时至逆归，日久入络，瘀血为患，病损五脏，累及六腑。《周易·乾》有云："云从龙，风从虎。"东木为风，水湿火燥，同气相连，然清热泻火猛虎之药过为已甚，复伤津气，恐有燎原之势。因此王师重补轻泻，针对消渴逆归期，肝肾阴虚，瘀阻脉络的特点，将六味地黄汤、当归补血汤化裁，得出一首效方，名曰"归芪六味"。全方八味，熟地黄、黄芪为君，山萸肉、山药、当归为臣，佐以泽泻、牡丹皮、茯苓。其中黄芪量可达30~60g，表面上有扶阳助火之疑，实际上示假隐真，《本草备要》谓其"泻阴火，解肌热"，配以当归，为补营之圣药，阳生阴长，养血通络，标本皆备；熟地黄配泽泻，虽补肾水，却泄肾浊；山萸肉配牡丹皮，虽补肝秘精，却清泻肝火；山药配茯苓，虽滋补脾阴，却淡渗健脾。从药而论，药止八味，兵不在多，在人调遣，药药相配，欲拒还迎，不露痕迹。从方而论，虽无一药祛邪，然大开大阖，三阴并治，壮水制阳，槁禾得雨，方有生机，待正复邪疲之日，直突其围，伺机胜敌。据于此，王师常以归芪六味治疗消渴逆归期，若消渴逆归期伴肾络受损，出现泡沫尿，尿检见蛋白者，选方归芪六味加蝉蜕。

（三）借刀杀人治咳嗽

《三十六计·第三计》云："敌已明，友未定，引友杀敌，不自出力。以《损》推演。"借刀杀人，敌象已露，盟友欲张，将有所为，借力毁敌，此计平常之时，不可不防，非常之时，不可不用。咳嗽之名，首见《内经》，盖其病因，有内外之别，邪从外入，或自内发，最终导致肺失宣肃，肺气上逆。在此仅以内伤咳嗽为例。

内伤咳嗽，多为脏腑功能失调，内邪干肺所致，久延不愈，肺脾气虚，甚至病及于肾，肾阴不能上滋于肺，肺虚不能输布津液以滋肾，肺肾阴虚，子母同病，肺失肃降，而致咳嗽。因其病较深，若单从肺入手，一味止咳化痰，难取神效。因此王师从五行相生规律入手，补水以生金，滋阴以止咳，将六味地黄汤、玉屏风散加味，得出一首效方，名曰“补水生金方”，全方十三味，熟地黄、黄芪为君，山萸肉、山药、白术为臣，佐以泽泻、牡丹皮、茯苓、防风、百部、百合、鱼腥草、五味子。从方而论，六味地黄汤，取王冰“壮水之主以制阳光”之意；玉屏风散，功专益气固表，以疗卫虚不固之证，有如御风的屏障，而又珍贵如玉。两方齐用，意在肺肾同治，补水生金，犹如《时病论》言：“金能生水，水能润金之妙。”从药而论，百部配百合，养阴润肺止咳；鱼腥草配五味子，一散一收，肺肾皆顾。据于此，借肾阴之力，固肺气之屏，加之稍许养阴止咳化痰之药，虽兴兵伐敌，解其危机，却不伤正气，脏腑功能得复，诸症转安。

（四）以逸待劳治劳淋

《三十六计·第四计》云：“因敌之势，不以战；损刚益柔。”《孙子兵法·虚实》亦云：“善攻者，敌不知其所守；善守者，敌不知其所攻。”兵书论敌，此为论势，以逸待劳，以枢应环，蛰伏实备，待釜底抽薪之日。淋之名，首见《内经》，成因有内外之分，病性有虚实之别，应细分六淋，明辨主次。

劳淋之为病，脾肾久亏，耗伤正气，损及多脏，临床多见肾水下亏不能上承于心，心阳内亢而反下趋于肾，即坎离不交之证也，若单以补脾益肾，恐相火妄动，反亏肾阴。《庄子·齐物论》云：“枢，始得其环中，以应无穷。”因此王师另辟蹊径，将小柴胡汤化裁，得出一首效方，名曰“消淋散”。全方十二味，柴胡、黄芩为君，半夏、人参为臣，佐以桑螵蛸、益智仁、龙骨、牡蛎、车前子、生姜、红枣，使以甘草。和解中精之腑，通利中渎之腑，以达择地待敌，损刚益柔之效。其中益智仁温肾缩尿，车前子渗湿利尿，二药伍用，脾肾双补，开阖有度；龙骨功专平肝潜阳，牡蛎功擅敛阴潜阳，二药伍用，益阴潜阳，收敛固涩。据于此，王师常以消淋散治疗劳淋，若劳淋伴心火亢盛，下移小肠，膀胱湿热者，选方消淋散合导赤散，加连翘、赤小豆、白茅根等清热利湿之品；若劳淋伴肝肾阴虚者，选方消淋散加二至丸等滋肝益肾之品；若劳淋伴肾气不固者，选方消淋散加怀山药、覆盆子、金樱子等益肾固涩之品。

（五）欲擒故纵治虚热

《三十六计·第十六计》云："逼则反兵，走则减势。紧随勿迫，累其气力，消其斗志，散而后擒，兵不血刃。需，有孚，光。"欲擒故纵，非放之也，武侯七纵，意在拓地，伺机而动，手到擒来。内伤发热首见《内经》，脏腑功能失调，气血阴阳失衡，病程迁延难愈，热势轻重不一，有虚实之分。在此仅以虚热为例。

虚热之为病，病因复杂，若治疗不及时，病程缠绵，病情多变，损及多脏，兼杂多证，直至肺脾肾皆虚，气血阴阳均失调。虽正邪皆虚，然妄伐滥补，恐今日破之，明日必反，蛮敌趁其内虚，其反必速。《鬼谷子·谋》云："去之者纵之，纵之者乘之。"因此王师别出心裁，将小柴胡汤、桂枝汤、玉屏风散化裁，得出一首效方，名曰"三和汤"。全方十二味，柴胡、黄芩为君，半夏、桂枝、芍药为臣，佐以人参、黄芪、白术、防风、生姜、红枣，使以甘草。其中柴胡配黄芩，枢机少阳以得和；黄芩配半夏，寒温并用以得和；桂枝配芍药，开阖相济以得和；黄芪配防风，祛风御风以得和；姜枣配甘草，调和营卫以得和。三方相裁，尽显和道。兵者诡道，奇流不止，舍激战之地，独取中枢，虽立于不毛，借和法之势，进能攻，退可守，调阴阳，和气血，恢复机体自我功能，徐图缓求，细水长流，辗转推进，最终达到祛病除邪之效。

（六）擒贼擒王治绝经前后诸证

《三十六计·第十八计》云："催其坚，夺其魁，以解其体。龙战于野，其道穷也。"攻胜则利不胜取。取小遗大，卒之利、将之累、帅之害、功之亏也。全胜而不摧坚擒王，是纵虎归山也。擒王之法，不可图辨旌旗，而当察阵中之首动。绝经前后诸证，古无专篇记载，散见"年老血崩""脏躁""百合病”等病证中，涉及多脏，虽临证万化，探其根本，不外肾精亏虚。在此仅以精气亏虚期为例。

肾藏元阴而寓元阳，绝经之年，肾气渐虚，待精气亏虚期，阴损及阳，或阳损及阴，真阴真阳两亏，一则不能濡养温煦脏腑，二则不能激发推动机体正常生理活动，而致虚邪踵至，诸症丛生，或乍寒乍热，或月经紊乱，或头晕耳鸣，或健忘乏力，或全身游走性作痛等。病机复杂，一味撒网捕鱼，面面俱到，只会顾此失彼，左支右绌。杜甫《前出塞》有云：“挽弓当挽强，用箭当用长。射人先射马，擒贼先擒王。”正所谓杀人不在多，立国自有疆。王师针对此特点，将二仙汤、当归补血汤化裁，得出一首效方，名曰“复方二仙汤”。全方八味，仙茅、仙灵脾为君，知母、黄柏为臣，佐以黄芪、当归、生地黄、甘草。其中仙茅配仙灵脾，温补肾阳，祛风除湿；知母配黄柏，滋肾坚阴，清泻肾火；黄芪配当归，补气养血，和营资源；生地黄配甘草，滋阴补肾，益气补中。综上而论，全方燮理阴阳治根本，擒贼擒王解乱局。

（七）釜底抽薪治感冒

《三十六计·第十九计》云：“不敌其力，而消其势。兑下乾上之象。”水沸者，力也，火之力也，阳中之阳也，锐不可当；薪者，火之魄也，阴中之阴也，近而无害。故力不可当而势犹可消。感冒病名出自北宋《仁斋直指方·诸风》，外感六淫，触冒时气，一般而言，多属轻浅之疾，然顾护不当，亦可传变，兼杂他病，迁延复感。在此以暑湿感冒为例。

夏秋之交，暑多夹湿，暑湿遏表，湿热伤中，表卫不和，肺气不清。《尉缭子》曰：“气实则斗，气夺则走。”若一味祛风解表，恰似以汤止沸，沸乃不止，当判明敌情，诚知其本，暑湿二字，釜底抽薪，斩草除根。王师针对此特点，将藿朴夏苓汤、六一散化裁，得出一首效方，名曰“暑湿气化汤”，全方十味，藿香、厚朴、半夏、茯苓为君，淡竹叶、焦栀子为臣，佐使芦根、滑石、甘草、杏仁。其中藿香芳香化湿；厚朴、半夏苦温燥湿；茯苓、淡竹叶淡渗利湿；芦根、焦栀子、滑石、甘草甘寒利湿；加之杏仁善开上焦，宣降肺气，通调水道。诸药配伍，集芳香、苦温、淡渗、甘寒于一炉，表里上下分消，内外湿邪齐解，抽薪止沸，去其所恃，感冒自除。

（八）合纵连横治眩晕

《三十六计·第二十三计》云：“形禁势格，利从近取，害以远隔。上火下泽。”远交近攻，凡利于病、合七情者，药性寒热可交，药理相悖可交，归经不同亦可交。眩晕首见《内经》，称之为“眩冒”，病在清窍，病因繁多，不外虚实两端。在此以痰浊中阻之证为例。

现代城市之人，身处周身之地，形逸心劳，饮食无节，过食肥甘，损伤脾胃，以致水湿内停，积聚生痰，痰阻中焦，清阳不升，浊阴不降，易发眩晕。王师针对此特点，将清震汤、温胆汤、半夏白术天麻汤化裁，得出一首效方，名曰“眩晕汤”。全方十二味，味甘淡，性平，苍术、荷叶、升麻为君，半夏、竹茹、白术为臣，佐以生牡蛎、桂枝、茯苓、猪苓、泽泻、车前子。其中荷叶轻清向上，鼓舞脾胃清阳之气上行，牡蛎质重沉坠，潜泄肝胆浊阴之气下达，二者相配，一升一降，合纵而成，具有升清降浊之功；白术守而不走，苍术走而不守，一补一散，连横而作，中焦得健，水湿得化；半夏性温偏热，竹茹性凉偏寒，一热一寒，具有健脾燥湿之效。据此一升一健一渗，脾气得运，水湿可化，诸恙悉除。

（九）假道伐虢治腹痛

《三十六计·第二十四计》云：“两大之间，敌胁以从，我假以势。困，有言不信。”假道伐虢，事见《左传·僖公》，计出“困卦”，用兵之举，必其势不受一方之胁从，则将受双方之夹击，如此境况，敌迫之以威，我诳以不害，利其幸存之心，速得全势，彼将不能自阵，不战而灭。腹痛首见《内经》，病涉多脏，累及经脉，病因形色，不外“不通”“不荣”二词。在此以更年期慢性寒痛为例。

腹痛之为病，多以“通”字立法，辨证施治，各有不同。而慢性寒痛，缠绵发作，寒郁入络。时值更年，肝肾精亏，阴阳两虚，多有气机郁滞之证。两者相合，病程中病机变化复杂，互为因果，互相转化，互相兼杂，互相制衡，而成困局，恰如安泽之水，离泽而下，而致泽无水，奄奄而困，水离泽，流散无归而自困。王师针对此特点，将大建中汤、天台乌药散、吴茱萸生姜汤、芍药甘草汤化裁，得出一首效方，名曰“敛肝培土汤”。全方十味，蜀椒为君，乌药、小茴香、干姜为臣，佐以党参、白芍、甘草、吴茱萸、当归、防风。其中蜀椒、干姜配吴茱萸，蜀椒暖脾胃，助命火，干姜气足味厚，温中散寒，吴茱萸助阳散寒，从上达下，三药伍用，药力相继，直达病所；乌药配小茴香，乌药香烈行散，为偏裨之将，小茴香暖下祛寒，为守营之官，二药伍用，上行下达，一箭双雕；白芍配甘草，以纯木之气，配厚土之气，二药伍用，借水行舟，缓急止痛，以柔肝之名，制其横逆之心，控局势，掌主权；白芍配防风，白芍酸寒敛阴，柔肝定痛，防风鼓舞脾气，疏肝定痛，二药伍用，一敛一散，柔疏安肝，借机渗透，以培脾土；党参配当归，党参补虚益气，当归养血和血，血为气之母，气为血之帅，二药伍用，相得益彰。综上而论，上敛下温，中培土，对内培养势力，自阵勿乱；对外诱之以利，一石三鸟，最终脱困而出，病愈可期。

（十）反客为主治久泻

《三十六计·第三十计》云：“乘隙插足，扼其主机，渐之进也。”为人驱使者为奴，为人尊处者为客，不能立足者为暂客，能立足者为久客，客久而不能主事者为贱客，能主事则可渐握机要，而为主矣。故反客为主，必争客位，乘隙插足，握机成功，步步为营，循序渐进。泄泻首载于《内经》，外感内伤皆致病，暴泻久泻需分清，寒热虚实时兼杂，更有湿者困脾阳。在此仅以久泄为例。

泄泻病位在肠，同时与脾、肝、肾密切相关，虽主客分明，然慢性泄泻，病程较长，反复发作，气化失运，病机复杂，累及多脏，若只摄肠止泻，恐关门留寇，病安能除？不若反客为主，化被动为主动，稳扎稳打。王师针对此特点，将四逆散、异功散、痛泻药方、理中丸、香连丸化裁，得出一首效方，名曰“调肝理脾汤”，全方十二味，柴胡、党参为君，白术、白芍、干姜为臣，佐以枳实、茯苓、陈皮、防风、木香、黄连，使以甘草。其中柴胡配枳实，柴胡疏肝解郁，升发阳气，枳实理气解郁，泄热破结，二药伍用一升一降，并奏升清降浊之效；白术配白芍，白术补脾燥湿，以治土虚，白芍柔肝缓急，土中泻木，二药伍用，培土泻木；党参配干姜，党参补气健脾，干姜辛热之品，二药伍用，复中焦之虚，散中焦之寒；陈皮配防风，陈皮醒脾和胃，防风舒脾燥湿，二药伍用，脾经引经，直达病所；木香配黄连，木香辛温芳香，行气消胀，黄连苦寒燥湿，厚肠止泻，二药伍用，一温一寒，共奏调气行滞、涩肠止泻之功。据此本方从肝脾入手，见缝插针，寒热分治，补虚泻实，渐侵其势，一举亡之。

七、以茶引道思辨证论治

朱权《茶谱》序曰：“茶之为物，可以助诗兴而云山顿色，可以伏睡魔而天地忘形，可以倍清谈而万象惊寒，茶之功大矣！”中华茶道悠悠千年，集“清静、恬澹”的东方哲学思想，以及佛道儒“内省修行”思想于一身，以茶为媒可正礼仪，以茶修身可摒杂念。将茶道引入中医学中，“静”“动”结合，让中医辨证论治通过茶道洗礼，层层过滤，显现关键点，茶香缕缕，回味悠然。

茶道就其构成要素而言，分为茶境、茶礼、茶艺和修道。茶境，茶道对环境的选择、营造尤其讲究，旨在通过环境来陶冶、净化心灵，因此茶境当清雅幽静、自然舒适。而中医辨证论治，包括对四诊所收集的资料、症状、体征，通过分析、综合，辨清疾病的病因、性质、部位，以及邪正之间的关系，概括、判断为某种性质的证，根据辨证结果，确定相应的治疗方案。如此复杂的过程，更要讲求就医环境室温和煦，光线充足，清静自然，候气平章。

茶礼，即茶道活动中所遵照的礼法。陆羽《茶经》有云："夫珍鲜馥烈者，其碗数三；次之者，碗数五。若坐客数至，五行三碗，至七行五碗。若六人已下，不约碗数，但阙一人而已，其隽永补所阙人。"足见茶礼所涉规范与法度甚为严苛。主客尤为如此，何况医患关系？在收集四诊信息过程中，医者当仪容整洁，姿态端正，语言柔和，动作轻缓，气匀神聚这也是对患者友好和尊重的体现。

茶艺，即饮茶艺术，包括备器、择水、取火、候汤、习茶五大环节。备器，是指茶艺过程中所用到的器具。在辨证论治过程中，相当于"症"中"症状"的罗列。所谓"症"是疾病中所表现的各种现象，统称"症状""病候"，包括"症状"和"体征"两部分。"症状"是患者主观上的异常感觉。

择水，即茶人对水的讲究。明·田艺蘅撰《煮泉小品》，徐献忠撰《水品》，专书论水。在辨证论治过程中，相当于"症"中"体征"的收集。体征还指通过仪器设备检测所得到的病理指征，"症状"结合"体征"，是疾病过程中患者主观或客观病理反映的"信息反馈"，是通过四诊获得的最有价值的病情资料，是构成各种证型概念的基础，是中医诊断病证的基本依据。因此，在临证时要十分重视主症、次症、或然症、兼症、夹杂症、即时症，乃至实验室各种检测指标的辨析。

取火，即茶人对火的讲究，包括火的选取以及火候的掌控，是一个动态的过程。在辨证论治过程中，相当于"病"的判断。所谓"病"是有特定病因、发病形式、病机、发展规律和转归的一种完整的过程。火候水温丝毫之差，口味千里，而"病"判断有误，治法更是相去甚远。

候汤，《茶经》"五之煮"云："其沸，如鱼目，微有声为一沸，缘边如涌泉连珠为二沸，腾波鼓浪为三沸，已上水老不可食。"候汤是煎茶的关键。在辨证论治过程中，相当于"证"的辨析。所谓"证"是疾病发生和演变过程中某阶段本质的反映，包括病因、病机、病位、病势、邪正关系等，是对致病因素与机体反应性两方面情况的综合，既不同于中西医的"病"，也不同于单纯的症状组合，而是疾病阶段本质的反映。候汤是天、地、人三因制宜的结果，而证是在天、地、人、病的综合影响下出现的机体反应表现于外的症候群，其中的机体反应是核心，包含有两层含义，内在的病机概念和外在的证据概念，外在的证据即“辨证信息”，包括临床表现与疾病有关的各种因素等。证候是对机体、功能状态的一种整体的认识，是生命、健康、疾病的特征。

古今茶艺可划分为煎茶茶艺、点茶茶艺、泡茶茶艺，从藏茶到品茶，习茶方式虽有不同，却殊途同归。正如治疗疾病，虽思路开阔，方法万化，亦可归纳以下九点。其一，病证相合，双重诊断，治从中医；其二，辨病为主，辨证为辅，治从西医关键病理为主，结合中医病机；其三，辨证为主，辨病为辅，治从中医病机为主，兼顾西医病理；其四，无证可辨，参考西医检查指标，结合病史、体质，综合治疗；其五，无证可辨，检查无殊，治从中医体质；其六，舍症从病，从病舍证，突破一点，攻其一点，急则治标；其七，病病结合，病证结合，中西同治，取长补短，减少药物副作用；其八，立足于人，舍病弃证，从活体生命整体角度、功能角度、运变角度，探求人的自然属性、生物属性、性情属性、社会属性，找出规律，综合论治，即治病先治人，从病的人论治，也就是人文与科学相结合；其九，细致分析药后反应思路：若药后症状无进退，多见于久病体虚或多病缠身，病机复杂，方药难效或速效，当拟徐图缓进，再守本方，静后消息，欲速不达，临床上往往选用和法、和方、和药；若药后症稍减，继守原方，随证化裁；药后症显减，随证化裁，各个击破，终则调理脾胃善后；若药后症加重，需分析病因、病机、病位、病性、病势，梳理出本质所在，从本论治；舍病弃证，从人论治；注重调理脾胃，从胃以喜为本入手。

据此，备器、择水、取火、候汤、习茶五者关系，并非分割的单一要素，如同由“症”到“病”，再到“证”，最后到“治”，多次反复认识，逐渐深化的。症、证、病三者，含义各不相同，但都统一于广义“疾病”的总概念之中，都是由疾病的本质所决定。这一约定基本上明确了三者的实质与关系。

“辨病”的目的，是为了认识病因和疾病演变的病理过程，把握疾病的发展趋势。“辨证”的目的，是为了把握机体在各种病因综合作用下的整体反应特性。只有“辨证”和“辨病”结合，才能较全面地把握疾病。病机分析的出发点是“症状”，分析的过程是“辨病”和“辨证”，最终落脚点是“治病”。

修道，茶人通过茶事活动怡情悦性、陶冶情操、修心悟道，是茶道的根本，是茶道的宗旨，中医亦然。于品性，中澹闲洁，韵高致静；于志向，志道立德，心藏恻隐；于耐力，动心忍性，磨而不砺，最终达到“性命双修”的目的。

正可谓，辨证论治，至精至微，清茶一盏，奉客留香。

八、以棋布阵话病机

围棋作为我国一种古老的棋种，历经千年的风霜，凭借无与伦比的智慧魅力，将自己的精髓和妙谛深深烙印在中国传统文化的长河中。明·许谷《石室仙机》有云：“于修德辑文之暇闲，展楸枰，结高贤，以消余晷，亦可开拓性灵，遣谢尘俗。”言其陶冶情操，砥砺风节之功。围棋不仅仅是一项娱乐活动，更是集天文地理、兵法韬略、辩证哲学、古典美学于一身的综合艺术。引棋入医，棋分黑白弈局定，势法阴阳太极生，黑白棋子喻邪正，方圆纵横比病机，生死博弈不见血，雅俗共赏显真谛。

宇宙万物皆由“气”生，事物变化发展均因此产生，一个棋子在棋盘上，与它直线紧邻的空点便是这个棋的“气”，气是棋局死生之关键，气生则棋活，气尽则棋亡。而中医认为病机肇源于《内经》，亦为“气”运动变化的产物，是各种致病因素与人体相互作用所引起的疾病发生、发展与变化的机制。“棋子”“病机”同气连枝，异曲同工。

下棋离不开举棋、思棋、下棋、行棋。寓以病机要素，举棋有因恰如病因，即风、寒、暑、湿、燥、火、毒、瘀、痰等；思棋有性恰如病性，即阴阳、寒热、虚实也；下棋有位恰如病位，即内外表里、脏腑经络、卫气营血也；行棋有势恰如病势，即病程中部位更移、态势转化等。四者至关重要，缺一不可。

病机分层恰如棋子布阵，棋子组成不同的“真眼”，“真眼”组成“活棋”，“活棋”组成棋局，多者为胜。这便是病机分层的第一层次。棋局胜负是“活棋”群体化和棋子个体化的结合，相当于第一层次的基本病机，是病机系统具有指导意义的最高层次，指导具体病机的确定和个体化治疗。包括邪正盛衰、阴阳失调、气机逆乱、精气血津液失常等。从对基本病机的研究可以看出，辨证论治的实质亦是群体化治疗和个体化治疗的有机结合。“活棋”则相当于第一层次的系统病机和类病病机，包括脏腑病机、经络病机、六经病机、卫气营血病机、三焦病机等。此三者均有概括程度高、适用范围广、整体性的特点，适用于一般疾病。“真眼”则相当于病证病机和症状病机，包括感冒、哮证等各类疾病的病机，以及口渴、恶寒等各类症状的病机。此二者均有概括程度低、适用范围窄、局部性的特点，主要反映脏腑、经络、表里等具体部位病理状态及变化，适用于部分或少数疾病。

全局概况已述，分而论之，每一个“真眼”是由本方几个连接在一起的棋子围住一个或两个空交叉点，“真眼”可大可小，可连可分，是一个动态变化的过程。而根据疾病发展的连续性、动态性以及矛盾的主次原则，病机可再分出第二层次，具有时空应变特性，概括难度较大，适用于一体多病的较复杂病证。一个完整的“真眼”相当于第二层次的基本病机。从广义而言，是指机体对于致病因素侵袭或影响所产生的基本病理反应，是病机变化的一般规律，也是分析具体疾病病机的基础；从狭义而言，是指具体疾病的基本病机，是疾病动态发展过程中一般不改变的主要矛盾，自始至终影响着疾病的发展，是广义基本病机的具体化。围棋中的“大眼”，即围成的空点有好几个，相当于第二层次的阶段病机，也就是疾病基本病机在某发展阶段，标本缓急改变，主要矛盾发生变化而出现的病机，与体质、气候、饮食、医疗处理以及疾病本身发展均有密切联系。“小眼”则相当于第二层次的即时病机，也就是疾病发展过程中出现的非相关性疾病的病机，且对患者生活质量、基础疾病进展有一定影响或与疗效判定密切相关，若处理不当，亦可发展成为“大眼”。“大眼”和“小眼”均有概括程度低、容易掌握的特点，每适用于单个疾病，或虽有多个疾病，但主病、主症始终趋于主位而稳定的患者。在实战活棋中，有一种特殊情况叫“双活”，常见形式分为无眼双活和有眼双活，前者最少有两口公气，后者最少有一口公气。这种相互依存的关系相当于第二层次的兼夹病机，即与基础疾病有关的、或无关的兼夹症状（疾病）发生、发展及变化的机制。棋局中另有一类虽不成“真眼”，却通过点、挤、逼等手段，暗藏杀机，伺机而动，用于做活、侵略等目的。相当于第二层次的潜伏病机，即临床虽无相应的症状体征出现，但确实存在于疾病发生发展中，且对主证的形成和发展有重要影响的病理环节，具有潜在性、或然性和隐匿性的特点。上二者病机，具有梳理、挖掘、概括难度大的特点，往往决定于医生的学识水平、临床经验和天资领悟，每适用于多病缠身而久病不愈、虚实夹杂的复杂病证。

在清楚病机分层后，在临床应用过程中，始终把握基本病机，动态掌握阶段病机，精细梳理兼夹病机，果断处理即时病机，设法挖掘潜伏病机。当出现一体多病的情况，寒热虚实交错，气血阴阳失调，病因多端，病机复杂，治疗困难。一般在始终把握基本病机的基础上，先果断处理即时病机。再动态分析兼夹病机与阶段病机的关系，若兼夹病机趋于主位，则精细梳理兼夹病机；若阶段病机趋于主位，则动态处理阶段病机。在此基础上当结合四诊，设法挖掘潜伏病机。最后回归处理基本病机。以此为法，动态变化，多方取舍，可瓜剖棋布，洞察转归，做到步步踩点，走一步，看两步，想三步。尤忌弈者举棋不定，不胜其耦。方如棋局，圆如棋子，动如棋生，静如棋死，棋蕴大理，医存高艺。

九、“因时分体三法”话养生

王师临证强调治当顺时，无伐天和，注重法随时立、方随时变、药随时加，服药顺时等“因时制宜”辨证观，临床疗效显著，誉满甬城。

《素问·宝命全形论》言：“人以天地之气生，四时之法成。”王师认为人类生活在自然界中，自然界的变化均可以直接或间接地对人体产生影响，机体则相应地产生反应。正如《灵枢·岁露论》所云：“人与天地相参也，与日月相应也。”这种天人相应的整体观念，便是“因时制宜”辨证观的核心基础。

王师指出人与自然存在着高度统一性，恰如《灵枢·邪客》所云：“天有日月，人有两目，地有九州，人有九窍……天有四时，人有四肢，天有五音，人有五脏，天有六律，人有六腑……岁有三百六十五日，人有三百六十五节……地有十二经水，人有十二经脉……岁有十二月，人有十二节。”

古人更是采用援物比类的逻辑方法，将五季、五脏、五方等概念，统一于五行属性之中。犹《素问·脏气法时论》言：“肝主春……心主夏……脾主长夏……肺主秋……肾主冬。”《素问·阴阳应象大论》更是记载“东方生风，风生木，木生酸，酸生肝……南方生热，热生火，火生苦，苦生心……中央生湿，湿生土，土生甘，甘生脾……西方生燥，燥生金，金生辛，辛生肺……北方生寒，寒生水，水生咸，咸生肾”。在这种质朴而直观的哲学思想影响下，逐步形成了“天人合一”的整体观念，进而为“因时制宜”辨证思想的确立奠定了理论依据。

在春生、夏长、长夏化、秋收、冬藏等自然变化的影响下，人体的生理活动也具有了一定的时间规律性。正如《素问·脉要精微论》所言：“春日浮，如鱼之游在波；夏日在肤，泛泛乎万物有余；秋日下肤，蛰虫将去；冬日在骨，蛰虫周密。”可见人之脉象是随季节变化而随之变动的。又如《素问·八正神明论》曰：“月始生，则血气始精，卫气始行；月郭满，则血气实，肌肉坚；月郭空，则肌肉减，经络虚，卫气去，形独居。”人体的气血也随着月周期的变更而或实或虚。再有《素问·生气通天论》中云：“故阳气者，一日而主外。平旦人气生，日中而阳气隆，日西而阳气已虚，气门乃闭。”进而王师认为人体内部脉象、气血、阴阳的这种规律性变化，为“因时制宜”辨证思想提供了生理依据。

自然万物，唯有顺应四时的变迁，方能“生生化化，品物咸章”（《素问·天元纪大论》），否则就会发生疾病。正如《素问·四气调神大论》中所述：“逆春气，则少阳不生，肝气内变；逆夏气，则太阳不长，心气内洞；逆秋气，则太阴不收，肺气焦满；逆冬气，则少阴不藏，肾气独沉。”

在岁时节气的周期性影响下，疾病的发生发展也随之具有了一定的时令规律，《素问·咳论》中明确提出：“五脏各以其时受病。”是故《素问·金匮真言论》言：“春善病鼽衄，仲夏善病胸胁，长夏善病洞泄寒中，秋善病风疟，冬善病痹厥。”《素问·金匮真言论》更是归纳了四时之中人体疾病的病理特点：“春气者病在头；夏气者病在脏；秋气者病在肩背；冬气者病在四肢。”熟悉这种规律，方能把握疾病的演变情况，也为“因时制宜”辨证思想提供了病理依据。

王师极为推崇《内经》“谨候气宜，无失病机”“必先岁气，无伐天和”的治疗大法。在用药上更是遵循《六元正纪大论》“用寒远寒，用凉远凉，用温远温，用热远热，食宜同法”之言。犹李东垣所说“冬不用白虎，夏不用青龙”。“春三月，此谓发陈”，兼参《尚书·洪范》“木曰曲直”之论。故而王师指出遣方用药，应遵循天地俱生，万物以荣之象，顺应肝主升发，喜条达而恶抑郁之性，以从其将军之官之能。方选四逆散、逍遥散、柴胡疏肝散等加减化裁。药选：柴胡，炒白芍，炒枳壳，当归，茯苓，白术，陈皮，薄荷，香附，川芎等疏肝理气之品。“夏三月，此为蕃秀”，兼参《尚书·洪范》“火曰炎上”之论。故而王师指出遣方用药，应遵循天地气交，万物华实之象，顺应心主神明，喜软而恶缓之性，以从其君主之官之能。方选白虎汤、竹叶石膏汤、清暑益气汤、六一散等加减化裁。药选：石膏，知母，淡竹叶，麦冬，半夏，西洋参，荷叶，黄连，滑石，生甘草等清热消暑之品。“秋三月，此谓容平”，兼参《尚书·洪范》“金曰从革”之论。故而王师指出遣方用药，应遵天气以急，地气以明之象，顺应肺主宣降，喜收敛而恶耗散之性，以从其相傅之官之能。方选三拗汤、止嗽散、桑杏汤、小青龙汤等加减化裁。药选：炙麻黄，杏仁，百部，白前，紫菀，桔梗，陈皮，荆芥，桑叶，浙贝母，北沙参，麦冬，五味子，细辛，炒白芍等宣发敛降之品。“冬三月，此谓闭藏”，兼参《尚书·洪范》“水曰润下”之论。故而王师指出遣方用药，应遵水冰地坼之象，顺应肾主藏精，喜坚而恶软之性，以从其作强之官之能，方选六味地黄丸、左归丸、《金匮》肾气丸、右归丸等加减化裁。药选：附子，桂枝，杜仲，鹿角胶，熟地黄，怀山药，怀牛膝，山茱萸，菟丝子，枸杞子，女贞子，旱莲草，制首乌等补肾填精之品。

王师认为“因时制宜”辨证思想，起源于古代朴素的天人相应整体观，经历代医家充实、发展后逐渐趋于成熟。正如老子言：“人法地，地法天，天法道，道法自然”这种天人相应的整体思想，因时制宜的辨证观，值得深入效法。

第六章

方药经验

一、临证常用药对

在中医临证过程中，身如将军，药若兵卒，调兵遣将，行军布阵，务求医者精于辨证，洞察转归，明审药性，擅长配伍，无一子虚设，无一药杂陈。王师尝言，善用药者可攻疾护体，善配伍者可引病入瓮，二者结合，是为良医。现总结归纳王师用药经验，分为三类，采取双药配合，三药并书方式，择而其要。

（一）药性相近，相辅相臣

1. 桑白皮　黄芩　芦根

桑白皮、地骨皮伍用，出自王师自拟“止咳平喘十二味”方。桑白皮味甘性寒，根源桑树纤维强，春秋挖取晒白皮，主肺经，泻肺平喘，利水消肿；黄芩味苦性寒，根茎肥厚呈肉质，伏地上升葶开花，归肺、胆、脾、胃、大肠、小肠经，清热燥湿，泻火解毒，止血安胎；芦根味甘性寒，身处湿地花若荻，根似竹节抱中空，入肺、胃经，清热泻火，生津止渴，除烦止呕，利尿通淋。三药伍用，善治肺热咳嗽、痰湿壅肺之证，热随三焦小便出，泻火理肺不伤阴。

2. 麻黄　桂枝

麻黄、桂枝伍用，出自东汉·张仲景《伤寒论》麻黄汤。麻黄味辛性温，花雌雄异株，茎粗壮色青，主入肺与膀胱经，善宣肺气，遍彻皮毛，通腠散寒，解肌发汗，利水消肿；桂枝味辛性温，枝柔嫩细条，香芬芳馥郁，归心、肺、膀胱经，善发汗解肌，透达营卫，扶脾阳达营郁，温经脉宣卫寒。二药伍用，善治风寒表实证，可增强发汗解表、温化寒痰之功，同奏调和营卫、温经止痛之功。亦用于各类过敏性皮肤病和免疫性疾病。

3. 桑叶　菊花

桑叶、菊花伍用，出自清·吴鞠通《温病条辨》桑菊饮。桑叶味甘苦，性寒，叶脉密生白柔毛，质脆易碎握扎手，主入肺和肝经，疏散风热，清肺润燥，平抑肝阳，清肝明目，凉血止血；菊花味辛甘，性微寒，身披柔毛花色异，名谱佳作留芳名，归肺、肝经，体轻达表，气清上浮，疏散风热，平抑肝阳，清肝明目，清热解毒。二药协同，疏风清热，清肝明目，祛火解毒，平肝抑阳之效更强。用于肝火上炎之眩晕、头痛咳嗽等症。

4. 金银花　连翘

金银花、连翘伍用，出自清·吴鞠通《温病条辨》银翘散。银花味甘性寒，花蕾棒状萼细小，着地生，根系发达，主入肺、心、胃经，既清热解毒，散痈消肿，为治一切内痈外痈之要药，又疏散风热，透热达表；连翘味苦，性微寒，花开淡艳暗香来，满枝金黄迎春到，归肺、心、小肠经，泻心经客热，去上焦诸热，为疮家圣药。二药伍用，均有清热解毒之功，外透热达表，内清里热解毒，还能流通气血，消肿散结止痛。用于各类风热表证、热毒痈疔等。

5. 栀子　淡豆豉

栀子、淡豆豉伍用，出自东汉·张仲景《伤寒论》栀子豉汤。山栀味苦性寒，木高叶硬花芬芳，果卵纵棱色呈黄，主入心、肺、三焦经，生栀子走气分，泻三焦之郁火，从小便而出，焦栀子外达气分，内入血分，凉血止血，气血两清；淡豆豉味苦辛，性凉，豆种成熟发酵成，味有淡咸，淡入药，归肺、胃经，解表除烦，下气调中，宣发郁热。二药伍用，降中有宣，清解相宜，功奏清热除烦、内外并除之功。用于湿热黄疸、心烦失眠等症。

6. 生石膏　知母

生石膏、知母伍用，出自东汉·张仲景《伤寒论》白虎汤。石膏味甘辛，性大寒，蒲阳玉寒去泥沙，生煅两用效不同，主入肺和胃经，生石膏体重而降，辛散透热，清热泻火，除烦止渴，为清泻肺胃气分实热之要药；知母味苦甘，性寒，茎自叶从中长出，根披绒毛横地下，归肺、胃、肾经，上清肺金而泻火，中除胃火滋胃阴，下泻无根之肾火，三焦接顾，虚实两清。二药伍用，增强清热解肌、止咳平喘、泻火降糖之效，石膏清解，知母清润，解润相合，制短展长。用于温病热盛气分证、消渴中消证等。

7. 丹参　葛根

丹参、葛根伍用，为王师经验用药，初出自拟方“降浊合剂”。丹参味苦，性微寒，根肥外赤疏生支，喜温喜阳春秋挖，主入心、心包和肝经，活血调经，祛瘀止痛，凉血消痈，除烦安神，一味丹参，功比四物；葛根味甘辛，性凉，株披粗毛块根肥，味甘可口煲汤鲜，归脾、胃经，解肌退热，透疹外达，生津止渴，升阳止泻。二药伍用，活血化瘀，降脂抗凝，除烦安神，养血定志，相互促进，功效范广。用于三高症、眩晕、过敏性紫癜等。

8. 瓜蒌皮　降香

瓜蒌皮、降香伍用，出自王师自拟“益气养阴强心汤”。瓜蒌皮味甘微苦，性微寒，瓜蒌取皮去果肉，质脆芳香色鲜泽，主入肺、胃和大肠经，清热化痰，宽胸理气；降香味辛性温，降香檀木取心材，质硬性油味清烈，归肝、脾经，外用止血定痛，内服化瘀止血，理气止痛。二药伍用，共奏宽胸理气、化痰散瘀之功。用于痰瘀内阻之胸痹证、高脂血症、心脏病等。

9. 牡丹皮　山栀

牡丹皮、山栀伍用，出自《内科摘要》“加味逍遥散”。牡丹皮味苦甘，性微寒，根茎肥厚枝粗短，花生枝端色华贵，主入心、肝和肾经，清热凉血，活血祛瘀；栀子详见“栀子、淡豆豉”伍用功效。二药伍用，共奏清肝凉血、泻火解郁、调经理血之功。用于各类郁证、月经失调等。

10. 南沙参　北沙参

沙参至清分南北。南沙参味甘性微寒，根若葵根花白色，春秋采挖折有汁，主入肺和胃经，养阴清肺，清胃生津，补气化痰；北沙参味甘微苦，性微寒，主根细长呈圆柱，夏秋采挖实者佳，归肺、胃经，补肺阴，清肺热，益胃生津。二药伍用，补肺胃之阴，清肺胃之热，气阴双补，相互促进。用于咳嗽、咽炎、肝病、肾炎等。

11. 沙参　麦冬

沙参、麦冬伍用，出自清·吴鞠通《温病条辨》沙参麦冬汤。沙参补五脏之阴，尤肺胃之阴为甚，详见“南沙参、北沙参”伍用功效；麦冬味甘微苦，性微寒，根呈纺锤两头尖，叶生密丛腰外弯，归胃、肺、心经，养阴生津，润肺清心。二药伍用，甘寒救液，柔和缓润，共奏清养肺胃、生津润燥之功。同于各类脾胃阴虚证。

12. 石菖蒲　远志

石菖蒲、远志伍用，出自《圣济总录》“远志汤”。石菖蒲味辛苦，性温，根茎横卧味芳香，盘屈有节秋冬挖，主入心、胃经，开窍醒神，化湿和胃，避秽宁神；远志味苦辛，性温，根呈圆柱多肥厚，养命要药列上品，归心、肾、肺经，宣泄通达，安神益智，去痰开窍，消散痈肿。二药伍用，豁痰通窍、鸣锣开道，彰直达病所之功。用于眩晕、耳鸣、失眠、癫痫等。

13. 灵磁石　五味子

灵磁石、五味子伍用，出自《重订广温热论》“耳聋左慈丸”。灵磁石味咸性寒，磁铁矿选强磁性，拣去杂质碾粗粉，主入心、肝、肾经，镇静安神，平肝潜阳，聪耳明目，纳气平喘；五味子味酸甘，性温，浆果球形红串挂，五味杂陈就是它，归肺、心、肾经，收敛固涩，益气生津，补肾宁心。二药伍用，有滋肾安神、通利耳窍、定志宁神之功。用于耳鸣耳聋、心悸等。

14. 荆芥　防风

荆芥、防风伍用，出自清·徐洄溪《医略六书》荆防散。荆芥味辛，性温不烈，茎方质坚上分枝，体轻披绒叶对生，主入肺与肝经，解表散风，药性平和，透疹消疮，寒热皆可，炒炭止血，妇科常用；防风味辛甘，性温润，叶似牡蒿根花细白，苗作菜茹味甚佳，归膀胱、肝、脾经，气味俱升，辛散祛风，胜湿止痛，甘缓温润，祛周身之风。二药伍用，相辅相成，温而不燥，加强祛风解表、透散邪气、胜湿止痒、理血止血之效。用于各类皮肤病、外感疾病、内伤血证。

15. 怀山药　淮小麦

怀山药、淮小麦伍用，出自王师自拟“调肝理脾汤”。怀山药味甘性平，块根圆柱茎蔓生，药食同源利五脏，主入脾、肺和肾经，补脾养胃，生津益肺，补肾涩精；淮小麦味甘，性微寒，麦穗浮动颖果现，粒粒饱满成熟季，归心经，养心除烦以宁神志。胃者，六腑之海，“胃不和则卧不安”，此二药配伍，不仅能健脾胃、资化源，更有养心安神、除烦助眠之效。用于更年期综合征、糖尿病、失眠等。

16. 乌药　小茴香

乌药、小茴香伍用，出自《医学发明》“天台乌药散”。乌药味辛性温，根若纺锤质坚硬，天台质佳气清香，主入肺、脾、肾和膀胱经，行气止痛，温肾散寒；小茴香味辛性温，茴香结果秋来打，可调菜香可入药，归肝、肾、脾、胃经，温肾暖肝，散寒止痛，理气和胃。二药伍用，共奏和胃温中理气、发肾散寒止痛之功。用于各类痛证。

17. 仙茅　仙灵脾

仙茅、仙灵脾伍用，出自《中医方剂临床手册》“二仙汤”。仙茅味辛性热，根茎粗厚圆柱状，春秋采挖去须根，主入肾和肝经，辛热燥烈，善补命门，振兴阳道，温肾壮阳，祛寒除湿；仙灵脾味辛甘，性温，根粗茎直叶茂盛，夏秋割取正当令，归肾、肝经，补肾壮阳，祛风除湿。二药伍用，同奏温肾壮阳、激发肾气之功。用于更年期综合征、不孕不育、眩晕等。

18. 女贞子　旱莲草

女贞子、旱莲草伍用，出自明·王肯堂《证治准绳》“二至丸”。女贞子味甘苦，性凉，女贞之果色红黑，状若肾形冬采收，主入肝和肾经，滋补肝肾，健腰强膝，乌须黑发，明目利耳；旱莲草味甘酸，性寒，耐阴喜潮湿，花开时节来采割，归肝、肾经，滋补肝肾，促发眉生，凉血止血。二药伍用，同奏滋养肝肾、清泄相火之功。用于阴虚型血证、脱发、月经失调等。

19. 泽兰叶　水蛭　川牛膝

泽兰叶、水蛭、川牛膝伍用为王师多年临证所得。泽兰叶味苦辛，性微温，叶绿对生有短柄，端尖边锯长圆形，主入肝、脾经，辛散苦泄温通，行而不峻，善活血调经，祛瘀消痈，利水消肿；水蛭味咸苦，性平，有小毒，体长稍扁节环纹，吸血为生伏湿地，归肝经，破血通经，逐瘀消癥；川牛膝味苦甘酸，性平，主根圆柱皮色棕，待冬苗枯时采挖，入肝、肾经，性善下行，活血通经、利水通淋，引火（血）下行，补肝肾，强筋骨。三药伍用，共奏活血通络、利湿散结、利尿通淋、引火下行之功。

20. 黄芪　黄精　绞股蓝

黄芪、黄精、绞股蓝伍用为王师多年临证所得。黄芪味甘，性微温，主根肥厚茎直立，危种量少需保护，主入脾、肺经，健脾补中，升阳举陷，益卫固表，利尿消肿，托毒生肌；黄精味甘性平，根茎横生肉质肥，喜阴耐寒春秋挖，归脾、肺、肾经，补气养阴，健脾润肺，补肾益精，延缓衰老；绞股蓝味甘苦，性寒，南方人参长寿草，遍地生根喜荫蔽，入脾、肺经，益气健脾，化痰止咳，清热解毒。三药伍用，补诸虚，调五脏，共奏补气降脂、健脾益肾、祛风化湿之功。

21. 露蜂房 天龙 地龙

露蜂房、天龙、地龙伍用为王师多年临证所得。露蜂房味甘性平，巢房六角多房室，体轻质韧秋冬收，主入胃经，攻毒杀虫，攻坚破积，祛风止痛；天龙味咸性寒，有小毒，常息屋壁四足伏，扁首长颈披细鳞，归肝经，祛风定惊，活络散结；地龙详见“三叶青，枳壳，地龙”伍用功效。三药伍用，共奏通络攻坚、散结止痛之功，适用于胃癌、肺癌早期病变，或胃、肺不典型增生。

22. 蝉蜕　僵蚕　蛇蜕

蝉蜕、僵蚕、蛇蜕伍用，出自王师自拟“加味利咽开结汤”。蝉蜕味甘性寒，全形似蝉而中空，体轻易碎夏秋采，主入肺、肝经，宣散透发，疏散风热，利咽开音，透疹止痒，明目退翳，息风止痉；僵蚕味咸辛，性平，干涸硬化白僵蚕，得清化气而不腐，归肝、肺、胃经，祛风定惊，化痰散结，通络止痛；蛇蜕味甘咸，性平，蛇蜕皮膜呈圆筒形，鳞迹瓦覆质微韧，入肝经，祛风定惊，明目退翳，解毒止痒。三药伍用，共奏疏风抗敏、利咽开结、解毒止痒之功。

23. 蚤休　三叶青

蚤休、三叶青伍用为王师多年临证所得。蚤休味苦，性微寒，有小毒，根茎横走而肥厚，面糙具节有须根，主入肝经，清热解毒，消肿止痛，凉肝定惊，化瘀止血；三叶青详见“三叶青、枳壳、地龙”伍用功效。二药伍用，共奏清热解毒、活血化瘀、消肿止痛之功。

（二）药性相反，相制相约

1. 川连　吴茱萸

川连、吴茱萸伍用，出自元·朱震亨《丹溪心法》“左金丸”。川连味苦性寒，根茎色黄连珠状，有苦难言药效强，主入心、脾、胃、胆和大肠经，大苦大寒，入心泻火，清热燥湿，尤清中焦湿热为宜；吴茱萸味辛苦，性热，果实丛生色紫红，未待果裂剪枝头，归肝、脾、胃、肾经，大辛大热，疏肝开郁，降逆止呕。二药伍用，一寒一热，辛开苦降，相反相成，共奏清肝泻火、温中止呕之功。用于各类胃病。

2. 大黄　附子

大黄、附子伍用，出自东汉·张仲景《金匮要略》“大黄附子汤”。大黄味苦性寒，根茎粗壮气清香，嚼之粘牙微苦涩，主入脾、胃、大肠、肝和心包经，泻下通便，荡涤积滞，清热泻火，凉血解毒，逐瘀通经；附子味辛甘，性大热，附子乌头同根生，子母有别须分清，归心、肾、脾经，大辛大热，上助心阳，中温脾阳，下补肾阳，兼散寒止痛，为“回阳救逆第一品药”。二药伍用，一寒一热，阴阳相合，辛开苦降，去性取用，解毒泄浊。用于肾病、尿毒症、肠痈等。

3. 枸杞子　菊花

枸杞子、菊花伍用，出自清·董西园《医级》“杞菊地黄丸”。枸杞子味甘性平，浆果红色长卵状，肉质多汁味甘甜，主入肝和肾经，滋补肝肾，益精明目；菊花详见“桑叶、菊花”伍用功效。二药伍用，补中寓清，清中寓补，共奏益肝明目之功。用于高血压、各类脑病等。

4. 川连、干姜

川连、干姜伍用，出自东汉·张仲景《伤寒论》“半夏泻心汤”。川连详见“川连、吴茱萸”伍用功效；干姜味辛性热，姜根肥厚味辛辣，冬季采收制干品，归脾、胃、肾、心、肺经，既能温中散寒、健运脾阳、温暖中焦，又可回阳通脉、温肺化饮。二药伍用，寒热平调，辛开苦降，和胃降糖，温中止痛。用于各类胃病、泄泻等。

5. 苍术　玄参

苍术、玄参伍用，出自王师自拟“平和降糖方”。苍术味辛苦，性温，根茎肥大结节状，春秋采挖多野生，主入脾、胃和肝经，辛散苦燥，燥湿健脾，祛风散寒。玄参味甘苦咸，性微寒，根若纺锤茎四棱，冬季叶枯来采挖，归肺、胃、肾经，滋阴润燥，清热解毒，泻火凉血，软坚散结。二药伍用，一燥一润，一开一阖，共奏健脾养阴、化浊降糖之效。用于糖尿病、糖耐量异常等。

6. 半夏　夏枯草

半夏、夏枯草伍用，出自《冷庐医话·不寐》所载：“阴阳违和，二气不交，以半夏三钱，夏枯草三钱，浓煎服之，即得安睡……盖半夏得阴而生，夏枯草得至阳而大，是阴阳配合之妙也。”半夏味辛性温，块茎球形质坚实，粉性足者可为佳，主入脾、胃和肺经，有燥湿化痰、降逆和胃之功；夏枯草味辛苦，性寒，匍匐茎节有须根，果穗深红时采收，归肝、胆经，有清肝火、散郁结之效。半夏生长于山之背面，5~6月采收，为阳中之阴药；夏枯草于夏至时枯萎，充分吸收了自然界的阳气，为阳中之阳药。二药伍用，苦辛并用，寒温互济，阴阳相交，安志助眠。用于高血压、眩晕、失眠等。

7. 丹参　白芍

丹参、白芍伍用，出自王师自拟“加味酸甘宁心合越鞠汤”。丹参详见“丹参、葛根”伍用功效；白芍味苦酸，性微寒，根肥圆柱或纺锤，喜光喜温夏秋挖，归肝、脾经，养血敛阴，柔肝止痛，平抑肝阳。丹参活血主动，白芍养阴主静，二药伍用，动静结合，共奏养血活血、益阴助眠、除烦安神之功。

8. 荷叶　牡蛎

荷叶、牡蛎伍用，出自王师自拟“眩晕Ⅱ号方”。荷叶味苦涩，性平，叶圆风起玉珠落，炎夏碧色徐来香，主入心、肝、脾、胃经，轻清向上，鼓舞脾胃清阳之气上行，善清暑利湿，升阳止血；牡蛎味咸，性微寒，生在浅海泥沙地，身形卵圆两面壳，归肝、胆、肾经，质重沉坠，潜泄肝胆浊阴之气下达，善重镇安神，潜阳补阴，软坚散结。二药伍用，一升一降，共奏升清降浊、平肝潜阳、易阴利湿之功。

9. 薤白　白头翁

薤白、白头翁伍用为王师多年临证所得。薤白味辛苦，性温，地下鳞茎根色白，药食两用味辛香，主入肺、胃和大肠经，辛散苦降，温通滑利，通阳散结，行气导滞；白头翁味苦性寒，根长条粗质硬脆，花若轻羽似白翁，归胃、大肠经，苦寒降泄，主入阳明，清热解毒，凉血止痢，消肿散结。二药伍用，一温一寒，共奏温脾阳、清肠热、行气导滞、解毒止痢之效。

10. 茜草　旋覆花　柴胡

茜草、旋覆花、柴胡伍用，出自王师自拟“四逆旋覆花汤”。茜草味苦性寒，根茎红色节有须，汁可染色作新绛，主肝经，善走血分，凉血止血，活血行血，化瘀通经；旋覆花味苦辛咸，性微温，阴阳为炭底为炉，铸出金钱不用模，归肺、胃经，降气平喘，消痰行水，降逆止呕；柴胡详见“柴胡、防风”伍用功效。三者伍用，气血同治，升降有序，同奏疏肝行气、降逆化痰、消胀利膈、活血通经之功。

（三）引经药

在临床应用中，王师还善用引经药，以引领诸药，直达病舍，例如：

石菖蒲、远志、五味子、白芷、灵磁石——入耳窍；骨碎补、透骨草、鹿角片、土鳖虫——入骨髓；威灵仙、徐长卿、细辛、延胡索——入肢体络脉；麻黄、细辛、白芥子、荔枝核——入内脏脂肪；泽兰叶、留行子——入前列腺；防风、羌活、独活——入关节、周身软组织、空腔平滑肌组织；桑枝、桂枝、姜黄、威灵仙、伸筋草、牛膝——入四肢；桔梗、前胡——入肺经，开肺气，治疗肺络气血瘀滞；香附、柴胡、川芎、蒲公英、丹参——入肝经，理气活血，治疗肝气郁滞、两胁胀痛、经前乳胀等；淡竹叶、栀子——入三焦经，治疗三焦湿热。

二、临证常用方

（一）肺系病证

1. 感冒

（1）银翘散

药物组成：银花15g，连翘18g，淡竹叶15g，荆芥6g，牛蒡子10g，淡豆豉10g，薄荷6g（后下），生甘草6g，桔梗6g，芦根30g。

主治：风温初起之发热，汗出不畅，微恶风寒，头痛，口微渴，咳嗽不甚，苔薄白或微黄，脉浮数。

（2）暑湿气化汤

药物组成：藿香10g，川朴15g，姜半夏15g，茯苓15g，淡竹叶15g，焦山栀15g，芦根30g，滑石10g（包），生甘草6g，杏仁10g。

主治：夏季感受暑湿之邪，侵及卫表或上焦，三焦气化失司而致身热不扬或微恶风寒，无汗或汗出不畅，全身酸楚，昏昏欲睡，胸脘痞闷，小便短赤，苔薄黄腻或薄白腻，脉浮或濡。

（3）透气化湿退热饮

药物组成：柴胡12g，黄芩15g，金银花20g，连翘15g，淡竹叶15g，焦山栀15g，藿香12g，川朴15g，姜半夏12g，白茯苓15g，杏仁10g，滑石10g（包煎），生甘草5g，芦根30g。

主治：暑热偏盛，卫郁湿阻，发热，身重，脘痞，尿少，苔薄黏，脉濡数。

（4）甘露消毒饮加味

药物组成：白蔻仁6g（后下），藿香10g，茵陈15g，滑石10g（包煎），甘草5g，通草6g，石菖蒲9g，苍术18g，黄芩12g，连翘15g，象贝10g，射干6g，薄荷5g（后下），三叶青30g。

主治：湿温邪毒所引起的外感热病，肢体酸重，身热不扬，咽痛，胸闷，尿赤，苔黄厚腻，脉濡数。

（5）参苏饮

药物组成：党参15g，半夏15g，茯苓15g，陈皮12g，甘草5g，枳壳12g，葛根30g，紫苏10g，前胡10g，木香10g，桔梗5g，生姜5片，大枣8枚。

主治：恶寒较甚，发热，无汗，头痛身楚，咳嗽，痰白，咳痰无力，平素神疲体弱，气短懒言，反复易感，舌淡苔白，脉浮而无力。

2. 咳嗽

（1）利咽开结汤

药物组成：黄芩15g，连翘18g，象贝12g，射干6g，薄荷6g（后下），元参15g，麦冬15g，桔梗6g，生甘草6g，三叶青15g，蝉蜕5g，白僵蚕10g。

主治：咳嗽初起或风温热毒之咽痛，咽痒，音嘶，甚者干咳无痰，苔薄，质红，脉浮数或滑。

（2）加味止嗽散

药物组成：桔梗5g，荆芥6g，紫菀10g，百部10g，白前10g，甘草6g，陈皮12g，蝉衣6g，细辛3g，干姜5g，五味子7g，炙麻黄6g，杏仁10g。

主治：咳嗽声重，气急，咽痒，咳痰稀薄色白，常伴鼻塞，流清涕，头痛，肢体酸楚，或见恶寒发热，无汗等表证，舌苔薄白，脉浮或浮紧。

3. 哮喘

止咳平喘汤

药物组成：炙麻黄6g，杏仁10g，生石膏30g（先煎），生甘草6g，黄芩15g，桑白皮15g，芦根30g，三叶青30g，枳壳15g，地龙15g，苏子10g，白芥子10g，莱菔子30g。

加减：本方去石膏，又名止咳平喘十二味。本方去石膏，加羊乳30g，又名止咳平喘十三味。

主治：肺经痰热之反复咳嗽，气急，喉中痰鸣，甚者不能平卧，苔薄黄，脉滑数。

4. 肺痈

清肺消饮汤

药物组成：炙麻黄6g，杏仁12g，生石膏30g（先煎），生甘草5g，金银花15g，连翘20g，冬瓜仁30g，瓜蒌仁30g，薏苡仁30g，芦根30g，桑白皮15g，地骨皮15g，葶苈子15g，桃仁10g（打）。

主治：邪热壅肺而致发热，咳嗽，痰多，胸闷，气急，摄片提示肺炎或肺脓肿，苔腻，脉滑数。

（二）心系病症

1. 心悸

（1）柴胡桂枝龙骨牡蛎汤

药物组成：柴胡12g，黄芩15g，党参15g，半夏15g，炙甘草10g，桂枝

10g，炒白芍18g，龙骨30g（先煎），牡蛎30g（先煎），生姜5片，大枣8枚。

主治：心悸不安，胸闷气短，动则尤甚，面色少华，形寒肢冷，舌淡苔白，脉象虚弱或沉细无力。

（2）益气养阴强心汤

药物组成：太子参30g，麦冬20g，五味子8g，丹参30g，瓜蒌皮30g，降香15g，生地黄30g，川连8g，苦参10g，桂枝10g，甘草10g，绞股蓝30g，生黄芪30g，当归20g。

主治：气阴两伤兼夹湿热。胸闷，心悸，神疲，口苦，苔黄腻，脉细而不规则。

2. 胸痹

（1）血府逐瘀汤

药物组成：桃仁12g，红花7g，当归20g，炒白芍20g，川芎12g，生地黄30g，川牛膝15g，桔梗5g，柴胡12g，枳壳12g，生甘草5g。

主治：心胸疼痛，如刺如绞，痛有定处，入夜为甚，甚则心痛彻背，背痛彻心，或痛引肩背，伴有胸闷，日久不愈，舌质紫暗，有瘀斑，舌下静脉蓝紫结节，脉弦涩。

（2）柴胡疏肝散

药物组成：柴胡12g，炒白芍20g，川芎10g，枳壳12g，陈皮12g，香附10g，生甘草5g。

加减：上方可加黄连7g。

主治：肝气郁滞之胸痹。心胸满闷，隐痛阵发，痛有定处，时欲太息，遇情志不遂时容易诱发或加重，或兼有脘腹闷胀，得嗳气或矢气则舒，苔薄或薄腻，脉弦细。

3. 不寐

（1）酸甘宁心汤合越鞠丸

药物组成：酸枣仁20g，淮小麦30g，野百合30g，茯苓15g，辰麦冬15g，青龙齿（先煎）30g，川芎10g，苍术15g，香附10g，焦山栀15g，神曲12g。

主治：血虚气郁而致失眠。心烦，烘热，脘痞，平素多思善虑，鼻梁青黄，颧面色素沉着，苔薄黄，质稍红，脉弦细。

（2）酸甘化阴汤

药物组成：乌梅15g，生白芍30g，淮小麦30g，木瓜20g，甘草5g，酸枣仁18g。

主治：胃津不足之口渴，肝血不足之肢体酸软，心血不足之失眠。

（3）天王补心丹

药物组成：生地黄30g，当归20g，柏子仁20g，酸枣仁20g，天冬18g，麦冬18g，远志7g，茯苓12g，五味子7g，北沙参15g，丹参30g，玄参20g，桔梗5g。

主治：心悸失眠，虚烦神疲，梦遗健忘，手足心热，口舌生疮，舌红少苔，脉细而数。

（4）归脾汤

药物组成：白术15g，当归20g，茯苓15g，黄芪30g，远志7g，酸枣仁20g，木香10g，甘草（炙）5g，党参15g。

主治：不易入睡，多梦易醒，心悸健忘，神疲食少，伴头晕目眩，四肢倦怠，腹胀便溏，面色少华，舌淡苔薄，脉细无力。

（三）脾胃肠系病症

1. 胃病

（1）加味半夏泻心汤

药物组成：半夏15g，黄芩15g，川连6g，干姜12g，太子参20g，白术15g，白茯苓10g，清甘草5g，蒲公英30g，吴茱萸3g，象贝10g，海螵蛸30g，煅瓦楞30g，大枣8枚。

主治：寒热错杂，虚实互兼之胃炎。胃脘嘈杂，嗳气，泛酸，遇冷腹痛，按之缓解。苔薄黄，脉细滑。

（2）香连六君子汤合小承气汤

药物组成：木香10g，黄连7g，陈皮12g，半夏15g，党参15g，炒白术15g，茯苓15g，生甘草5g，枳壳15g，厚朴15g，生军6g（后下）。

主治：肝脾郁热，腑气不畅之胃炎。胃脘嘈杂，胃纳不开，食则易胀，大便黏腻不爽。苔薄黄微腻，脉弦细滑。

（3）加味黄连温胆汤加味

药物组成：温胆汤加黄连6g，象贝12g，海螵蛸30g，淮小麦30g

主治：痰热气滞所致咽中如有痰梗，嗳气，泛酸，胃脘嘈杂。苔黄腻质淡红，脉弦细或细滑。

（4）清胆泻胃汤

药物组成：黄连7g，黄芩10g，焦山栀15g，淡豆豉15g，蒲公英30g，苦参6g，延胡索30g，川楝子12g，象贝12g，海螵蛸30g，木香10g，甘草5g。

主治：胆胃热火上扰所致之胆汁反流性胃炎。胃痛，嘈杂，灼热，嗳气，泛酸，苔黄腻，脉弦数。

（5）越鞠丸合平胃香连饮

药物组成：川芎10g，苍术15g，香附10g，焦山栀10g，六神曲12g，川朴15g，陈皮10g，木香10g，川连6g，生甘草5g。

主治：气血痰火湿食困阻中焦而致心烦懊侬，胃脘痞满、疼痛，嗳气，矢气，鼻梁淡青黄，面部色素淡暗，苔薄白黄相兼，质偏红，脉滑。

（6）四逆散合平胃香连饮

药物组成：柴胡12g，炒白芍18g，枳壳12g，炙甘草6g，陈皮12g，厚朴15g，苍术15g，黄连6g，木香10g，生姜5片，大枣8枚。

主治：气痰湿热困阻中焦而致脘胁痞胀，腹痛作泻，恶心发热，苔黄腻，脉濡数。

（7）五花和胃汤

药物组成：旋覆花（包煎）12g，玫瑰花10g，绿梅花10g，代代花10g，川朴花10g，合欢花10g，佛手片10g，苏梗10g，北秫米20g，淮小麦30g，清甘草5g，太子参20g，甘松12g。

主治：气郁肝胃失和所致胃脘疼痛时作，嗳气，腹部胀满，纳食稀少，形体消瘦，面色萎黄，夜不安眠，脉象弦细，舌质淡红，苔薄或光净或剥脱。

（8）黄芪建中汤

药物组成：黄芪30g，桂枝8g，白芍20g，红枣8枚，炙甘草10g

主治：温中补虚，缓急止痛，和里缓急。症见胃脘冷痛，喜温喜按，舌苔薄白质淡胖，脉细弱。

（9）减味参苓白术散

药物组成：党参20g，茯苓15g，炒白术15g，甘草5g，白扁豆20g，陈皮12g，山药30g，薏苡仁30g，桔梗5g。

主治：脾气虚弱，湿邪内生，症见脘腹胀满，不思饮食，大便溏泻，四肢乏力，形体消瘦，面色萎黄，舌苔白腻，脉象细缓者。

2. 泄泻

（1）调肝理脾汤

药物组成：柴胡10g，炒白芍20g，枳壳15g，生甘草5g，陈皮10g，太子参20g，炒白术15g，茯苓15g，防风12g，木香10g，川连6g，干姜12g，怀山药30g，淮小麦30g，炒谷芽30g，炒麦芽30g。

主治：寒热虚实互兼肝脾胃肠失和证。肠鸣腹痛便泻，泻后痛减，便稀而不畅，遇冷即作，腹部喜温按，多思善虑，失眠，鼻梁青黄，面部色素暗滞，苔薄白或薄黄，脉象弦细滑。

（2）附子理中汤

药物组成：淡附片6g（先煎），炒白术30g，干姜12g，党参15g，炙甘草6g。

主治：中寒腹痛，吐泻，脉微肢厥，或霍乱吐利，转筋等脾肾阳虚之阴寒重症。

3. 便秘

润肠通便方

药物组成：生首乌30g，当归20g，元参20g，知母15g，生地黄30g，枳壳 15g，川朴 15g，生军 5g（后下），甜苁蓉 20g，槟榔 20g。

主治：阴血不足，肠道失润之便秘。

（四）肝胆病症

1. 胁痛

柴栀清胆汤加四金

药物组成：柴胡 12g，焦山栀 15g，黄芩 15g，枳壳 15g，川朴 15g，生军 5g（后下），郁金 10g，延胡索 30g，川楝子 15g，金钱草 30g，海金沙（包煎）30g，鸡内金 15g。

主治：胆囊炎、胆囊结石。胁痛，大便不通或黏腻不爽。苔黄腻，脉弦滑。

2. 头痛

（1）头痛方（鼻窦炎、副鼻窦炎）

药物组成：苍耳子散合黄连温胆汤，加羌独活（各）10g，细辛 3g，川芎 10g，蔓荆子 20g，藁本 10g，防风 10g。

主治：胆胃郁热，肺窍络阻之鼻炎头痛。

附：苍耳子散：苍耳子 12g，薄荷 6g（后下），蒲公英 30g，鱼腥草 30g，辛夷 10g，白芷 10g（治疗过敏性鼻炎，缓解期可加玉屏风散）。

主治：过敏性鼻炎、鼻窦炎等。

（2）偏头痛方

药物组成：白芍 30g，甘草 6g，钩藤 30g，丹参 30g，葛根 30g，川芎 15g，龙胆草 6g，细辛 5g，骨碎补 20g，广地龙 15g，全蝎粉（吞服）3g，自然铜（先煎）10g，白僵蚕 10g。

主治：久治不愈之血虚风痰阻络之偏头痛。

3. 眩晕

（1）养血平肝汤

药物组成：枸杞子 30g，菊花 15g，知母 20g，黄柏 12g，牡丹皮 15g，山栀15g，白芍20g，钩藤20g，龙骨30g，牡蛎30g，碧桃干20g，桑寄生15g，怀牛膝15g。

主治：血虚肝旺烘热汗出，头晕，腰背酸痛，苔薄，质淡胖，边齿印，脉细弦。

（2）眩晕方（痰湿中阻）

药物组成：苍术25g，荷叶半张，升麻6g，桂枝10g，白术20g，茯苓20g，猪苓15g，泽泻10g，车前子30g（包），生牡蛎30g（先煎），半夏15g，竹茹15g。

主治：痰湿中阻头昏重，如物压头，欲睡，甚则恶心，呕吐，耳鸣或如闷塞重听，苔白腻水滑，脉滑。

（3）加味半夏白术天麻汤

药物组成：姜半夏15g，白茯苓12g，陈皮10g，甘草5g，枳壳10g，竹茹12g，珍珠母30g（先煎），明天麻15g（包煎），广地龙15g，制南星12g。

主治：风痰相扰头晕，头昏，恶心，呕吐，形体肥胖，苔厚腻，脉弦滑。

4. 中风

加味补阳还五汤

药物组成：生黄芪45g，当归20g，地龙12g，川芎12g，生地黄30g，生白芍20g，丹参20g，骨碎补12g，怀牛膝15g。

主治：脑络失养之中风前期或后遗症。

5. 其他

（1）乙肝恢复期方

药物组成：生地黄30g，北沙参20g，枸杞子30g，麦冬20g，当归20g，女贞子30g，旱莲草15g，虎杖根20g，丹参30g，猪苓30g，绞股蓝30g，鳖甲15g（先煎）。

主治：乙肝后期PT不高，阴血已伤，胁肋隐痛，苔光净，脉细弦。

（2）降肝酶方

药物组成：蒲公英30g，金银花20g，天葵子15g，野菊花12g，连翘20g，茵陈20g，猪苓15g，茯苓15g，白术15g，泽泻15g，青黛10g，滑石10g（包煎），夏枯草20g。

主治：慢性肝病，湿热尤甚，PT明显偏高，苔黄腻，脉滑。

（3）杞芍六君子汤

药物组成：枸杞子30g，炒白芍20g，党参20g，茯苓15g，白术15g，生甘草6g，陈皮12g，半夏15g。

主治：慢性肝病恢复期尤以脾胃虚弱为主。

（4）泻肝汤

药物组成：丹参30g，虎杖根30g，枸杞子30g，桑葚子30g，女贞子30g，旱莲草15g，赤芍20g，白芍20g，夏枯草18g，泽泻30g，象贝10g，小青皮10g，怀牛膝15g。

主治：高血压、高血脂、脂肪肝，属肝阴亏损、肝火上炎者。

（五）肾系病症

1. 淋证

（1）和解通淋散

药物组成：柴胡12g，半夏12g，党参12g，甘草6g，黄芩12g，生地黄30g，竹叶12g，滑石10g（包煎），连翘25g，白茅根30g，赤小豆30g，车前子30g（包煎）。

主治：反复尿路感染，遇劳即作，尿频急，色黄，量少，全身乏力，脉虚数。

（2）小柴胡汤合二至丸

药物组成：柴胡12g，半夏12g，党参12g，甘草6g，黄芩12g，女贞子30g，旱莲草15g。

主治：反复尿路感染之小腹坠胀，尿频尿急，口舌干燥，舌苔薄黄质淡红，脉弦细滑。

（3）八正散

药物组成：通草6g，车前子30g（包煎），萹蓄20g，生军5g（后下），滑石10g（包煎），瞿麦20g，焦山栀10g，生甘草5g。

主治：湿热淋证。尿频尿急尿痛，淋漓不畅，尿色混浊，苔黄腻，脉滑数。

2. 癃闭

济生肾气丸

药物组成：熟地黄20g，山茱萸15，牡丹皮15g，山药30g，茯苓15g，泽泻15g，肉桂粉3g（吞服），淡附片6g（先煎），牛膝15g，车前子30g（包煎）。

主治：肾虚水肿，腰膝酸重，小便不利，舌苔白腻，质淡，脉细滑。

3. 遗精

加味桂枝龙牡汤

药物组成：桂枝8g，白芍30g，甘草6g，龙骨30g（先煎），牡蛎30g（先煎），生黄芪20g，当归15g。

主治：阴阳营卫不和证。汗出异常，半身汗，皮肤瘙痒，遗尿，男子遗精，女子梦交。舌苔薄白，质淡，脉细弦。

4. 不孕不育

归芍地黄汤

药物组成：当归15g，炒白芍20g，生地黄30g，山药30g，山萸肉12g，泽泻12g，牡丹皮12g，茯苓15g。

主治：肝肾精血不足之不孕不育症。

5. 月经失调

加味丹栀逍遥散

药物组成：牡丹皮12g，栀子12g，当归20g，白芍20g，茯苓15g，白术12g，甘草6g，薄荷6g（后下），香附10g，川芎10g，丹参30g，蒲公英30g

主治：肝郁内热，气血不达，月经不调，经来乳胀、腹痛，四肢欠温，心烦，鼻梁青黄，苔薄，脉弦细。

6. 更年期前后诸证

复方二仙汤

药物组成：仙灵脾 20g，仙茅 15g，黄柏 12g，知母 12g，黄芪 30g，当归 20g，生地黄 30g，生甘草 6g。

主治：更年期综合征之烦热汗出，畏寒肢冷，眩晕腰酸，心烦易怒，舌苔薄黄质淡胖，脉细滑。

（六）气血津液病症

1. 消渴

（1）六味地黄丸

药物组成：生地黄 30g，山药 30g，山萸肉 12g，泽泻 12g，牡丹皮 12g，茯苓 15g。

主治：消渴原始期（肾型）。

（2）四逆异功散

药物组成：柴胡 10g，炒白芍 18g，枳壳 15g，生甘草 5g，陈皮 10g，党参 20g，炒白术 15g，茯苓 15g。

主治：消渴原始期之脾型。

（3）降浊合剂

药物组成：苍术 30g，丹参 30g，生葛根 30g，生黄芪 30g，生扁豆 30g，生麦芽 30g，生山楂 30g，生鸡内金 15g，生薏苡仁 30g，怀山药 30g，绞股蓝 30g，决明子 30g。

主治：气阴两虚，痰瘀互阻之代谢综合征。针对消渴前驱期及消渴期之气虚痰浊证，中心性肥胖，血糖、血脂、血压、尿酸等异常。

（4）一贯煎

药物组成：北沙参 15g，麦冬 15g，生地黄 30g，当归 15g，枸杞子 20g，川楝子 15g。

主治：消渴前驱期，肝胃阴虚证。

（5）益气润燥汤

药物组成：太子参20g，麦冬15g，知母15g，人中白15g（先煎），淡竹叶15g，石膏30g（先煎）。

加减：大便干结者上方加制大黄12g，玄参15g，生地黄30g。

主治：消渴消渴期，气虚津燥证。

（6）消糖合剂

药物组成：太子参20g，黄芪30g，麦冬15g，羊乳30g，柿叶15g，鬼箭羽15g，人中白15g（先煎），山药30g

主治：消渴消渴期，气阴两虚证。

（7）消渴降糖方

药物组成：黄连9g，黄芩15g，玄参20g，苍术20g，石膏30g（先煎），知母12g，生地黄30g，桑叶20g，天花粉30g。

主治：消渴消渴期，肺胃津燥，气阴两虚证。

（8）三和汤

药物组成：柴胡10g，黄芩15g，太子参20g，姜半夏15g，桂枝6g，炒白芍20g，生黄芪30g，生白术15g，防风12g，大枣8枚，清甘草5g，生姜片5片。

主治：消渴逆归期，肺脾失和证。

（9）加味酸甘宁心汤

药物组成：酸枣仁20g，淮小麦30g，茯苓15g，青龙齿30g（先煎），麦冬15g，野百合30g，苏梗10g，佛手片10g，玫瑰花10g，焦山栀15g，川芎10g，当归15g。

主治：消渴逆归期，心肝血虚证。

（10）调肝理脾汤

药物组成：柴胡10g，炒白芍20g，枳壳15g，生甘草5g，陈皮10g，太子参20g，炒白术15g，茯苓15g，防风12g，木香10g，川连6g，干姜12g，淮山药 30g，淮小麦 30g，炒谷芽 30g，炒麦芽 30g。

主治：消渴逆归期，肝脾失和证。

（11）附子理中丸

药物组成：淡附片 6g（先煎），炒白术 30g，干姜 12g，党参 20g，炙甘草 6g。

主治：消渴逆归期，脾肾两虚证。

2. 消渴肾病

（1）芪归玉精汤

药物组成：太子参 15g，黄芪 20g，黄精 15g，玉竹 15g，当归 15g，焦白术 15g，茯苓 15g。

加减：便溏者加山药 30g，煨葛根 30g。

主治：消渴肾病之气阴两虚证。

（2）降浊合剂

药物组成：略。

主治：消渴肾病之痰瘀互阻证。

（3）杞菊地黄汤

药物组成：枸杞子 30g，菊花 15g，生地黄 30g，山药 30g，山萸肉 12g，泽泻 12g，牡丹皮 12g，茯苓 15g。

主治：消渴肾病之肝肾阴虚证。

（4）加味苓桂术甘汤合真武汤

药物组成：淡附片 6g（先煎），桂枝 8g，党参 15g，葶苈子 10g，茯苓 15g，大腹皮 20g，猪苓 15g，白术 15g，甘草 6g，炒白芍 18g，生姜 5 片。

主治：消渴肾病之阴阳两虚证。

3. 消渴心痹

（1）心痹 1 号

药物组成：党参 20g，麦冬 15g，五味子 7g，丹参 30g，瓜蒌皮 30g，降香 12g，苦参 10g，玄参 20g。

主治：消渴心痹之气阴两虚，心络不畅之证。

（2）心痹2号

药物组成：黄芪30g，麦冬15g，五味子7g，瓜蒌皮30g，薤白20g，丹参30g，半夏15g，桂枝10g。

主治：消渴心痹之气虚痰浊，心络痹阻之证。

（3）心痹3号

药物组成：生地黄30g，巴戟肉10g，山茱萸15g，苁蓉20g，淡附片6g（先煎），桂枝8g，五味子7g，茯苓15g，麦冬20g，石菖蒲9g，远志7g，丹参30g。

主治：消渴心痹之阴阳两虚，痰瘀互阻之证。

4. 消渴脱疽

（1）加味四妙勇安汤

药物组成：忍冬藤30g，玄参20g，当归15g，茵陈15g，栀子15g，半边莲15g，连翘12g，萆薢15g，泽兰叶30g，滑石10g（包煎），生甘草6g。

主治：消渴脱疽之湿热毒蕴之证。

（2）加味黄芪桂枝五物汤

药物组成：黄芪30g，桂枝8g，白芍18g，赤芍18g，生地黄15g，熟地黄15g，川芎10g，当归20g，丹参30g，怀牛膝15g，生姜5片，大枣8枚

主治：消渴脱疽之气血两虚之证。

（3）加味六味地黄汤

药物组成：熟地黄15g，生地黄15g，山茱萸15g，山药30g，牡丹皮15g，茯苓15g，泽泻15g，地龙15g，水蛭粉3g（冲服），丹参30g，葛根30g，怀牛膝15g。

主治：消渴脱疽之肝肾阴虚之证。

（4）加味阳和汤

药物组成：熟地黄15g，鹿角胶9g（烊冲），白芥子10g，麻黄5g，覆盆子15g，当归20g，赤芍15g，肉桂粉3g（冲服），山药30g，生甘草6g，炮姜

炭5g。

主治：消渴脱疽之脾肾阳虚，痰瘀阻络之证。

5. 发热

（1）退热六味饮

药物组成：柴胡20g，黄芩18g，金银花30g，连翘30g，淡竹叶15g，焦山栀15g。

主治：邪热犯卫而致壮热，全身酸楚，少汗或汗出不畅，小便短赤，苔薄黄，脉浮滑数。

（2）小柴胡汤

药物组成：柴胡12g，黄芩15g，太子参20g，姜半夏12g，大枣10枚，生姜3枚，炙甘草5g。

主治：少阳病或妇人热入血室证。

（3）加味小柴胡汤

药物组成：小柴胡汤加金银花20g，连翘15g，青蒿12g，白薇12g。

主治：少阳气热夹湿阴虚证。低热，午后作，夜间甚，次晨减，苔薄黄微粘，质边尖稍红，脉细数。

（4）加味青蒿鳖甲汤

药物组成：青蒿15g，白薇15g，鳖甲20g（先煎），龟甲20g（先煎），生地黄30g，知母12g，牡丹皮10g，地骨皮15g，生甘草5g。

主治：阴分伏热证。发热，夜间尤甚，热退但无汗出，形体消瘦，舌红，苔少，脉细数。

（5）秦艽鳖甲汤

药物组成：秦艽12g，鳖甲20g（先煎），柴胡15g，黄芩15g，胡黄连8g，独活12g，羌活12g，知母15g，黄柏10g，苍术20g，焦山栀15g，滑石10g（包煎），生甘草5g。

主治：夏季湿热内伏阴分而致低热，夜间尤甚，遍体酸楚，苔薄腻，脉濡数。

6. 肥胖

化气减肥汤

药物组成：黄芪30g，山药30g，生山楂50g，荷叶20g，橘络20g，茯苓15g。

主治：气阴两虚，湿热痰瘀之证。中心性肥胖，酒精肝，血糖、血脂、血压、尿酸等异常。

7. 汗证

（1）滋阴潜阳汤

药物组成：知母12g，黄柏12g，生地黄30g，山药30g，山萸肉12g，泽泻12g，牡丹皮12g，茯苓15g。龙骨30g（先煎），牡蛎30g（先煎），碧桃干30g，怀牛膝15g。

主治：更年期阴阳失调烘热汗出，情绪激动，夜寐欠香，神疲乏力。

（2）加味当归六黄汤

药物组成：当归15g，焦山栀10g，生地黄20g，熟地黄30g，黄芩15g，黄连6g，黄柏10g，生黄芪15g，羌活12g，独活12g，秦艽12g。

主治：气阴两虚，湿热蕴蒸之盗汗。烘热汗出，夜间尤甚，苔黄腻，脉滑。

8. 营卫不和

三和汤

药物组成：柴胡10g，黄芩10g，太子参20g，姜半夏15g，桂枝6g，炒白芍20g，生黄芪30g，生白术15g，防风12g，大枣8枚，清甘草5g，生姜片5片。

主治：营卫不和证。慢性鼻炎、荨麻疹、易感儿等过敏特禀体质。

9. 痘疹

（1）丹栀逍遥散合五味消毒饮

药物组成：牡丹皮10g，焦山栀10g，柴胡12g，薄荷5g（后下），赤芍20g，当归15g，白术15g，茯苓15g，生甘草5g，金银花20g，蒲公英30g，紫花地丁15g，天葵子15g，野菊花10g。

主治：肝经郁火上炎之痤疮，女性多见，经期加剧，经后缓解，平素多思虑，心烦，经时乳胀，四肢不温，苔薄，质红，脉弦细。

（2）祛痘方

药物组成：五味消毒饮合小承气，加川连7g，牡丹皮15g，焦山栀15g

主治：痤疮，便秘。

（3）清营汤合五味消毒饮

药物组成：水牛角20g（先煎），生地黄30g，金银花20g，连翘20g，元参15g，淡竹叶15g，丹参30g，麦冬15g，野菊花10g，紫花地丁15g，天葵子15g，蒲公英30g。

主治：热壅营血之风疹。

（4）消癜退疹方

药物组成：太子参30g，白茅根30g，花生衣30g，紫草30g，连翘25g，牡丹皮10g，生地黄20g，益母草30g，元参20g，淡竹叶15g，焦山栀10g。

主治：津气两伤，营分伏热，皮肤紫癜，红疹，苔光净，脉细数。

10. 其他

痛风发作方

药物组成：桂枝10g，苍术30g，知母20g，石膏30g（先煎），川牛膝20g，忍冬藤30g，络石藤30g，赤芍30g，汉防己10g，生薏苡仁30g，延胡索30g，威灵仙30g，北细辛5g，海风藤30g。

主治：高尿酸，痛风，淋巴管炎。

（七）肢体经络病证

（1）脉痹Ⅰ号（湿热瘀阻）

药物组成：赤芍30g，当归20g，鸡血藤30g，海风藤30g，忍冬藤30g，红藤30g，黄柏10g，川牛膝20g，龙胆草10g，汉防己15g，生薏苡仁30g，土鳖虫7g，桃仁12g，红花6g。

主治：湿热瘀阻脉络致四肢麻木、热痛，苔黄腻，舌下脉络色紫，有结节，脉滑。

（2）脉痹Ⅱ号（寒凝气滞）

药物组成：当归20g，桂枝12g，白芍30g，赤芍30g，细辛5g，通草10g，生黄芪30g，补骨脂30g，淡附片6g（先煎）。

主治：寒凝气滞脉络致四肢麻木、冷痛，遇冷则甚，遇热痛减，苔水滑，脉沉细。

（3）脉痹Ⅲ号（气虚血瘀）

药物组成：补阳还五汤加桂枝10g，炒白芍20g，荔枝核30g（打），胡芦巴20g。

主治：气虚血瘀四肢关节疼痛，全身疲乏，腰酸，下腹冷，苔薄白，质淡，脉细缓。

（4）骨痹Ⅰ号（以颈肩背为主）

药物组成：羌活12g，片姜黄12g，当归15g，防风12g，生白芍20g，黄芪20g，细辛5g，徐长卿30g，徐长卿30g。

主治：颈肩背酸楚、麻木，牵引至上肢。

（5）骨痹Ⅱ号（以腰及全身关节为主）

药物组成：独活10g，桑寄生30g，独活9g，杜仲15g，牛膝20g，细辛3g，秦艽12g，茯苓15g，防风10g，川芎12g，党参20g，甘草6g，当归20g，芍药20g 生地黄30g，徐长卿30g。

主治：腰部及全身关节酸楚、麻木。

（6）蠲痹汤

药物组成：羌活12g，片姜黄12g，当归15g，防风12g，生白芍20g，黄芪20g，细辛5g，徐长卿30g。

主治：身体烦疼，项背拘急，或痛或重，举动艰难，及手足冷痹，腰腿沉重，筋脉无力。

（八）其他

（1）失眠四物汤

药物组成：黄连 7g，肉桂 10g，石菖蒲 10g，郁金 12g。

主治：阴虚火旺，肝气郁结型失眠。

（2）降糖四味汤

药物组成：黄芪 30g，玄参 20g，苍术 20g，葛根 30g。

主治：气阴两亏型消渴病。

（3）理气通便四味汤

药物组成：木香 12g，槟榔 20g，制军 10g，小青皮 12g。

主治：气滞型腹胀便秘。

（4）养血通便四味汤

药物组成：当归 20g，苁蓉 30g，制军 10g，枳壳 15g。

主治：精血不足型便秘。症见便干不顺，形体消瘦，眩晕耳鸣，腰膝酸软，舌苔薄白，质淡，脉细弱。

第七章

膏方运用

一、素膏四调法

王师涉足杏林四十六载，先生尝言，医之道大矣，所涵者森罗万象，其中膏方之应用，堪称中医药之瑰宝，集君臣佐使、理法方药之大成。

膏方，又称“膏滋”“煎膏”，全方由适量的治病药、足量的补益药、少量的消导药、合理的赋形矫味药构成。善用其道，可以养生，可以全身，可以尽年，可以泽物；反之庸医无术，不识枢机之要，动辄参、龟、鳖、鹿，不论虚实，妄伐滥补，灾祸踵至。膏亦有道，辟素膏之壤，栽以阴阳，溉以气化，终得素膏“四调法”，即“清调”“平调”“和调”“养调”四法，助其生化，复其平衡。

（一）清调法

王某，男，53岁。斡旋商场，经营有道，膏粱厚味素喜食，肥甘饮烈席难拒，中州失衡，运化失度。有消渴病史 10 余年，近测空腹血糖 8.3mmol/L，现服用二甲双胍、拜唐苹片。刻诊：口渴欲饮，口苦口臭，多食易饥，神疲乏力，心烦易怒，溲黄异臭，大便黏滞，舌质偏红，舌苔黄腻，脉象弦滑。西医诊断：2 型糖尿病；中医诊断：消渴。此乃肝胃阴虚，湿热内蕴之证。谨以清调为用，采用临膏变法，滋阴清热利湿，荡涤滓秽澄源。药用：

汤方：黄连 9g，黄芩 15g，玄参 20g，苍术 20g，石膏 30g（先煎），知母 15g，生地黄 30g，桑叶 20g，天花粉 30g，淡竹叶 15g，通草 6g，甘草 6g，7 剂。

膏方：薏苡仁 300g，萸肉 120g，怀山药 300g，木香 100g，砂仁 50g，

生晒参 100g，西洋参 100g，莲子肉 300g，木糖醇 300g，黄酒 250g，

膏方炼膏，分早晚各 1 匙，汤方煎煮，烫汁冲膏，搅拌而成，7 日后汤方复诊。

按语：清者，太清谓天，清为气，冲和之气也。本案患者，创业艰难，迫于应酬，饮食无节，损伤脾胃，以致升降失司，水湿潴留，郁久化热，终成阴虚湿热体质，日久常有虚实混杂、寒热互兼、夹瘀入络、损及多脏之象，病情恐有多变。清调法，清而勿凝，君、臣、佐、使分工明确，君、臣为汤，汤者荡也，具有药味精、药量少、药贴活、入医保的特点，量体裁方，随病加减，灵活处理基础病机和即时病机的转换；佐、使为膏，补益定形，便于冷藏。两者治补结合，四季相宜。推而广之，此法适用于阴虚湿热体质的其他慢性病患者。如高血压、高血脂患者，君臣方选降浊合剂（黄芪、决明子、薏苡仁、白扁豆、鸡内金、生山楂、生麦芽、苍术、丹参、绞股蓝、怀山药、葛根）、三仁汤等；若三高兼有尿酸偏高，方选化湿排浊方（茵陈、生白术、生山楂、荷叶、夏枯草、滑石粉、生甘草、泽兰、萆薢、川牛膝、威灵仙）等。以一推三，审症求因，不作详表。佐、使之药，多由桑葚子、薏苡仁、山茱萸、怀山药、莲子肉、木香、砂仁等健脾滋阴、厚味赋形药物挑选而成，既助君臣之效，制诛伐之过，又赋形矫味。细料药和辅料，多为生晒参、西洋参、麦芽糖、白冰糖、蜂蜜等气阴双补、调和诸药。此法着重注意消渴患

者的辅料选取，可选用甜菊糖、木糖醇、阿巴斯甜、甜蜜素等，一般慎用冰糖和白糖。

（二）平调法

杨某，女，47岁，教师。献身教育，终日操劳，因劳致虚，日久成损，面色萎黄，形体消瘦。有萎缩性胃炎史6年。刻诊：形寒神疲，纳食不馨，食后脘痞，偶有嗳气，大便溏薄，舌苔薄白，舌质淡，边齿印，脉沉细虚。西医诊断：萎缩性胃炎；中医诊断：①痞满；②虚劳。此乃脾虚失运，生化乏源之证。谨以平调为用，采用临膏变法，平调阴阳，消补并举。药用：

汤方：生黄芪30g，桂枝8g，炒白芍15g，生甘草6g，太子参20g，炒白术15g，茯苓12g，陈皮12g，柴胡10g，枳壳12g，防风12g，小青皮6g，干姜10g，7剂。

膏方：芡实200g，薏苡仁300g，山药300g，红枣100g，炒麦芽300g，炒山楂120g，六神曲120g，木香100g，砂仁50g，生晒参100g，西洋参100g，莲子肉300g，白冰糖150g，饴糖250g，黄酒250mL，煎煮、服用同清调法。

按语：平者，正也，平衡概念在医学上涵盖了代谢、功能、结构三大要素。虚劳之为病，五劳七伤六极，尤以脾胃虚损为甚。本案患者因劳成虚，脾胃虚弱，生化无源，非黏腻之物填之，不能实也；精血枯涸，非滋湿之物濡之，不能润也。然填精充脉之品多黏腻难化，复损脾胃。平调法，平而勿滞，消补并举，阴阳乃和。推而广之，此法亦适用于伤食及康复患者。如慢性胃炎，君主方选异功散、当归黄芪建中汤、小建中汤等加减；如肠易激综合征，方选四逆异功散、调肝理脾汤（柴胡、白芍、枳壳、甘草、陈皮、太子参、白术、茯苓、防风、木香、黄连、干姜、山药、淮小麦、炒二芽）等；如术后患者，方选四君子汤、异功散、八珍汤等。一隅推三，窥斑知豹。臣僚之药，以调畅气机、合纵连横为原则，多由药对组成，如橘皮配青皮，右降左升，疏肝和胃，理气调中；苍术配白术，一散一补，走而不守，守而不走等。佐、使之药，多选莲子肉、芡实、薏苡仁、山药、焦三仙、陈皮、木香、砂仁等健脾理气、赋形矫味药物。细料和辅料，多选生晒参、西洋参、冰糖、饴糖、黄酒等益气养阴、健脾和胃之品。

（三）和调法

杨某，女，47岁，教师。案牍劳心，众口交誉，谆谆教诲语不休，日浸粉尘肺难清。有过敏性鼻炎及慢性咽炎史10余年。刻诊：迎风鼻塞，受冷嚏涕，喉如痰塞，咽干涩痒，大便偏溏，夜寐欠安，苔薄白，舌质淡，脉细虚。西医诊断：①过敏性鼻炎；②慢性咽炎；中医诊断：①鼻鼽；②喉痹。此乃肺脾两虚，营卫失和之证。谨以和调为用，采用临膏法，去病纠偏，滋阴和阳，调和营卫。药用：

苍耳子120g，望春花120g，白芷100g，薄荷50g，鱼腥草300g，蒲公英300g，黄芩120g，连翘120g，象贝120g，射干60g，玄参150g，麦冬150g，桔梗50g，生甘草50g，黄芪200g，炒白术150g，防风120g，北沙参120g，五味子60g，当归120g，灵芝草150g，制首乌200g，太子参150g，山药300g，陈皮120g，炒扁豆120g，木香100g，砂仁50g，生晒参100g，西洋参100g，白冰糖150g，麦芽糖250g，黄酒250mL。上药炼膏，分早晚各1匙，开水送服。

按语：和者，不刚不柔，保合太和，万物生生，和之道，大矣。人以气生，相参天地，本案患者，课堂必言，粉尘侵袭，而致五脏受损，六腑不洁，升降失司，出入失畅，营卫失和，终成特禀体质。和调法，和而勿泛，通过和解或调和的方法，使半表半里之邪，或脏腑、阴阳、表里失和之证得以解除，既能调整脏腑功能，未病防病，又能祛除病邪，已病防变。推而广之，此法还适用于亚健康患者。如亚健康状态，君臣方选三和汤（柴胡、黄芩、党参、半夏、生甘草、桂枝、白芍、黄芪、白术、防风、生姜、红枣）等。举一反三，不细分说。

佐药多为药对，填精养阴宜静，当守中藏神，如玉竹配黄精、枸杞子配桑葚子、灵芝草配制首乌、女贞子配旱莲草等；补气养血宜动，当运行达周，如黄芪配当归、丹参配白芍等。取动静结合、滋阴和阳之效。使药选用陈皮、炒二芽、木香、砂仁等加减，以健脾助运，促进吸收为要。再配以细料药，如生晒参、西洋参、川贝粉、龙眼肉等；合以适当辅料，如白冰糖、麦芽糖、蜂蜜、黄酒等。

（四）养调法

怡某，男，44岁，僧人。得道高僧，善信徒之忧结，探佛学之渊源，劳心劳力，常年素斋。体检提示白细胞计数偏低。刻诊：神疲乏力，少气懒言，背部冷痛，夜寐浅短，易醒难着。胃纳可，大便调，尿有余沥。苔薄白，质暗淡，舌下静脉淡紫，脉细虚。西医诊断：白细胞减少症；中医诊断：虚劳。此乃心脾两虚、肝肾不足、阴阳失调之证。谨以养调为用，采用临膏之法，健中土、养心神、滋肝肾、调阴阳。药用：

党参150g，麦冬150g，五味子100g，生黄芪300g，当归100g，桂枝60g，炒白芍120g，生甘草50g，干姜80g，红枣100g，远志100g，枣仁200g，生地黄150g，熟地黄150g，萸肉120g，山药300g，川芎100g，丹参200g，补骨脂120g，肉苁蓉120g，巴戟天120g，杜仲120g，桔梗50g，制首乌200g，灵芝草150g，枸杞子200g，桑葚子450g，薏苡仁300g，木香100g，砂仁50g，生晒参100g，西洋参100g，龙眼肉120g，莲子肉300g，麦芽糖250g，白冰糖250g。煎煮、服用同和调法。

按语：养者，《内经》云：“天食人以五气，地食人以五谷。……五谷为养，五畜为助，五菜为充，五果为益，不可过也。”天地四方，内外有别，本案患者方外之人，食五谷，饮清露，阴土司成，营卫不荣，气血不充，加之形役神乏，心主血藏神，肝藏血舍魂，神魂不安，气机失利。若迭进峻补之品，如虎狼过野，气随神离。养调法，养而勿娇，补气养血，激发肾气。推而广之，还适用于体弱及年少之人。如贫血，方选归脾汤、八珍汤、复方二仙汤、当归补血汤等；如胃下垂、子宫下垂，方选补中益气汤、四逆异功散等；如正值年少，欲求长发，方选六味地黄丸、归芍异功散、六君子汤等。

闻一知十，不随以止。

僚佐之药，以脾肾为主。在脾偏于健脾助运，如黄芪配当归、薏苡仁配茯苓、柴胡配升麻等；在肾偏于温肾，如补骨脂配苁蓉、杜仲配巴戟天等；亦可脾肾双补，如白术配山药、绞股蓝配黄精等。应臣者谓之使，首选宣肺补金之品，如桔梗等，起到气流脏腑、输布精微之效。胶类药以枸杞子、桑葚子、莲子肉等滋阴健脾厚味药代替，赋形矫味，平衡阴阳。细料药亦同和调法，辅料酌情去黄酒。

王师认为，四调之法，文及素膏，辨体是基础，辨病是关节，辨证是关键，病证结合，以证为主，以病为辅，从证论治，达到药药平衡、方方平衡、方证平衡、膏时平衡、膏人平衡。触类旁通，荤膏亦然。不拘其法，不离其法，合离得之。

二、膏方精选

1. 王某，女，60岁，2009年12月10日初诊。

退休教师，黑发积白霜，粉笔谱人生。素有慢性咳嗽，入冬遇冷即作，逢夏遇热则减，反复发作50余年；另有脑动脉供血不足及慢性胃炎史，思及近年，胸闷、心悸、头晕时有发生。

刻诊：咳喘频作，痰出白腻，大便时干时稀。苔薄黄燥，质偏红，脉弦细滑。

辨证：肺卫不固，肺阴不足，痰气互滞，肺失宣肃。

治则：滋阴润肺，止咳化痰，益气固卫，活血平肝，健运脾胃，综合调理。

处方：

北沙参200g　麦　冬120g　五味子60g　山海螺300g　炙紫菀120g

蒸百部120g　白　前100g　桔　梗60g　荆芥穗100g　浙贝母120g

白苏子150g　白芥子100g　莱菔子300g　北细辛30g　北黄芪200g

炒白术 120g　防　风 100g　紫丹参 300g　粉葛根 200g　川　芎 100g
珍珠母 250g　明天麻 120g　炒山楂 100g　广陈皮 100g　姜半夏 100g
炒谷芽 300g　炒麦芽 300g　六神曲 100g　生甘草 60g　红　枣 100g
葶苈子 120g（包煎）生晒参 90g　西洋参 90g　真阿胶 250g
白冰糖 500g　黄酒 250g

上药炼膏，分早晚各 1 匙，开水送服，忌食生冷、海鲜、油腻、生萝卜之品，遇感冒、腹泻、食滞则停服，待上症罢，则继续服之。

二诊：2010 年 11 月 30 日。肺卫不固，肺阴不足，痰气互滞，肺失宣肃之证。经去冬投以滋阴润肺，止咳化痰，益气固卫，活血平肝，健运脾胃，综合调理之法，今年咳嗽停发，遇冷稍作。近月来，自觉脘痞胸闷，嗳气则舒，夜不深睡，目糊头晕。苔薄微黄，质暗红、中裂，脉沉稍弦。药证合拍，膏体相宜。考虑此妪病日久，故原方化裁，徐图缓求，细水长流，从本论治。

处方：

南沙参 120g　北沙参 120g　天　冬 120g　麦　冬 120g　五味子 70g
炙紫菀 120g　蒸百部 120g　白　前 120g　桔　梗 50g　荆芥穗 100g
白苏子 120g　白芥子 100g　莱菔子 300g　浙贝母 100g　北细辛 30g
北黄芪 150g　炒白术 120g　防　风 100g　甘枸杞 150g　山萸肉 100g
紫丹参 150g　太子参 120g　广陈皮 100g　姜半夏 100g　怀山药 300g
炒薏苡仁 300g　生甘草 60g　红　枣 100g　葶苈子 120g（包煎）
生晒参 90g　西洋参 90g　真阿胶 250g　白冰糖 500g　黄　酒 250g

上药炼膏，分早晚各 1 羹匙，开水冲服，服法宜忌同上。

三诊：2011 年 12 月 6 日。今冬见此妪，神振形丰，面色转润，倍感欣喜。前经二冬滋膏调体，哮喘缓解，头晕已罢，但觉手足心热。苔薄黄燥，质偏红、中裂，脉沉细数。此乃标实渐除，本虚渐显，久病必虚，久病必瘀。治拟：滋肺养肾，止咳平喘，益气固表，养血活血，缓收其功。

处方：

南沙参 150g　北沙参 150g　天　冬 150g　麦　冬 150g　五味子 60g

大生地 120g　大熟地 120g　怀山药 200g　山萸肉 120g　地骨皮 120g
炙紫菀 150g　蒸百部 120g　桑白皮 120g　白芥子 100g　莱菔子 150g
广陈皮 100g　姜半夏 120g　北细辛 30g　生甘草 60g　北黄芪 150g
炒白术 120g　防　风 100g　紫丹参 150g　桃仁泥 100g　红　枣 100g
葶苈子 100g（包煎）　生晒参 90g　西洋参 90g　真阿胶 500g
白冰糖 500g　黄酒 250g

上药炼膏，分早晚各 1 羹匙，开水冲服，服法宜忌同上。

2. 华某，男，58 岁，2006 年 12 月 28 日初诊。

从事教育，轻盈黑板字，重抹人生道。素有轻度脂肪肝、过敏性鼻炎及哮喘史，另有烟酒史、青霉素过敏史。生化提示：各项指标正常。

刻诊：遇冷嚏咳，甚则作喘，脘痞作胀，嗳气则舒，大便稀而不畅，夜寐盗汗。面部潮红，苔薄微黄，质淡、中裂，脉细虚。

辨证：肺经风热，痰气互滞，脾失健运，营卫失调。

治则：疏风清热，止咳平喘，益肺健脾，调和营卫。

处方：

苍耳子 100g　望春花 120g　薄荷叶 50g　香白芷 100g　蒲公英 200g
鱼腥草 200g　炙麻黄 50g　苦杏仁 120g　生甘草 60g　桔　梗 50g
白苏子 120g　白芥子 100g　莱菔子 120g　北沙参 120g　南沙参 120g
太子参 150g　天　冬 120g　麦　冬 120g　五味子 60g　广陈皮 100g
姜半夏 120g　白茯苓 120g　炒白术 120g　白扁豆 120g　怀山药 300g
阳春砂 30g　薏苡仁 300g　佛手片 100g　北黄芪 150g　防　风 100g
桂　枝 60g　炒白芍 120g　红　枣 100g　葶苈子 120g（包煎）
生晒参 100g　西洋参 100g　真阿胶 500g　白冰糖 500g　黄酒 250g

上药炼膏，分早晚各 1 匙，开水送服，忌食生冷、海鲜、油腻、生萝卜之品，遇感冒、腹泻、食滞则停服，待上症罢，则继续服之。

二诊：2007 年 12 月 6 日。经去冬滋膏调治，喜闻咳嗽气喘、痰出白腻显减，但觉胸闷心悸，长息为快，动则气促，怯寒神疲依然，胃纳尚可，二便尚调。面部虚红，苔薄黄滑腻，质偏红，脉细虚。此乃肺阴不足，宿痰未清，肾气亏乏，摄纳失常之证。治拟养阴固卫，清肺化痰，活血利络，阴阳双补，佐以健脾益气，予以滋膏调之。

处方：

南沙参 120g　北沙参 120g　天　冬 120g　麦　冬 120g　五味子 60g
北黄芪 200g　炒白术 120g　防　风 100g　鱼腥草 300g　望春花 120g
苍耳子 100g　白苏子 100g　白芥子 100g　莱菔子 120g　桑白皮 120g
地骨皮 120g　紫丹参 200g　桃仁泥 100g　大生地 120g　大熟地 120g
山萸肉 120g　怀山药 200g　补骨脂 200g　广陈皮 100g　姜半夏 100g
白茯苓 120g　阳春砂 50g　炙甘草 60g　红　枣 100g
葶苈子 120g（包煎）　生晒参 90g　西洋参 90g　真阿胶 250g
鳖甲胶 250g　白冰糖 300g　麦芽糖 250g　黄　酒 250g

上药炼膏，分早晚各 1 羹匙，开水冲服，服法宜忌同上。

三诊：2008 年 12 月 19 日。戊子见君，语声朗朗，自言今冬亲友常聚，应酬繁多，饮酒量多，闻之叹息。经二冬滋膏调体，体质有增，咳喘显减，胸闷已罢，不易感冒。体检提示：血脂、血糖稍高。

刻诊：口苦腰酸，尿黄、有余沥，大便偏稀，皮肤疹块、奇痒。面肤垢亮、油光，苔薄微黄，质红，脉细滑。

辨证：肝肾阴虚，湿热内阻之证。

治则：滋肝养肾，健脾化湿，予以滋膏清调。

处方：

大生地 120g　怀山药 120g　山萸肉 120g　牡丹皮 100g　建泽泻 100g
白茯苓 120g　肥知母 100g　关黄柏 100g　女贞子 120g　旱莲草 120g
薏苡仁 300g　白扁豆 200g　川萆薢 120g　紫丹参 120g　赤芍药 150g
荆芥穗 100g　防　风 100g　小川连 30g　焦山栀 60g　广陈皮 100g
姜半夏 100g　生甘草 60g　红　枣 100g　车前子 120g（包煎）
滑石粉 100g（包煎）　生晒参 100g　西洋参 100g　鳖甲胶 300g

真阿胶150g　木糖醇500g　黄　酒250g

上药炼膏，分早晚各1羹匙，开水冲服，服法宜忌同上。

3. 吕某，男，32岁，2005年12月15日初诊。

公职在身，案牍劳形，熬夜苦神。素有吸烟史。近3个月反复易感，咳嗽咳痰，遇冷即发。

刻诊：手心多汗，久坐久立则手指发麻，口臭难闻，胃纳尚可，小便色黄，大便尚调。面色萎黄，苔薄黄滑，质淡红、中裂，边齿形，脉细滑。

辨证：肺脾肾三脏皆虚，阴阳营卫失和。

治则：理肺健脾，益肾补虚，调阴阳，和营卫，予以滋膏和调。

处方：

北黄芪300g　炒白术120g　防　风120g　广木香100g　小川连50g

软柴胡100g　黄　芩100g　潞党参150g　姜半夏100g　生甘草60g

生　姜50g　红　枣100g　全当归120g　桂　枝60g　炒白芍120g

白茯苓120g　广陈皮100g　怀山药200g　桑寄生120g　怀牛膝120g

制玉竹200g　制黄精200g　炒谷芽300g　炒麦芽300g　六神曲100g

炒山楂150g　生晒参100g　西洋参100g　真阿胶150g　鳖甲胶150g

白冰糖500g　黄　酒250g

上药炼膏，分早晚各1匙，开水送服，忌食生冷、海鲜、油腻、生萝卜之品，遇感冒、腹泻、食滞则停服，待上症罢，则继续服之。

二诊：2006年12月14日。经去冬滋膏调体，今年感冒未发，体质增强，纳香寐甜，阴阳趋衡。惟独口有咸味，小便稍有气味。面色萎黄，苔薄白、微黄滑，质淡红，脉细缓。营出中焦，胃为卫源，肺主气、属卫，心主血、属营，此乃营卫失和之证也。治拟调和营卫，继以滋膏和调。

处方：

全当归120g　北黄芪300g　桂　枝60g　炒白芍150g　炒白术120g

防　风100g　广木香100g　小川连50g　潞党参150g　白茯苓120g

广陈皮100g　姜半夏120g　软柴胡100g　黄　芩100g　制玉竹200g

制黄精 200g　佛手片 120g　薏苡仁 300g　怀山药 300g　炒谷芽 150g
炒麦芽 150g　红　枣 100g　生甘草 60g　生　姜 50g　生晒参 100g
西洋参 100g　真阿胶 250g　鳖甲胶 250g　白冰糖 500g　黄　酒 250g
上药炼膏，分早晚各 1 羹匙，开水冲服，服法宜忌同上。

4. 任某，男，84 岁，2009 年 11 月 19 日初诊。

一生农作，田边地角埋身影，耄耋之年未敢休。素有高血压、支气管炎病史 10 余年，前列腺手术史 2 年。

刻诊：遇冷咳喘，动则气急，纳可便调。苔薄白，质暗红，脉弦细。

辨证：肺经痰热，肝肾精亏，阴阳两虚。

治则：止咳平喘，化瘀利络，补肝益肾，调和阴阳，佐以健脾胃，助吸收为法，予以滋膏养调。

处方：

炙麻黄 50g　苦杏仁 100g　炙紫菀 100g　紫苏子 120g　白芥子 100g
莱菔子 300g　紫丹参 200g　桃仁泥 100g　大生地 120g　大熟地 120g
山萸肉 120g　白茯苓 120g　建泽泻 100g　牡丹皮 100g　怀山药 200g
甘枸杞 120g　白菊花 120g　肥知母 100g　关黄柏 100g　巴戟肉 150g
甜苁蓉 150g　六神曲 120g　广陈皮 100g　姜半夏 100g　炒谷芽 300g
炒麦芽 300g　生甘草 60g　红　枣 300g　葶苈子 100g（包煎）
生晒参 90g　西洋参 90g　鹿角胶 150g　龟甲胶 150g　白冰糖 500g
黄　酒 250g

上药炼膏，分早晚各 1 匙，开水送服，忌食生冷、海鲜、油腻、生萝卜之品，遇感冒、腹泻、食滞则停服，待上症罢，则继续服之。

二诊：2010 年 12 月 29 日。经去冬滋膏调治，疗效显著，自觉精神好转，不易感冒，咳嗽减少。刻诊：遇冷咳喘，痰出白腻，纳可便调。苔薄白，质暗红，脉沉细。此乃宿痰未清，肝肾精亏，阴阳两虚之证。原方化裁，徐图缓求，细水长流，从本论治。

处方：

炙麻黄 50g　苦杏仁 100g　炙紫菀 100g　白苏子 120g　白芥子 100g
莱菔子 300g　紫丹参 200g　桃仁泥 100g　大生地 120g　大熟地 120g
山萸肉 120g　白茯苓 120g　建泽泻 100g　牡丹皮 100g　怀山药 200g
甘枸杞 120g　白菊花 120g　肥知母 100g　关黄柏 100g　巴戟肉 150g
甜苁蓉 150g　广陈皮 100g　姜半夏 100g　六神曲 120g　炒麦芽 300g
炒谷芽 300g　生甘草 60g　红　枣 300g　葶苈子 100g（包煎）
生晒参 90g　西洋参 90g　鹿角胶 150g　龟板胶 150g　白冰糖 500g
黄　酒 250g

上药炼膏，分早晚各 1 羹匙，开水冲服，服法宜忌同上。

三诊：2011 年 11 月 30 日。宿痰未清，肝肾精亏，阴阳两虚之证。经二冬滋膏调体和西药控制，1 年中血压基本稳定。刻诊：咳喘偶作，迎风流泪，神振纳开。苔薄黄滑，质暗红，脉沉细。药证合拍，膏体相宜。继以止咳平喘、化瘀利络、填精益肾、调和阴阳之法滋之。

处方：

炙麻黄 50g　苦杏仁 100g　炙紫菀 120g　白苏子 120g　白芥子 120g
莱菔子 120g　紫丹参 200g　桃仁泥 100g　大生地 120g　大熟地 120g
山萸肉 120g　白茯苓 120g　建泽泻 100g　牡丹皮 100g　怀山药 200g
甘枸杞 120g　白菊花 120g　肥知母 120g　关黄柏 100g　巴戟肉 150g
甜苁蓉 150g　广陈皮 100g　姜半夏 100g　炙甘草 60g　红　枣 100g
葶苈子 100g（包煎）　生晒参 100g　西洋参 100g　鹿角胶 250g
龟板胶 250g　白冰糖 500g　黄　酒 250g

上药炼膏，分早晚各 1 羹匙，开水冲服，服法宜忌同上。

四诊：2012 年 12 月 15 日。今冬见翁，神振面华，声有中气，甚感欢喜。经三冬滋膏调体及西药控制，血压稳定，咳喘缓解，纳可寐甜，二便皆调。苔薄白滑，质暗红，脉沉细。考虑翁病日久，年事已高，宿病恐有反复，故继以扶正为主，兼以祛邪为法，予以滋膏养调。

处方：

炙麻黄 50g　苦杏仁 100g　炙紫菀 120g　白苏子 120g　白芥子 120g
莱菔子 120g　紫丹参 120g　桃仁泥 120g　大生地 120g　大熟地 120g
山萸肉 120g　怀山药 200g　白茯苓 100g　建泽泻 100g　牡丹皮 100g
甘枸杞 120g　白菊花 120g　巴戟肉 150g　甜苁蓉 150g　广陈皮 100g
姜半夏 100g　生甘草 60g　红　枣 300g　葶苈子 120g（包煎）
生晒参 100g　西洋参 100g　鹿角胶 200g　龟甲胶 200g　真阿胶 100g
白冰糖 500g　黄　酒 250g

上药炼膏，分早晚各一羹匙，开水冲服，服法宜忌同上。

5. 陈某，女，60 岁，2006 年 12 月 28 日初诊。

退休外企职工，年少勤于出差，迫于应酬，年老长期伏案，苦于养孙。素有慢性胃炎史。

刻诊：头昏眩晕，目干涩糊，烘热汗出，心烦易怒，夜寐多梦，胃脘痞满，嗳气反酸，大便稀而不畅。苔薄微黄，质偏红，脉弦细滑。

辨证：肝肾阴亏，肝阳偏旺，肝胃气滞。

治则：滋阴平肝，泄肝清胃，佐以健脾化湿，予以滋膏平调。

处方：

甘枸杞 150g　白菊花 100g　大生地 120g　怀山药 300g　山萸肉 120g
牡丹皮 100g　白茯苓 120g　建泽泻 100g　怀牛膝 120g　女贞子 150g
桑葚子 150g　生龙骨 150g　生牡蛎 150g　广木香 100g　小川连 30g
广陈皮 100g　姜半夏 120g　太子参 120g　炒白术 120g　生甘草 60g
川　芎 100g　苍　术 120g　制香附 100g　焦山栀 100g　六神曲 100g
吴茱萸 30g　紫丹参 150g　蒲公英 150g　浙贝母 120g　海螵蛸 120g
薏苡仁 300g　炒谷芽 150g　炒麦芽 150g　阳春砂 30g　红　枣 100g
生晒参 90g　西洋参 90g　真阿胶 300g　麦芽糖 500g　黄　酒 250g

上药炼膏，分早晚各 1 匙，开水送服，忌食生冷、海鲜、油腻、生萝卜之品，遇感冒、腹泻、食滞则停服，待上症罢，则继续服之。

二诊：2007 年 12 月 6 日。经去冬滋膏“消、清、补”三法并举调治后，诸症一度明显改善，然养孙辛苦，夜中时时惊醒。故近 2 个月，复感心悸失眠，面红烘热，胃脘痞胀，时有嗳气。苔薄微黄，质稍红，脉细弦、微滑。此乃心肝阴虚，气机怫郁，胆胃失和之证。治拟养血宁心，疏气达郁，利胆和胃为法，予以滋膏调之。

处方：

酸枣仁 120g　野百合 120g　淮小麦 200g　青龙齿 200g　白茯苓 120g
麦　冬 120g　川　芎 100g　苍　术 100g　制香附 100g　焦山栀 90g
甘枸杞 200g　白菊花 100g　怀牛膝 120g　制首乌 150g　女贞子 120g
旱莲草 120g　桑寄生 120g　广木香 100g　小川连 30g　春砂仁 30g
广郁金 100g　川楝子 100g　延胡索 120g　紫丹参 150g　生甘草 60g
红　枣 300g　生晒参 90g　西洋参 90g　鳖甲胶 250g　龟甲胶 250g
白冰糖 300g　麦芽糖 250g　黄　酒 250g

上药炼膏，分早晚各 1 羹匙，开水冲服，服法宜忌同上。

三诊：2008 年 12 月 19 日。迭经二冬滋膏调治，喜见头昏眩晕、目干烘热显减，夜能安寐，惟觉脘痞嗳气，喉如痰塞。苔薄微黄，质偏红，脉细滑。治拟滋阴平肝，健脾和胃，务使五脏调达，祛病延年，予以滋膏调之。

处方：

甘枸杞 150g　白菊花 120g　生地黄 120g　怀山药 120g　山萸肉 120g
牡丹皮 100g　白茯苓 120g　建泽泻 100g　女贞子 150g　旱莲草 120g
桑葚子 120g　野百合 120g　广木香 100g　小川连 30g　广陈皮 100g
姜半夏 150g　太子参 120g　炒白术 120g　淡竹茹 120g　生甘草 60g
浙贝母 120g　海螵蛸 120g　砂仁粉 30g　红　枣 100g
生晒参 90g　西洋参 90g　真阿胶 500g　麦芽糖 500g　黄　酒 250g

上药炼膏，分早晚各 1 羹匙，开水冲服，服法宜忌同上。

6. 陈某，男，35 岁，2012 年 12 月 14 日初诊。

公司职员，职场维艰，身心交疲。罹患强直性脊柱炎史3年，另见慢性胃炎。

刻诊：腰背酸胀，夜寐盗汗，睡中易醒，脘痞腹胀，偶有反酸嗳气，大便偏稀，尿常。苔薄白、微黄，质淡红、边齿印，脉沉细弦。

辨证：肝肾精亏，风湿痹阻，督脉不畅，肝胃失和。

予以滋膏综合轻调，另嘱其境由心生，境虽变，心不变，已臻身心交泰。

处方：

桑寄生120g　怀牛膝120g　炒杜仲150g　川续断120g　狗　脊120g
大生地120g　大熟地120g　制首乌120g　北黄芪120g　全当归120g
羌　活100g　独　活100g　薏苡仁300g　桂　枝60g　粉葛根150g
紫丹参120g　广陈皮100g　姜半夏100g　太子参120g　炒白术120g
白茯苓120g　生甘草60g　怀山药300g　炒白芍120g　广木香100g
阳春砂50g　炒谷芽150g　炒麦芽150g　红　枣100g
生晒参90g　西洋参90g　龟甲胶250g　鹿角胶150g　白冰糖500g
黄　酒250g

上药炼膏，分早晚各1匙，开水送服，忌食生冷、海鲜、油腻、生萝卜之品，遇感冒、腹泻、食滞则停服，待上症罢，则继续服之。

二诊：2013年12月13日。经去冬滋膏调治，陈君叹已若枯木逢春，诸症次第见安，工作渐感顺遂，惟觉腰酸偶作。苔薄黄，质淡红，脉细虚。再拟补肝肾，通督脉，祛风湿，调中州，以期气血平正，五脏安和，予以滋膏调之。

处方：

桑寄生120g　怀牛膝120g　炒杜仲150g　川续断120g　狗　脊120g
大生地120g　大熟地120g　制首乌150g　北黄芪150g　全当归120g
桂　枝80g　炒白芍150g　紫丹参120g　粉葛根150g　徐长卿150g
薏苡仁300g　广陈皮100g　姜半夏100g　太子参150g　炒白术100g
白茯苓100g　生甘草60g　怀山药150g　广木香30g　阳春砂30g
红　枣100g　生晒参90g　西洋参90g　龟甲胶250g　鹿角胶250g

白冰糖250g　麦芽糖250g　黄　酒250g

上药炼膏，分早晚各1羹匙，开水冲服，服法宜忌同上。

7. 刘某，女，61岁，2012年12月14日初诊。

随夫农作，田间四方小天地，辛勤耕耘一辈子。有胆囊结石手术史15年及肝部分切除术1年余。肝功能等各项指标正常。

刻诊：头痛而胀，耳鸣时作，心悸心烦，夜寐梦扰，大便干结，依靠泻药通便，3日一行，小便调。苔黄，质边暗红，舌下静脉蓝紫，脉弦细滑。

辨证：肝阴不足，胆气郁结，气滞血瘀，肠腑不通，本虚标实。

治则：柔肝养阴，疏肝利胆，行气化瘀，通腑导滞，标本兼顾为法，予以滋膏平调。

处方：

甘枸杞200g　桑葚子200g　生白芍150g　赤芍药120g　制首乌200g
灵芝草150g　软柴胡100g　焦栀子120g　黄　芩120g　江枳壳150g
川厚朴150g　广郁金150g　延胡索200g　川楝子150g　金钱草200g
生内金200g　紫丹参300g　太子参150g　制锦纹100g　花槟榔150g
制玉竹150g　制黄精150g　天　冬150g　麦　冬150g　酸枣仁200g
柏子仁200g　桃仁泥150g　决明子300g　薏苡仁300g　广木香100g
阳春砂50g　生晒参100g　西洋参100g　鳖甲胶200g　真阿胶150g
白冰糖150g　麦芽糖300g　黄酒500g

上药炼膏，分早晚各1匙，开水送服，忌食生冷、海鲜、油腻、生萝卜之品，遇感冒、腹泻、食滞则停服，待上症罢，则继续服之。

8. 郑某，男，45岁，2009年12月28日初诊。

任职机关，事务繁多，劳心劳力，荣卫失和。素有血脂偏高史。

刻诊：神疲乏力，头昏耳鸣，目涩流泪，眼睑如压，面肤弛缓，时而紧绷。苔薄白，质淡红，脉细缓。

辨证：肝肾精亏，肝脾失调，气化不利。

《素问·气交变大论》云："胜负盛衰不能相多也，往来大小不能相过也，用之升降不能相无也，各从其动而复之耳。”对于形役神疲之人，诛伐伤正，峻补失衡。故几经消运汤方开路后，治拟补肝益肾，健脾理气，升清降浊，调畅气机为法，予以滋膏养调，以期营卫得和，气血得平，壮容还复，疲劳徐除，工作力倍，此医之所欲也。

处方：

大生地150g　大熟地150g　山萸肉120g　怀山药120g　建泽泻100g
白茯苓120g　牡丹皮100g　制首乌200g　女贞子200g　旱莲草150g
甘枸杞250g　白菊花100g　炒枣仁200g　龙眼肉120g　野百合200g
炙远志70g　五味子70g　灵芝草120g　石菖蒲100g　青龙齿300g
全当归150g　炒白芍150g　川　芎120g　北黄芪300g　潞党参150g
绞股蓝300g　生山楂300g　鸡内金150g　炒麦芽300g　六神曲120g
广陈皮100g　姜半夏120g　生甘草60g　红　枣200g　曲白参120g
西洋参120g　鳖甲胶300g　龟甲胶200g　灵芝孢子粉60g　麦芽糖500g
黄　酒250g

上药炼膏，分早晚各1匙，开水送服，忌食生冷、海鲜、油腻、生萝卜之品，遇感冒、腹泻、食滞则停服，待上症罢，则继续服之。

9. 王某，女，45岁，2010年12月9日初诊。

公司砥柱，倾注心血众口赞，彼日积劳今成疾。

刻诊：寐浅短易醒多梦，心悸心烦，畏寒怕冷，胃脘痞胀，嗳气则舒，月经量少，育1流2，胃纳可，二便调。面色萎黄，眼圈发黑，苔薄净，质淡红，边齿印，脉弦细滑。

辨证：佗佗然木也，敦敦然土也，根据五行气化胜复之法度，此乃心肝血虚，脾气虚弱，肝气郁结，冲任失调。

治则：养血宁心，疏气达郁，调理冲任，健脾和胃。予以滋膏调之，以冀祛病纠偏，五脏调达，为来春树健康之基。

处方：

酸枣仁200g　野百合300g　淮小麦300g　白茯苓100g　青龙齿200g

麦　冬 150g　制香附 100g　六神曲 120g　焦山栀 120g　川　芎 100g
苍　术 150g　全当归 120g　大生地 150g　大熟地 100g　怀山药 300g
山茱萸 120g　牡丹皮 100g　建泽泻 100g　制首乌 200g　灵芝草 150g
炒杜仲 50g　川续断 100g　桃仁泥 100g　草红花 70g　炒白芍 120g
桂　枝 60g　生甘草 50g　制玉竹 150g　制黄精 150g　广木香 100g
阳春砂 50g　红　枣 100g　生晒参 100g　西洋参 100g　鳖甲胶 200g
真阿胶 150g　白冰糖 150g　麦芽糖 300g　黄　酒 250g

上药炼膏，分早晚各 1 匙，开水送服，忌食生冷、海鲜、油腻、生萝卜之品，遇感冒、腹泻、食滞则停服，待上症罢，则继续服之。

10. 何某，男，57 岁，2011 年 12 月 6 日初诊。

自主创业，经营操持费心机，运筹劳心暗损身。素有颈椎病史，基底动脉供血不足史。

刻诊：夜寐浅短，易醒多梦，视物干涩，胃纳不香，二便尚调。面色少华，苔薄白，质淡胖，脉细虚。

辨证：心脾两虚，肾精亏损。

治则：考虑何君长久思虑劳心，中焦化源难济，精血同源，沃泽有度。治拟补益心脾，滋水涵木，健脾和胃为法，予以滋膏养调，另嘱其颐养身心，松弛有道，以达康壮。

处方：

潞党参 120g　炒白术 120g　白茯苓 120g　炙甘草 60g　北黄芪 300g
全当归 120g　酸枣仁 150g　炙远志 70g　龙眼肉 90g　广木香 100g
桂　枝 80g　炒白芍 120g　川　芎 100g　紫丹参 200g　大生地 150g
大熟地 150g　山萸肉 120g　制首乌 200g　甘枸杞 200g　五味子 80g
生龙骨 200g　生牡蛎 200g　粉葛根 150g　桑寄生 120g　怀牛膝 120g
广陈皮 100g　姜半夏 100g　阳春砂 50g　红　枣 300g　曲白参 60g
西洋参 90g　真阿胶 250g　鳖甲胶 250g　白冰糖 300g　麦芽糖 250g
黄　酒 250g

上药炼膏，分早晚各1匙，开水送服，忌食生冷、海鲜、油腻、生萝卜之品，遇感冒、腹泻、食滞则停服，待上症罢，则继续服之。

11. 李某，男，19岁，2011年12月13日初诊。

少年学生，忘我读书常熬夜，禀赋不充形怯弱。素有过敏性鼻炎及咳喘史。

刻诊：遇冷鼻塞，甚则咳喘，入冬则作，逢夏则减。苔薄黄，质偏红，脉细数。

辨证：肺脾两虚，肺经痰热，营卫失和。

治则：考虑羸弱多病之体，若冒进清热解毒之品，恐伏饮愈遏。时值冬藏之季，取草木之精华，治拟益气养阴，补脾实卫，清肺化痰，调和营卫为法，予以滋膏调之。

处方：

南沙参120g　北沙参120g　太子参120g　天　冬120g　麦　冬120g
五味子70g　野百合150g　制玉竹200g　制黄精200g　北黄芪200g
炒白术100g　防　风100g　苍耳子100g　望春花100g　蒲公英150g
香白芷100g　鱼腥草200g　炙紫菀100g　紫苏子100g　白芥子100g
莱菔子150g　广地龙120g　软柴胡100g　黄　芩100g　姜半夏100g
广陈皮100g　桂　枝60g　炒白芍120g　生甘草60g　生　姜60g
红　枣100g　生晒参90g　西洋参90g　真阿胶250g　鳖甲胶250g
白冰糖250g　麦芽糖250g　黄酒250g

上药炼膏，分早晚各1匙，开水送服，忌食生冷、海鲜、油腻、生萝卜之品，遇感冒、腹泻、食滞则停服，待上症罢，则继续服之。

二诊：2012年12月12日。经去冬滋膏调治，加之平素迭经三和汤方，扶正祛邪，调其营卫，令其平和，年来已入佳境，诸症次第渐安。苔薄微黄，质稍红、中裂，脉细滑。因少年特禀体质，体虚质薄，病从胎来，故治拟益气养阴，补脾实卫，补肾健脾，金水相生，徐图缓求，以治其本。

处方：

北沙参 120g　太子参 120g　天　冬 120g　麦　冬 120g　五味子 70g
北黄芪 120g　炒白术 100g　防　风 100g　苍耳子 90g　望春花 100g
香白芷 60g　鱼腥草 150g　大生地 120g　大熟地 120g　山萸肉 120g
怀山药 150g　白茯苓 100g　牡丹皮 100g　建泽泻 100g　广陈皮 100g
姜半夏 100g　生甘草 60g　阳春砂 50g　红　枣 100g　生晒参 90g
西洋参 90g　真阿胶 300g　鳖甲胶 200g　白冰糖 250g　麦芽糖 250g
黄　酒 250g

上药炼膏，分早晚各 1 羹匙，开水冲服，服法宜忌同上。

12. 张某，女，28 岁，2012 年 11 月 28 日初诊。

公司职员，素喜肥甘居无常，形体丰满不喜动。素有子宫内膜欠均质伴囊性变、子宫肌瘤、慢性浅表性胃炎、乳小叶增生及偏头痛史，另有人流史。

刻诊：头痛隐隐，每于疲劳、强光、运动后加剧，神疲乏力，畏寒怕冷，心悸失眠，心烦易怒，胃纳可，二便调。苔薄白，质淡胖，脉细。

辨证：心肝血虚，肝气郁滞，肝阳偏旺，营卫不和。

治则：养血宁心，平肝通络，疏气达郁，调和营卫，佐以健脾和胃为法，予以滋膏调治，另嘱其饮食均衡，起居有常，健身强体，此为养生之道也。

处方：

酸枣仁 200g　柏子仁 200g　淮小麦 300g　麦　冬 150g　天　冬 150g
野百合 200g　白茯苓 120g　大生地 150g　制香附 100g　川　芎 100g
焦山栀 120g　六神曲 120g　甘枸杞 200g　白菊花 90g　生白芍 300g
双钩藤 200g　夏枯草 180g　怀牛膝 150g　全　蝎 60g　白僵蚕 100g
紫丹参 300g　北黄芪 150g　全当归 120g　软柴胡 100g　粉丹皮 120g
小青皮 120g　青橘叶 100g　桂　枝 60g　生甘草 100g　干　姜 50g
制首乌 200g　灵芝草 150g　广木香 100g　阳春砂 50g　生晒参 100g
西洋参 100g　鳖甲胶 500g　麦芽糖 300g　白冰糖 150g　黄　酒 250g

上药炼膏，分早晚各 1 匙，开水送服，忌食生冷、海鲜、油腻、生萝卜之品，遇感冒、腹泻、食滞则停服，待上症罢，则继续服之。

第八章

传承与启悟

王师业医四十六载，精研内经，勤求古训，经方新用，药少功专。师尝叹，虽年逾古稀，仍临渊履薄，笔耕未息，惟恐德行不够，学验不传。

中医之道，理邃技巧，师生相授，薪火相传，推移演进，已垂千年。在师承启悟的诸多因素中，培育灵性，至关重要，可审微物于飘缈之中，察细微于秋毫之末，以小视大，以一思十。吾辈有幸随师临证，亲聆教诲，受益匪浅，今将师之隐形经验，结合王琦教授提出的“取象运数，形神一体，气为一元”的中医原创整体思维模式，详细阐述在中医临床思维过程中灵性的作用及培育方法，抛砖引玉，供同道采摭。

灵性分为灵智性和灵感流。灵智性，即人所具有的聪明智慧，对事物的感受和理解能力。《晋书·文苑传·李充》有云：“夫极灵智之妙、总会通之和者，莫尚乎圣人。”心有灵智，可见岐黄之墙，尚不得其门。灵感流，即拥有灵智性后，从医过程中，由于刻苦学习和长期实践积累了经验、知识而突然产生的灵感点，在灵感点基础上延伸出富有创造性的不同思路分支。早在《素问·八正神明》已有“昭然独明”“慧然独悟”的灵感记载。灵感流来去无影，无踪可寻不代表不存在，无法言明不代表没道理，无法重复不代表没规律，它的形成离不开理论、经验、直觉、联想、通化等因素，正是自明性体验、直觉知识的实践智慧。虚怀灵感，圆机活法，方能得其门径，登堂入室。

中医学脱胎于中国传统文化和古代哲学，对生命、健康、疾病的认知思维，是以健康为中心，以整体恒动观为核心，注重把科学与人文相融合，强调三才合一，身心合一，从整体角度、功能角度、运动变化角度来把握生命、健康、疾病的规律，重在看“病的人”，而不是只看“人的病”，体现了中华民族的智慧底蕴，是一门交融“象数观－形神观－一元观”的原创思维特色和优势的科学人文医学。周光召先生曾指出：“中医学有理论，中医理论是现象理论，一是指导实践，二是原创思维。”

王师认为灵性的培育正是将原创思维和指导实践有机结合，把人看成是“宇宙生命规律的生命动态符号模型”或是“生命整体关联运变的生命思维模型”，在不断变化的过程中，以实践经验为基础，注重学生和患者的个体差异，以人为本，因人制宜，采用多线灵感流模式，最终形成自身独有的综合性、创造性思维，以达到临棋注目，妙计层出的目的。

在较长一段时间，中医临床思维模式偏于单一狭隘，每遇一病，自发罗列书中诸证，生搬硬套，照本宣科，外不思四时五节、观天识地，内不思三才人道、形色各异；前不思来因，后不思去果者不乏其人。面对复杂疾病证候则束手无策、顾此失彼，恰如一汪死水，无法多角度切入，进行创造性、流动性思维，这种现象屡见不鲜。王师认为这就是在临床思维中缺少了灵性的催化。若将灵性注入三因制宜、整体观念、四诊八纲、阴阳五行、体质学说、气化理论、病机理论等，贯穿疾病发生、发展、转归、愈后的整个过程，可选择出多个最佳治疗方案。

首先，观天识地，察行观色，捕捉灵感，区别体质，圈选范围，心中有定。即以阴阳为体，天地人为象，仰观天文，俯察地理，近取诸身，候始而道生。以夏季土形体质为例。一般而言，形体敦实，面圆头大，肤色偏黄，肩背丰满，手足多肉，腹壁肥厚，两腿壮实，步履稳重，性静利人。上述信息皆为灵感点，当迅速捕捉，展开思维。土形体质幼年时期，五脏六腑，成而未全，全而未壮，谷气未充，脾常不足，南方潮湿，沿海更甚，时值暑湿逼人，累及脾胃，易伤乳食，多以健脾消食、和胃温中为法，方选保和丸、参苓白术散、七味白术散、小建中汤等；成年时期，土形体质有虚实之分，虚性体质，适逢炎暑当空，动辄汗出，易耗气伤阴，或饮冷贪冰，复损脾胃，当以益气养阴、健脾补土为法，方选异功散、参苓白术散、升清益气汤（荷叶、藿香、菊花、太子参、白术、茯苓、陈皮、甘草）等；实性体质适逢天暑下迫，地湿上蒸，合为湿热，当以清热利湿、升清降浊为法，方选降浊合剂（黄芪、决明子、薏苡仁、白扁豆、鸡内金、生山楂、生麦芽、苍术、丹参、绞股蓝、怀山药、葛根）、三仁汤、六一散、蒿芩清胆汤、甘露消毒丹、八正散、二妙丸等；老年时期，化源亏乏，心失所养，脾气衰弱，升举无力，清阳不升，气坠于下，多以补益心脾、补中益气为法，方选归脾汤、补中益气汤、人参养荣丸等。以此类推，五行体质，亦或九种体质，对应四季、晴雨、昼夜、地域、水土等均可细分，汇聚成不同灵感流，在此不一一枚举。此法偏重望诊，取象运数，形神一体，一会即觉，灵感顿现，应用较广，用作临床辨证初步筛选较为适宜，对健康、亚健康以及慢性病缓解期有良好的临床指导意义。

其次，气化万变，把握病机，四诊合参，病证结合，构画灵感，多方取舍。宇宙万物皆由“气”生，事物变化发展均因此产生，故而病机即为“气”运动变化的产物。病机肇源于《内经》，即各种致病因素与人体相互作用所引起的疾病发生、发展与变化的机理。不同层次、不同特性、不同组合的病机要素即为灵感点，分别构成处理两个层次十大病机的灵感流。病机第一层次可分为基本病机、系统病机、类病病机、病证病机、症状病机；第二层次可分为基本病机、阶段病机、即时病机、兼夹病机、潜伏病机。第一层次多有记载，在此不作赘述。第二层次的病机处理以一体多病为例。身患多病，病损五脏，累及六腑，寒热虚实交错，气血阴阳失调，病因多端，病机复杂，治疗困难。需要医者身具灵性，一般在始终把握基本病机的基础上，先果断处理即时病机。再动态分析兼夹病机与阶段病机的关系，若兼夹病机趋于主位，则精细梳理兼夹病机；若阶段病机趋于主位，则动态处理阶段病机。在此基础上当结合四诊，设法挖掘潜伏病机。最后回归处理基本病机。据此二法，适用于一般临床常见疾病，然而在处理病机的过程中，灵感点较为密集，需要医者分清主次，详辨层次，步步有序，则可拨云见日。

再次，面对疑难，循藤摸瓜，捕捉本质，衷中参西，广开思路，醍醐灌顶。疑难病，凡目前中医理论不能圆满解释其病因病理，认识其传变规律，或虽能解释，但使用现有中医常用治法缺乏治疗效果的疾病，包括怪病奇症、宿疾顽症、杂病中病情错综复杂者、因症状奇怪而古往今来尚无病名症名者。具有杂、隐、变、悖、敏的特点，众多古今医者常常无所适从。面对疑难，一则必要穷追细问，四诊加查，捕风捉影，吹毛求疵，寻求灵感点，把握疾病本质信息。二则抓住病因病机，从痰、瘀、郁、虚四者治之。三则广开思路，形成不同灵感流，切忌“见病医病”，攻其一点，不及其余；诸邪相并，分而击之；久病不愈，可思其反；治法难定，首选和法；出奇制胜，声东击西。四则不囿西医病名，据证而辨。五则培护正气，调补脾胃，贯穿始终。六则细水长流，缓慢收功。七则吸纳单方验方、专病专方。八则中西常融，彼此借鉴成果，交换灵感。九则倡导返本与创新结合点，气化与灵性结合，辟求治疗疑难病崭新光点。十则心理治疗不容忽视。总而言之，拥有科学、清晰、敏捷、活跃的灵智性，善于捕捉灵感点信息，明察秋毫，去伪存真，并拥有多学科治疗手段，则疑难不难。

最后，执方谓器，通变谓道，灵感应机，瓜剖棋布，操纵得法，全局在胸。方药治病，当至精至当，至真至确，若按照上述思维，一招开棋，方药得当，方证悉合，亦不可守一方而终也。落子无悔，当详辨病机，洞察转归，做到步步踩点，无一虚设。病有转归，病情的转移和发展，亦为灵感点。一则病情好转者，正胜邪退，则固本培元，予以善后。二则病情所期之效不应者，若证候无变化，前方对因对证，灵感点不变，则灵感流不变，守方继服；

若枢机转动，病形相抵，则细审其证，方随证转。三则病情反重，变增他症者，遣方用药，可主次易位，或量动味不动，或味动量不动，或味动量亦动，此更方易药，当谨守病机，方证合一，把握灵感，胸有成竹。

培育灵性，不离五要。其一，志恒心仁，磨而不磷。《大学》有云："知止而后有定，定而后能静，静而后能安，安而后能虑，虑而后能得。"培育灵性，过程漫长，动心忍性，方为志人。其二，熟读经典，温故知新。唐·孙思邈《大医精诚》有云："故学者必须博极医源，精勤不倦，不得道听途说，而言医道已了，深自误哉。"若无扎实的理论基础，灵性如无根之木，无源之水，安能存活？其三，跟随名师，继承经验。临证带教，通过案例，引经据典，活用理论，引人入胜。人有百态，性格各异，当因材施教，相机点拨，启发式教育，既要提出要领，提出问题，提出难点，更要善于汇总，温故知新，促其思考、表述、决断。其四，博学广涉，触类旁通。古有李时珍闭门读书十年，搜罗百氏，凡子史、经传、声韵、农圃、医卜、星相、乐府诸家，无一不览，知识渊博，终著《本草纲目》流传百世；秦伯未被誉为诗、书、医三绝，他的医学成就得力于多方面的修养。今人不逊先贤，陈可冀院士从小接受良好国学教育，文史、诗歌均有涉及；王师向来读书发愤忘食，对易经易理、中西哲学、兵法韬略颇有心得。故而博览群书，拓宽视野，学科间融会贯通，再由博返约，才能形成独特的个性化多线态灵感流。其五，深入临床，感悟通化。点滴积累，系统整理，继承创新，通达化升。

何谓师承之教？验方相传，数日即得；专病相承，数月即得；辨证同工，数年即得。此为终耳？非也。引苏轼之言"在平地，滔滔汩汩，虽一日千里无难，及其与山石曲折，随物赋形，而不可知也"。只有在师承过程中，培养灵性、捕捉灵性、汇聚灵性、形成灵性、构画灵性，最终达到表述灵性、运用灵性，才能圆机活法，悟有所得，举一反三，方算出师。此传承中之启悟也。

后记

王师致力中医临床、教学、科研、管理工作46载，先后著《气学与糖尿病》《糖尿病保健新法》《企业家常见病中医药防治指南》《体质的中医保健》等书六部，此次藉国家中医药管理局“全国名老中医传承工作室建设项目”之机，以挖掘整理继承王师临床学术经验为核心，在传承工作室团队的共同努力下，编著成《全国名老中医王晖学术经验撷英》一书。

2003年，王师被国家中医药管理局指定为第三批全国老中医药学术经验继承工作指导老师；2011年，王师被确定为全国200名老中医传承工作室建设项目指导老师之一，成为当时浙江省地级市唯一的项目专家。在各级主管部门的关心下，王晖名老中医工作室正式启动，并开始了本书的编撰工作。

编撰本书的初衷，在于全面了解王晖名老中医，概括其学术思想，总结其临床经验，收集其典型验案，归纳其用药特色，系统研究其辨证思维特点，分析挖掘其取得疗效的共性规律，探索研究其中医临床经验的传承方法，为助推中医事业而竭尽全力。

本书系统回顾总结了王师的医事传略、学术思想、临床经验，医案、医论医话、方药经验、科研成果、传承启悟等，由王晖老师总指导，并亲自撰写部分文稿；浙江省名中医、陈霞波主任中医师统筹筹划，龚文波副主任医师撰写学术思想部分，陈霞波主任中医师、周开主任中医师、杨立波主任中医师、张业主治中医师、顾颖杰主治中医师、范佳莹主治医师、苏琼主治中医师撰写临床经验部分、唐可伟主治中医师撰写医案举隅部分，陈靓中医师撰写医论医话部分，医事传略部分由宁波市政协文史委员会朱忠祥主任采集撰写。全书由浙江省名中医、国家优秀中医临床人才王建康主任中医师统稿修正。

本书的成编，是参与编写的传承团队共同智慧的结晶，同时还得到了有关专家的大力支持与帮助，如博士生导师、浙江省名中医、主任中医师崔云院长，唐亚军中医师，康年松中医师，韩晶晶副主任中医师、叶蓉主治中医师以及宁波市中医院内分泌科各位同仁等，都对此书的编写，付出了巨大心力和精力，在此表示衷心的感谢。感谢宁波市卫生局、宁波市中医学会、宁波市中医院对本书出版的全力支持。同时对促成本书成稿出版的有关单位和朋友致以深深的谢意。

在王师的带领下，传承工作室团队怀揣尽善尽美之心而竭尽努力，几易其稿，力求把王师的中医学术思想、临证辨证思路清晰完整地展现在读者面前，但由于中医之道，深邃微妙，难免顾左失右，未能圆括王师学术思想之精髓，系此，敬望读者不吝赐教。

传承祖国医学，发扬中医文化，吾侪责无旁贷，王师之志已为后学标杆，“枯木逢春有几何，晚蚕尽丝为黎民”——王师的为人、行医之道为晚辈所敬仰，祝王师身体健康，愉悦常伴。

编者

附录

论文选集

1. 论文题录

[1] 王晖，王建康．仲景运用通因通用法治疗下利之探讨［J］．浙江中医学院学报，1994，01：3－4.

[2] 王晖．肺脾肾理论在糖尿病中的应用［J］．中国医药学报，1994，02：55.

[3] 王晖，王建康．敛补肝气法治疗更年期综合征探讨［J］．浙江中医学院学报，1997，01：18.

[4] 王晖，王建康．糖尿病辨证论治新识［J］．中医杂志，1999，08：507－508.

[5] 陈霞波．口服降糖药物继发失效的2型糖尿病54例证候分析——附有效者67例对照［J］．浙江中医杂志，2000，05：6－7.

[6] 陈霞波．疏肝化湿降糖汤治疗慢性胰腺炎继发糖尿病18例［J］．河北中医，2000，05：350－351.

[7] 王晖，王建康．论气学理论在指导医疗实践中的地位［J］．浙江中医杂志，2000，10：27－30.

[8] 周开．宁心舒情汤治疗2型糖尿病血虚肝郁型156例［J］．浙江中医杂志，2002，10：9－10.

[9] 陈霞波，王晖．降浊合剂对肥胖型2型糖尿病血糖及胰岛素抵抗的影响［J］．中医杂志，2002，11：845.

[10] 周建扬，王晖．糖尿病从肝论治举隅［J］．中国医药学报，2003，07：427－428.

[11] 王晖，陈霞波，周建扬，等．浅论糖尿病各阶段的中医病机［J］．中医杂志，2004，02：157.

[12] 陈霞波．王晖论五脏五体辨治糖尿病慢性并发症［J］．中医药临床杂志，2004，04：366－367.

[13] 陈霞波，周开，龚文波，等．王晖从气论治糖尿病的经验［J］．浙江中医杂志，2004，08：8－9.

[14] 陈霞波，王晖，毛树章．Effect of JiangZhuo Mixture on Blood Glucose Level and Insulin Resistance in Diabetes［J］．JournalofTraditionalChineseMedicine，2005，02：143－144.

[15] 叶蓉，王建康，王晖．王晖运用宣肺通脉法治疗外感肺卫证之经验［J］．中医药临床杂志，2005，04：330－331.

[16] 陈霞波．糖耐量低减与脾不散精［J］．浙江中医杂志，2005，03：29－30.

[17] 陈霞波，王晖，周建扬，等．2型糖尿病气虚痰浊型与胰岛素抵抗的相关性研究［J］．中医药临床杂志，2006，03：255－256.

[18] 王晖，马伟明，陈笑腾，等．瘦素、胰岛素样生长因子－I与阴虚热盛、气阴两虚型2型糖尿病关系的探讨［J］．中国中医药科技，2006，04：211－212.

[19] 王建康，陈霞波，周开，等．王晖运用三和汤之经验［J］．浙江中医杂志，2006，07：377－378.

[20] 龚文波，陈霞波，周开，等．王晖运用《内经》气病理论治疗糖尿病的经验［J］．中医杂志，2006，11：818－820.

[21] 周建扬，王晖，陈霞波，等．消糖合剂用于2型糖尿病患者撤减降糖西

药的临床观察 [J]. 浙江中医杂志, 2006, 11: 667.

[22] 王晖, 周建扬, 陈霞波, 等. 降浊合剂治疗气虚痰浊型2型糖尿病66例临床研究 [J]. 中医杂志, 2007, 09: 803-805.

[23] 周开, 龚文波, 周建扬, 等. 降浊合剂对MSG肥胖大鼠糖脂代谢的影响 [J]. 中国中西医结合杂志, 2008, 11: 1014-1017.

[24] 应爱飞, 王晖. 王晖妙用黄连温胆汤之经验举隅 [J]. 浙江中医药大学学报, 2009, 02: 225-226.

[25] 陈勇达, 王晖. 王晖应用面部色素望诊的经验 [J]. 中医药临床杂志, 2009, 05: 385-387.

[26] 赵文娟, 王晖. 从三和汤谈王晖辨治思路 [J]. 中医药临床杂志, 2009, 06: 490-491.

[27] 应爱飞, 苏琼, 王晖. 王晖辨治特禀体质营卫失和证的经验 [J]. 浙江中医杂志, 2009, 06: 409.

[28] 唐可伟, 王晖. 王晖辨治寒热虚实夹杂证经验初探 [J]. 中医药临床杂志, 2009, 06: 495-496.

[29] 苏琼, 王晖. 王晖从肝调治血虚气郁体质病证的经验 [J]. 浙江中医杂志, 2009, 08: 551-552.

[30] 范佳莹, 王晖. 王晖降浊合剂治疗气虚痰浊体质病证的临床经验[J]. 浙江中医杂志, 2009, 12: 866-867.

[31] 龚文波, 陈霞波, 周建扬, 等. 正糖钳技术观察降浊合剂对大鼠胰岛素敏感性的影响 [J]. 浙江中医药大学学报, 2010, 02: 144-145.

[32] 周开, 龚文波, 苏琼, 等. 运用中医体质理论分期辨治2型糖尿病心得 [J]. 江苏中医药, 2010, 03: 30-32.

[33] 龚文波, 王晖. 从《内经》气化理论谈糖耐量低减的辨证论治 [J]. 浙江中医杂志, 2010, 06: 396-397.

[34] 陈霞波, 龚文波, 周开, 等. 益气化浊法治疗肥胖2型糖尿病的研究 [J]. 世界中西医结合杂志, 2010, 11: 989-990+1000.

[35] 陈霞波，苏琼．血虚气郁体质从肝论［J］．中国民族民间医药，2010，24：25－26.

[36] 陈霞波．调脾和肠汤治疗肠易激综合征38例［J］．浙江中医杂志，2011，01：33.

[37] 朱子情，陈霞波．中西医结合疗法治疗甲状腺功能亢进症的临床疗效及安全观察［J］．中医药学报，2011，02：123－125.

[38] 陈建伟，陈霞波，张晓霞，等．血浆D－二聚体及尿NAG、mAlb与糖尿病早期肾损伤的相关性研究［J］．中国卫生检验杂志，2011，08：1917－1919.

[39] 唐可伟，孙丹鹤，王晖．王晖一体多病辨治经验撷菁［J］．浙江中医杂志，2011，12：864－865.

[40] 周月月，陈霞波，王晖．王晖运用滋阴养火法验案举隅［J］．浙江中医杂志，2012，02：140－141.

[41] 叶蓉，唐可伟，王晖．王晖辨治阴虚湿热体质病证的经验［J］．浙江中医杂志，2012，05：313－314.

[42] 陈霞波，张利棕，龚文波，等.4种中医辨证疗法对糖尿病肾病大鼠的治疗作用［J］．中华中医药学刊，2012，08：1750－1754.

[43] 叶蓉，唐可伟，王晖．王晖老师膏方调体治病经验［J］．浙江中医药大学学报，2012，08：865－866.

[44] 陈霞波，张业，周开，等．略论中医学“气化之道”［J］．中医杂志，2012，23：2057－2058.

[45] 陈霞波，寿旗扬，龚文波，等．温肾健脾方对糖尿病大鼠肾功能、血液流变性及微循环的影响［J］．中医杂志，2013，01：59－61.

[46] 周晓青，王晖．略论《内经》“候始道生论”在中医学的地位［J］．江苏中医药，2013，02：6－8.

[47] 杨立波，唐可伟，王晖．王晖运用滋阴养火法治疗围绝经期综合征经验［J］．浙江中医杂志，2013，05：313－314.

[48] 刘高川，唐可伟，王晖．王晖论治情志病经验 [J]．浙江中西医结合杂志，2013，06：428 –429.

[49] 陈霞波，龚文波，张业，等．降浊合剂治疗糖尿病前期气虚痰浊证临床研究 [J]．中华中医药学刊，2013，06：1385 –1387.

[50] 范佳莹，王晖．王晖治疗桥本氏甲状腺炎临床经验 [J]．浙江中西医结合杂志，2013，07：520 –522.

[51] 陈霞波，康年松，周开，等．王晖对病机理论的探讨及应用 [J]．浙江中医杂志，2013，07：472 –473.

[52] 顾颖杰，陈霞波，周开，等．王晖女性更年期综合征分型证治经验 [J]．中华中医药学刊，2013，08：1661 –1663.

[53] 冯鑫鑫，陈霞波，周开，等．王晖主任医师" 因时制宜" 临床论治理论探析 [J]．中华中医药学刊，2013，09：1853 –1854.

[54] 杨立波，陈靓，陈霞波，等．王晖月经周期四调法阐介 [J]．中医杂志，2013，09：734 –736.

[55] 韩晶晶，陈霞波，王健康，等．王晖" 三和汤" 治疗心身疾病的理论依据及临床应用 [J]．中华中医药学刊，2013，10：2138 –2140.

[56] 陈靓，陈霞波，王建康，等．王晖主任中医师五行体质各阶段生理病理探析 [J]．中华中医药学刊，2013，10：2153 –2155.

[57] 龚文波，陈霞波，周开，等．益气化浊法与养阴清热法对 GK 大鼠胰岛素分泌及血清 GLP –1 的影响 [J]．中华中医药学刊，2013，10：2249 –2251.

[58] 陈霞波，杨立波，王建康，等．王晖经方组合及药对临床应用经验举隅 [J]．中医杂志，2013，14：1192 –1193.

[59] 韩晶晶，陈霞波，王健康，等．王晖“三和汤”治疗心身疾病的理论依据及临床应用 [J]．中华中医药学刊，2013，10：2138 –2140.

[60] 陈靓，陈霞波，王建康，等．王晖主任中医师五行体质各阶段生理病理探析 [J]．中华中医药学刊，2013，10：2153 –2155.

［61］龚文波，陈霞波，周开，等．益气化浊法与养阴清热法对 GK 大鼠胰岛素分泌及血清 GLP－1 的影响［J］．中华中医药学刊，2013，10：2249－2251.

［62］陈靓，陈霞波，王建康，等．王晖主任中医师素膏四调法理论的证治经验［J］．中华中医药杂志，2013，11：3262－3264.

［63］龚文波，陈霞波，翁思颖．益气化浊法与养阴清热法对 GK 大鼠糖耐量及胰岛素抵抗的影响［J］．中华中医药杂志，2013，12：3660－3662.